全国中医药行业高等教育"十三五"创新教材

中医心理学

（供心理学、中医学专业用）

主　编　刘红宁　申寻兵
副主编　余　琳　余亚微　罗　岚

中国中医药出版社
·北　京·

图书在版编目（CIP）数据

中医心理学/刘红宁，申寻兵主编 . —北京：中国中医药出版社，2019. 9（2024.12重印）
全国中医药行业高等教育"十三五"创新教材
ISBN 978−7−5132−5394−9

Ⅰ . ①中… 　Ⅱ . ①刘… ②申… 　Ⅲ . ①中医学−医学心理学−中医学院−教材
Ⅳ . ①R229

中国版本图书馆 CIP 数据核字（2018）第 273162 号

中国中医药出版社出版

北京经济技术开发区科创十三街 31 号院二区 8 号楼
邮政编码　100176
传真　010-64405721
三河市同力彩印有限公司印刷
各地新华书店经销

开本 787×1092 　1/16 　印张 15 　字数 337 千字
2019 年 9 月第 1 版 　2024 年 12 月第 4 次印刷
书号　ISBN 978-7-5132-5394-9

定价　59. 00 元
网址　www. cptcm. com

服 务 热 线　010-64405510
购 书 热 线　010-89535836
维 权 打 假　010-64405753

微信服务号　zgzyycbs
微商城网址　https∥kdt. im/LIdUGr
官 方 微 博　http∥e. weibo. com/cptcm
天猫旗舰店网址　https∥zgzyycbs. tmall. com

如有印装质量问题请与本社出版部联系（010-64405510）

全国中医药行业高等教育"十三五"创新教材

《中医心理学》编委会

编写说明

中医学原来并没有"中医心理学"这一名称，但中医学蕴含着丰富的中医心理学思想，其中的"七情学说"更是和当代心理学的"知、情、意"三大内容体系中的情直接重叠。中医学强调"形神合一""心身合一"，心与身密切相关的思想始终贯穿中医的病因、病机、治疗和养生。这里就涉及心理学中的核心问题：心身关系。

中医心理学是在中医学理论和实践的指导下，结合当代心理学理论体系，植根于本土文化，研究人的心理活动规律及其在疾病发生、发展、诊断、治疗、养生等过程中的作用及规律的一门学科。

中医心理学一词肇始于 1985 年在成都召开的首届中医心理学学术会议，三十多年来，中医心理学学科在不断发展中前行，经过老一辈专家学者的努力，已形成了初步的学科内容体系，中医心理学相关的研究论文、论著大量增加，相关的国家级研究课题数量也在稳步上升。学科本身也得到了原卫生部、国家中医药管理局等国家部委的重视。2009 年，中医心理学被国家中医药管理局人事教育司纳入中医药学的二级学科（培育学科），中国中医科学院广安门医院心理科被确定为重点学科建设单位，这是中医心理学得到国家认可的一个重要标志。2012 年，国家中医药管理局人事教育司又立项了 8 个中医心理学重点学科，我校的中医心理学科便是其中之一，这使得中医心理学科得到了国家的进一步扶持。

任何一门学科的发展均需要有高水平的人才来支撑，中医心理学的蓬勃发展背后，专门的人才数量较少，高层次人才稀缺，中医心理学的人才培养迫切需要一本高质量的教材对当前学科的发展历程进行回顾、对学科发展中已取得的成果进行总结、对学科发展中需要厘清的理论与实践问题进行梳理、对中医心理学学科与其他相关学科（中医学、心理学）的关系和地位进行说明。

当前国内有若干中医心理学教材，早年的有王米渠老师的《中医心理学》、董湘玉老师的《中医心理学》，新近的教材有像人民卫生出版社出版的《中医心理学》。早期的教材随着新的研究成果的出现，需要及时补充有关内容；新近的教材较好地处理了新与旧、临床与实践的关系，对培养学生中医心理治疗综合实践能力具有较好的参考价值。但随着对学科认识的不断深化，相应的教材也需要进一步反映这种认识和变化，体现不同研究和教学实践的特色。

本书主编刘红宁教授曾对中医心理学有一个简明扼要的论断："中医生理学解释不了的医学现象，那就需要中医心理学来解释。"在中医学分化的大背景下，中医心理学作为中医学的一个重要分支，按照中医理论体系，"古为今用"，借鉴当代心理学的经验，"洋为中用"，构建有别于医学心理学、健康心理学的独立的学科体系。

基于上述理解，在我校中医心理学学科带头人刘红宁教授的带领下，编写组系统归纳总结了中医学中的心理现象，用中医学理论指导下的心理活动规律来解释中医的物理（身体）与中医的生理，并用来指导相应的中医心理临床实践。全书共有十二章，其中第一章由吴寒斌编写，第二章由张文锍编写，第三章由余琳和余虹编写，第四章由黄为俊编写，第五章由罗岚、陈田林编写，第六章由曹征和申寻兵编写，第七章由欧阳厚淦和卢文静编写，第八章由刘春援编写，第九章由刘佳鑫、祝盼盼、陈俊杰、姚越宁、张莹莹、李富、章美玲编写，第十章由王挺、刘丽纯和隋华杰编写，第十一章由韩英、余仙平和何志芳编写，第十二章由李海斌和肖笑飞编写。刘红宁、余琳负责制定书稿的整体框架，申寻兵、余亚微、曹征对书稿进行校订。经过反复多次的讨论、修改，最后才得以定稿成书。

多数编写者较为年轻，进入中医心理学学科时日不长，书中若有错漏之处，敬请读者提出宝贵修改意见，大方之家不吝赐教，以便再版时修订提高。

《中医心理学》编委会
2019 年 4 月

目　录

第一章　绪　论 ▷▷▷▷

【教学目标】

1. 掌握中医心理学的定义。
2. 熟悉中医心理学的源流和发展。
3. 了解《黄帝内经》与中医心理学的关系。

西方著名心理学家赫尔曼·艾宾浩斯 1908 年在其著作《心理学纲要》中曾说过一句名言："心理学有一个悠久的过去，却只有一个短暂的历史。"这句话用来概括中医心理学的起源和发展也非常合适。中国现代心理学的奠基人之一潘菽教授也曾说："在我国两三千年文化科学的历史中，虽然没有形成'心理学'这样一门独立的学科，但在许多思想家遗留下来的著作中，却有许多关于心理学的思想，其中还有不少是光辉无比、灿烂如新的。就像一处丰富、宝贵的矿藏，有待于我们去发掘、利用。我国的心理学研究者决不能'数典忘祖'。"因此我们必须高度重视和珍视这一文化遗产。

第一节　中医心理学的渊源

中医心理学是在继承中国古代哲学对心理现象的认识和在中医基本理论的指导下，汲取现代心理学知识，研究心理现象发生、发展规律，以及在人的健康与疾病相互转化过程中，人的心理、行为变化及其作用规律的一门学科。

中医心理学直接脱胎于中医，是中医学的重要组成部分。中医学植根于中华民族五千年文化的沃土中，特别是深受中国哲学的影响，强调人本观、整体观和系统观，强调主观与客观、人与自然的和谐统一，即"形神一体、天人合一"，历史悠久，源远流长。中医学在几千年为老百姓防病治病、为健康保驾护航的实践中，积累了大量的经验，其中也蕴含着丰富的中医心理思想，比如心主神明、心神感应、形神一体、五脏化五志、情志相胜等。虽然作为学科形态的中医心理学概念体系提出还不久，自王米渠教授 1982 年在"中医心理学新学科的提出"的学术报告中首次提出中医心理学这一学科术语算起，至今也不过几十年时间，然而中医心理学的起源，却可以追溯到远古时期的巫祝现象。

一、中医心理学思想的萌芽

中医学的一个重要渊源就是远古时期的巫祝现象，正如陈邦贤先生在《中国医学史》中指出的那样："中国医学的演进，始而巫，继而巫和医混合，再进而巫和医分立。以巫术治病，为世界各民族在文化低级时代的普遍现象。"在远古的巫祝活动中，蕴含着丰富的心理学思想，在当时被巫医广泛采用的祝由术，常常运用语言和行为等心理暗示，为患者疗病去疾，故而可以看作是中医心理学的萌芽。

在人类远古时期，社会生产力十分落后，人们的生活水平极其低下，食不果腹、衣不蔽体，认识自然、改造自然的能力十分有限，人类对自身疾病也缺乏正确的认识，往往认为是神灵惩罚或魔鬼作祟，因此治病也自然地从两个方面入手，一方面祈求神灵的宽恕和保佑，另一方面辟邪驱魔，驱离恶鬼。为人治病往往是由巫祝来执行，巫祝往往由上古时期高级知识分子来担任，他们晓天文、懂地理、知人事，而且最重要的是能与鬼神相通，故有"神职官员"之称。一般古代称事鬼神者为巫，常以女性居多，而以祭主赞词者为祝，常以男性为主，后巫祝连用，专指能通鬼神，执掌占卜祭祀之人。据《周礼·春官》记载，巫祝等级森严，种类繁多，有"大祝""小祝""丧祝""甸祝""诅祝""司巫""男巫""女巫"者等，他们有明确的分工，其中祝的"神职官位"比巫高。凡王、后、贵人等之丧礼祭祀，国家之祈福安灾、外交战争及王、后、贵人之草药沐浴、身体康健者等，皆由巫祝掌管。可见巫祝在当时是一个主体由高级知识分子组成的专门的职业。能成为一名合格的巫医并不是件容易的事情，需要持之以恒地学习、钻研、实践、提高。以至于孔子在论语中教导学生学习贵在持之以恒时就曾说："南人有言曰：'人而无恒，不可以作巫医。'善夫！"认为一个人如果不能持之以恒地注重学习、点滴积累，就不可以为巫为医。

古籍中记载的许多传说中的名医，大多会以巫祝之法为人们疗病。在当时人们十分信任巫祝，上至王侯贵族，下至黎民百姓，无不以巫祝治病。老子的《道德经》中所说的"天地不仁，以万物为刍狗"里面的"刍狗"，指的就是巫祝祭祀时所用的草扎的狗。西汉刘向的《说苑》中记载："吾闻古之为医者曰苗父。苗父之为医也，以菅为席，以刍为狗，北面而祝，发十言耳，诸扶而来者，舆而来者，皆平复如故。"即让患者躺在草席上，用稻草扎成草狗，面对北方念念有词，不过十语，病者皆恢复健康。可见，远古时期为人治病的巫祝并不采用针药，而是用语言、行为、舞蹈等方式祈祷上苍、驱邪避鬼，用言语技巧祝说疾病的缘由，故称祝由，其更多的是采用心理暗示的方式对患者产生影响，从而达到治愈疾病的目的。

为什么作为远古时期主要医疗活动形式的祝由，能在给人治病过程中产生实际的疗效呢？这主要是当时能施祝由的巫祝人士大多是由知识较多、能说会道、经验丰富、德高望重的人来担任，人们对他们多怀敬畏，又深信不疑，同时整个祝由过程其中也蕴含着很多现代心理学的知识，故而常有奇效。《灵枢·贼风》中也分析了远古祝由术有效的原因，曰："其祝而已者，其何故也？岐伯曰：先巫者，因知百病之胜，先知其病之所从生者，可祝而已也。"这段话肯定了古代祝由术的合理内核，以后历代的医家仍有很多人采用祝由的方法进行辅助治疗，比如清代吴鞠通认为："祝，告也；由，病之所以出也……吾谓凡治内伤者，必先祝由。盖详告以病所由来，使病人知之而勿敢犯，又必细体变风变雅，曲察劳人思妇之隐情，婉言以开导之，庄言以惊觉之，危言以悚惧之，使之心悦诚服，而后可以奏效。"可见，祝由的本意就是祝说疾病的由来，分析病因，即"先知其病之所丛生者"，然后才用语言、行为、舞蹈等方式对患者加以心理诱导，以减轻患者的心理压力，调节其精神情志，达到治愈疾病的目的。由此可见，当时祝由术的盛行是历史和时代的产物，曾经发挥过重要的作用，具有明显的合理内核，其中实际上包含着许多现代的心理治疗方法在内，究其实质其实是一种精神疗法。我们决不能将其与封建迷信混为一谈，因此这个时期可以认为是中医心理学思想的萌芽时期。

二、中医心理学思想的初步形成

春秋至西汉是中国古代哲学思想发展的一个辉煌时期，也是中医心理学思想雏形的形成时期。先秦时代的春秋战国时期，《黄帝内经》（以下简称《内经》）的成书是中医心理学思想雏形成的标志。

春秋战国时期，诸侯并起，战乱不止，社会矛盾十分尖锐，人民群众苦不堪言。为了寻求治国救民的药方，一些有识之士纷纷提出了自己的主张，在学术争鸣的基础上形成了儒、道、墨、法、名、阴阳等各家学派，在客观上形成了百花齐放、百家争鸣的生动局面，在哲学上形成了中国文化思想史上的一座顶峰。中国古代哲学作为中医学的摇篮，诸子百家的学术争鸣和思想传播必然对中医学及中医心理学的发展产生重要的影响。除了对中医思想体系产生哲学影响外，各学派的学术思想还直接地在不同程度上涉及了很多医学心理学的内容，其中又以儒道两家影响最大。

儒家的创始人孔子非常推崇"中庸之道"，提倡的是不偏不倚、适度节制、和谐平顺的态度。孔子在《中庸》以中和来论述人的情绪状态："喜怒哀乐之未发谓之中，发而皆中节谓之和。"认为节制和适度才是最好的，过犹不及。这与现代心理卫生所要求的健康情绪状态的标准不谋而合。《内经》中所载的阴阳五态人的人格理论中，也是以居于中间的阴阳平和之人为最理想。在论述个体身心发展的阶段性特征时，孔子以自己为例指出："吾十有五而志于学，三十而立，四十而不惑，五十而知天命，六十而耳顺，七十而随心所欲，不逾矩。"寥寥数语就概括了人在不同年龄阶段的身心特点和人生追求。而在谈到人与人的性格类型差异时，孔子在《论语·子路》中又说："不得中行而与之，必也狂狷乎？狂者进取，狷者有所不为也。"意思是如果找不到中行者做朋友，就找狂者和狷者吧！狂者积极进取，有所作为；狷者沉着冷静，有所不为。不难看出，这里的狂者和狷者，就相当于现代心理学体系中的外倾者和内倾者。孔子不仅描述了狂者和狷者这两种人格类型的特征，而且再次阐释了其中庸之道的主张，认为相对于狂狷者而言，交朋友还是选中行者比较好。

荀子是儒家思想的集大成者，他继承和发展了孔子的思想。在人性论上，荀子倡性恶，认为："人之性恶，其善者伪也。"这与儒家的另外一个代表人物孟子的性善论形成了鲜明的对照。孟子用类比的手法指出人性本善，他认为人皆有不忍人之心，"人性之善也，犹水之就下也。水无有不下，人无有不善。"与孟子简单类比不一样的是，荀子对性恶做了严密的逻辑推演。首先，以人之向善反推性恶。他在《性恶》中说："凡人之欲为善者，为性恶也。夫薄愿厚，恶愿美，狭愿广，贫愿富，贱愿贵，苟无之中者，必求于外；故富而不愿财，贵而不愿势，苟有之中者，必不及于外。用此观之，人之欲为善者，为性恶也。"其次，以圣人重教化来证明性恶。性者，质也。一般认为，先天本性的东西是人所固有的，无须教化也不可教化，而圣人总是教化人们要从善弃恶，正是因为人性是恶的。这些思想是相当有见地的。在《荀子》一书中，蕴含着丰富的中医心理学思想。他首先从唯物一元论的角度提出了"形具而神生"的形神观，认为形是神的物质基础，神，即人的精神现象，不能脱离形体而存在，这就与唯心主义划清了界限。另外，又提出了"精合感应"的心物观，认为光有形也不足以自主产生精神现象，精神现象必须要在形的基础上外感于物才能产生。同时，他还提出："心者，形之君也，而神明之主也。"明确了心主神明和心在形体上的君主地位，这些思想对后来产生的《内经》均有着直接的影响。

道家学派的一些理论观点对于中医学理论体系形成的影响尤为深刻。道家学派是一个相当庞杂的学派，就其中蕴含的心理学思想而言，各个学派既有共同观点，也有分歧之处，其中对后世影响比较大的是老庄学派，其思想集中体现在《老子》和《庄子》中。总体而言，道家思想对中医心理学的贡献主要体现在以下几个方面：

一是提倡道法自然。《老子》曰："道大，天大，地大，王亦大。""域中有四大，而王居其一焉。"明确了人与天地万物平等共生的地位，同时在"四大"关系上明确指出："人法地，地法天，天法道，道法自然。"提出道是遵照它本来的样子运转的，认为人的生命必须符合自然规律，才能使人健康长寿。因此人应该顺应自然，要尊重事物的本来规律，不强作妄凶，应顺势而为。

二是强调天人合一。道家把天与人相类比，认为人与天地具有同样的形体结构，产生了"人身一小天地，天地一大人身"的观念。《太平经》说："人取象于天，天取象于人。"这种人与天地相对应的思想直接为中医学典籍《内经》所继承，《素问·天元纪大论》说："天有五行，御五位，以生寒暑燥湿风；人有五脏，化五气，以生喜怒思忧恐。"《灵枢·岁露论》说："人与天地相参也，与日月相应也。"认为人只有适应天道，与自然和谐相处，调适好自身小天地的情志，才能心神健康，颐养天年。

三是提倡清静无为。道家所说的"清静"，主要就是指心神的宁静。老子提出修炼心神的方法就是"致虚极，守静笃"。道家认为给人带来烦恼的就是心里的种种贪念，因此必须"虚其心"，将心里的欲念和困扰统统放下，"虚"了之后就能空能明，虚了就空，空了就明。这一点庄子说得更形象，"虚室生白"，空空的房间会显得更白，要是塞满了东西，即使是再亮的灯也只能留下很多阴影，房间也就不会显得亮白了。道家的"无为"并不是说什么事都不做，无所事事，坐吃等死，而是提倡"无为而无不为""无为而治"，道家贵柔贵无，认为柔弱胜刚强，故提出"上善若水"，水看似柔弱，貌似无为，却蕴含着巨大的力量，成就着非凡的业绩。老子指出："天下之物生于有，有生于无。"认为"无"才是"道"的本质和核心，无胜于有。因此"无为"讲的是不妄为、不乱为。这说明面对纷繁芜杂的红尘世事、灯红酒绿的世俗诱惑及纷纷扰扰的情绪困扰，我们必须虚心静气，"去甚、去奢、去泰"，"少私寡欲"，清静无为。只有虚静合一，才能调神养心，万物并作。

四是提倡形神俱养。在养生方面，道家十分重视心神的修养，强调"神"的内在主宰作用。陶弘景云："淡然无为，神气自满，以此将为不死之药。"庄子也主张："唯神是守，守而勿失，与神为一。"在强调养神的主体地位的同时，也不排斥养形的重要意义，主张以神养形，形神俱养。《庄子·刻意》说："吐故纳新，熊经鸟申，为寿而已矣；此道引之士，养形之人，彭祖寿考者所好也。"道家所倡导引术就兼具形神俱养的特点。这一思想也为《内经》所继承，《素问·上古天真论》有"形神合一"及"形与神俱"的说法，旨在说明神与形对于人体心身健康的重要意义，脱离了形体的"神"是不存在的。

此外，道家思想中老子关于"为而不争""守静""保精""和气"等认识，鬼谷子关于"心舍神"的观点，以及宋尹学派主张的"天精"与"地形"合而为人，并产生精神的论述等，都出现在中医理论形成之前，自然对中医心理学的理论构建起着重要的指导作用。

道家思想除了对中医学和中医心理学理论构建有重要的指导作用外，一定程度上还对西方一些学者的心理学理论体系构建产生了影响。比如被誉为"人本主义心理学之父"的马斯洛就多次宣称，他提出的"自我实现"这一重要概念就来源于中国道家的"无为"思想，他特别敬佩和推崇道家提出的思想体系，晚年在谈到心理学的发展时提出要重视东方智慧，认为"我们需要某种'大于我们的东西'作为我们敬畏和献身的对象。"道家强调的"道"就是这样一个完美对象，他在《科学心理学》这一著作中，就敏锐地意识到现代所谓的科学持有的是一种种族中心主义的态度，它重视西方而非整个世界，因此相对应地大胆提出了"道家科学"的概念。另一位人本主义的西方心理学家罗杰斯也十分推崇道家思想，他在其著作中多次引用老子的《道德经》，比如他在《存在之路》说："我最喜欢的，并总结了我很多更为深刻的信念的是老子的另一段话：'我无为而民自化，我好静而民自正，我无事而民自富，我无欲而民自朴。'"不难看出，罗杰斯创立的著名的"来访者中心疗法"，无论是理论构建还是实践操作中，都体现出了道家"无为而治"的思想。新精神分析学派的代表人物荣格也是深受道家思想影响的西方心理学家，他在晚年将精神分析和道教当作自己主要的研究方向。从精神分析的理论体系和道家思想的对照看，内丹中的"元神"就相当于"无意识"，而"识神"对应的就是精神分析理论中的"意识"。德国心理治疗师、"家庭系统排列"的创始人伯特·海灵格（Bert Hellinger）也公开宣称他的方法主要是受了道家的影响，家庭系统排列体现的是"道的力量，是中国老子的智慧"。日本的森田疗法借鉴的也是道家"顺应自然""为所当为"的思想，可见道家思想的影响是全世界的，中医典籍《内经》从其中汲取丰富的智慧和营养，也就是理所当然的了。

《内经》的成书是中国医学史上划时代的大事，这部闻名中外的医学巨著大约成书于春秋战国至汉代中期的几百年间。《内经》博采众长，把中国古代哲学的思想智慧系统地运用于医学，不仅确立了整体观念在中医学中的指导性地位，提出了藏象经络学说，阐发了病因病机，制定了诊治大法，确立了辨证论治，从而构建了中医学的基本理论框架体系，而且也涵盖了极其丰富的中医心理学思想，从基本理论到临床实践均有阐述。比如中医心理学基础理论中的阴阳五行学说、心主神明、藏象学说、情志学说、阴阳五态人人格类型学说等基本理论及心理病机、心理诊断、心理治疗、心理卫生、养生调神等临床实践都有原则性阐释。《内经》的这些成就标志着中医心理学思想理论体系雏形已初步形成。《内经》中所涉及的中医心理学思想的具体内容，我们将在后文予以专门论述。

三、中医心理学思想的充实提高

自东汉三国时期起，历代医家就在《内经》的基础上对中医心理学思想进行了丰富发展，充实提高。

三国时期的名医华佗，在疾病诊治过程中十分重视患者心理因素的作用，在心理治疗方面，有着许多精辟的论述和治验病案。他明确提出"医心"的重要性，指出："夫形者神之舍也，而精者气之宅也，舍坏则神荡，宅动则气散。神荡者昏，气散则疲，昏疲之身心，即疾病之媒介，是以善医者先医其心，而后医其身。"在《华佗神医秘传》中则概括了情志的相应疗法："忧则宽之，怒则悦之，悲则和之，能通斯方，谓之良医。"指出要想成为一名高明的医生，必须善于分辨患者不正常的情志状态，并相应地给予治疗。《三国志·魏志·华佗传》中记载华佗曾治疗一久病的郡守就使用了情志相胜的心理疗法，使之盛怒，"吐黑血数升而愈"。华佗在养生保健、养性调神上还颇有研究，其模仿动物的自然行为创立了著名的五禽戏，人练之"粘濡汗出"，可起强身健体之功效。《三国志·魏志·华佗传》记载华佗本人"晓养性之术，时人以为年且百岁而貌有壮容"。

东汉末年著名医学家张仲景，在系统学习研究《内经》的基础上，广泛收集医方，总结治法治则，写出了传世巨著《伤寒杂病论》。这是中国第一部从理论到实践、确立辨证论治法则的医学专著，是中国医学史上影响最大的著作之一，是后学者研习中医必备的经典著作。该著作确立的辨证论治原则是中医临床的基本原则，是中医的灵魂所在。在方剂学方面，《伤寒杂病论》也做出了巨大贡献，创造了很多剂型，记载了大量有效的方剂。其所确立的六经辨证的治疗原则，受到历代医学家的推崇。由于其卓越并具创造性的医学成就，张仲景被后人尊称为医圣。

《伤寒杂病论》中蕴含着丰富的中医心理学思想，至今仍有效地指导着临床。他最早提出了三因致病论，认为："千般疢难，不越三条。一者，经络受邪，入脏腑，为内所因也；二者，四肢九窍，血脉相传，壅塞不通，为外皮肤所中也；三者，房室、金刃、虫兽所伤。以此详之，病由都尽。"这句话虽未有内因"内伤七情"的明确表述，但其思想却启发了宋代的陈无择提出内因、外因、不内外因的三因说和七情学说。在临床实践中，张仲景还将一些异常的心身现象作为辨证的重要依据，规定在六经辨证的内容之中。在《金匮要略》中，对百合病、脏躁、惊悸、失眠等常见的心身疾病，都有理、法、方、药等方面的完整表述。比如他首次提出脏躁病名，并详细描述其症状："喜悲伤欲哭，象如神灵所作，数欠伸。"指出脏躁患者哭笑无常，喜怒不定，无故悲伤欲哭，常常打哈欠，伸懒腰，犹如神灵附体一般。说明脏躁病是一种精神障碍，其病因多与情志刺激为主，故创甘麦大枣汤以治之。除甘麦大枣汤之外，他还创立了如柴胡加龙骨牡蛎汤、酸枣仁汤、百合地黄汤等众多治疗心神疾病的有效方剂，至今还被广泛使用。

晋至隋唐时期，一些医学家纷纷对《内经》进行整理和阐释，取得了较好的成效，其蕴含的中医心理学也得到进一步阐发。比如西晋·皇甫谧编纂的《针灸甲乙经》，就十分重视针灸中的心理因素，强调"刺神"的重要性，主张根据患者"形性血气"的不同，选择合适的针灸方法，其中的"性"指的就是人的心理特点。这些都是对《内经》中有关中医心理学思想的阐发。唐代著名医学家王冰历经十二年研究注释《内经》中《素问》部分，将其系统化、体系化，重新编排整理为《补注黄帝内经素问》24 卷，81 篇，为整理保存古医籍做出了突出的贡献。他深受道家学说的影响，尤其重视道家关于"寡欲、守静、至柔"的思想，对调神养生、五志病机、情志相胜理论等均做了进一步的阐发。

隋唐时期的巢元方和孙思邈均对《内经》中包含的心理学思想进行了深化和发挥，对推动中医心理学的发展起到了重要作用。隋·巢元方的《诸病源候论》在《内经》关于个体身心发展阶段理论的基础上，首先提出了少儿身心发展的"变蒸"学说，指出："小儿变蒸者，以长血气也。变者上气，蒸者体热。"唐·孙思邈在《备急千金要方·少小婴孺方》中进一步概括："凡小儿自生三十二日一变，再变为一蒸，凡十变而五小蒸，又三大蒸，积五百七十六日，大小蒸都毕，乃成人。"确定三十二日为一变，六十四日为一蒸，用"变蒸"学说来概括出生后五百七十六天以内的婴幼儿的身心发展规律。同时指出："虽此说后世有争议，但其对小儿成长的观察还是比较客观的，在当时这种通过观察试图构建学说的尝试也是难能可贵的。"

这一时期心神疾病的临床研究和治疗得到了进一步发展，巢元方的《诸病源候论》就记载了很多心神疾病，而且辨证翔实，分析透彻。孙思邈的《备急千金要方》把一些心理活动变化纳入脏腑辨证的体系，对心神疾病进行了理、法、方、药等全方位的辨证论治。如他在《备急千金要方·心脏脉论》中说："心气虚则悲不已，实则笑不休。""愁忧思虑则伤心，心伤则苦惊喜忘善怒。"在治疗心神疾病方面，他在"心虚实"篇中指出："治心实热，惊梦喜笑，恐畏悸惧不安，竹沥汤方。""治心气不足，善悲愁恚怒……善忘，恐走不定，妇人崩中，面色赤，茯苓补心汤方。"

宋金元时期是中医心理学思想发展的高峰期，医学产生了许多流派，在学术上争鸣，最具代表性的除南宋的陈无择外，还有刘完素、张从正、李东垣和朱丹溪等"金元四大家"。

陈无择最大的成就之一就是提出了著名的"三因论"，将各种致病因素概括为"内因、外因、不内外因"三种，其中"内因"即"七情者，喜怒忧思悲恐惊"。并在此基础上提出了"七情学说"，详细列举了七情致病的各种病证，认为内因"七情"和外因"六淫"可交互致病，并创"七气汤""大七气汤""小定志丸""菖蒲益智丸"等方剂，成为中医治疗情志疾病的常用而有效的方剂。其学术思想对中医心理学思想发展有着极大的贡献。

金元四大家对《内经》中蕴含的心理学思想进行研习阐发，并将其吸纳融合到自己的学说中，各成一派，从不同角度丰富和发展了中医心理学思想。

刘完素以倡"火热论"著称，他认为火热病机非常广泛，故而对于风、湿、燥、寒等一些病证，刘氏也从火热阐发，这样就形成了其以火热为中心的学术观点。他不仅认为"六气皆从火化"，而且认为异常的心身状态也是由火热引起的，提出了著名的"五志过极皆能生火"理论。他在阐释《素问·至真要大论》时说："五脏之志者，怒、喜、悲、思、恐也……若五志过度则劳，劳则伤本藏，凡五志所伤皆热也。"

张从正属"攻下派"，他对心理病因、心理病机及一些心神疾病的诊治和预后都有许多精辟的论述，在心理治疗方面，其理论和实践都达到了较高的水平。他在《儒门事亲》中专辟"九气感疾更相为治衍"一节，集中体现了他的心理学相关思想。他在对《素问·举痛论》中怒、喜、忧、思、悲、恐、惊等七情病机和症状阐发时说："气所至，为呕血，为飧泄，为煎厥，为薄厥，为阳厥，为胸满胁痛。食则气逆而不下，为喘咳烦心，为消瘅，为肥气，为目暴盲、耳暴闭、筋解，发于外为疽痈。"他认为"疝气""水肿睾丸""雀目不能夜视及内障"及妇科杂病中的"乳汁不下""小产"等都是情志所致疾病，详细分析了其心理病机。在病因病机的分析上，他还特别重视患者的社会经济地位所造成的心理状态对疾病诊疗的影响，如他在《儒门事亲》中指出："然善治小儿者，当察其贫富贵贱治之……贫家之子，不得纵其欲，虽不如意而不敢怒，怒少则肝病少。富家之子，得纵其欲，稍不如意则怒多，怒多则肝病多矣。"在治疗上，张从正运用"攻下法"时特别注意患者的个性差异，将其个性心理特征作为是否运用攻法的依据，如《儒门事亲》"禁吐八条"的前四条是："故性行刚暴、好怒喜淫之人，不可吐；左右多嘈杂之言，不可吐；病人颇读医书，实非深解者，不可吐……病人无正性，妄言妄从，反复不定者，不可吐。"说明其在确定治疗方案时综合考虑了患者的心理因素，将中医心理学思想灵活地运用于临床实践当中。

"补土派"李东垣认为脾胃为元气之本，"百病皆由脾胃衰而生"，治疗上应以温补脾胃为先。他把脾胃受损的主要原因归纳为饮食不节、寒温不适、劳役过度及情志因素所致，其中情志因素往往为先导。他在《脾胃论·安养心神调养脾胃论》中说："凡怒、忿、悲、思、恐、惧，皆损元气。夫阴火之炽盛，由心生凝滞，七情不安故也。"在分析病因病机时，他认为："饮食失节，寒温不适，脾胃乃伤。此因喜、怒、忧、恐损耗元气，资助心火，火与元气不两立，火胜则乘其土位，此所以病也。"可见其对心理因素的重视。

朱丹溪属"滋阴派"，他在《格致余论》中指出："人受天地之气以生。天之阳气为气，地之阴气为血。故气常有余，血常不足。"故应对之法当以"滋阴"。然个体容易受到外界的影响，贪念日盛，欲望日增，故阴精难成而易逝，而要保护阴精，就要做到收心养心，恬淡虚无。对此，朱丹溪提出了三方面的调养方法：首先要节制房事，节欲保精，提倡晚婚，"古人必近三十、二十而后嫁娶，可见阴气之难于成，而古人之善于摄养也"。其次，要注意情绪调理，如忧愁忿怒、惊恐悲哀等容易耗伤阴精。第三，要节制思虑，若劳心太过，谋虑勤动，则可暗耗真阴。在杂病的辨证论治上，朱丹溪提出了以气、血、痰、郁四字为纲，六气致病为目的见解，创造了著名的越鞠丸，以治疗由七情内起而致诸气失调的病证，此方至今还被广泛应用于治疗情志疾病。

明清时期，中医心理学思想有了进一步发展，其重要标志之一就是对脑的认识较前人有了进步。李时珍《本草纲目》中有"脑为元神之府"的提法；清代王清任《医林改错·脑髓说》中，提出"灵机记性不在心在脑"的观点，并指出脑与各器官之间的联系及脑髓生长与智能发展的关系，其对人脑作用的研究与论述，堪称是中医心理学思想的一个重要里程碑。

明代张景岳明确提出了七情致病说及治疗方法。《传忠录·里证》记载："七情内伤，过于喜者，伤心而气散，心气散者，收之养之；过于怒者，伤肝而气逆，肝气逆者，平之抑之；过于思者，伤脾而气结，脾气结者，温之豁之；过于忧者，伤肺而气沉，肺气沉者，舒之举之；过于恐者，伤肾而气怯，肾气怯者，安之壮之。"在治疗上，他还提出了"以欺治欺"法治疗诈病（癔病）。

著名医家傅青主擅长妇科，他对妇女的心身特点很熟悉，认为妇女以情志病为多，尤其是在妇女"七七"49岁左右的更年期阶段，情志致病更为多见。

清代陈士铎著《石室秘录》，当中提出了许多颇具匠心的心理治疗方法，如"意治法""神治法""劳治法""逸治法"等。

除了上述医家，还有叶天士、秦昌遇、王纶、徐迪、薛已民、俞震江等都对中医心理学的发展做出了很大贡献。

总之，中华五千年的灿烂文明和优秀传统文化逐渐孕育出了丰富的中医心理学思想，大量的蕴藏于中国古代哲学中的心理学思想与中医学相互渗透、相互影响，奠定了中医心理学的理论基础，促进了中医心理学理论体系的形成。正如美国心理学家墨菲（Murphy）在《近代心理学历史导引》一书中指出的那样："世界心理学的第一个故乡是中国。"我们更应增进文化自信和文化包容力，古为今用，洋为中用，中学为体，西学为用，继承和发扬好这一份宝贵的文化遗产。

第二节 中医心理学的发展

一、中医心理学的兴起

《内经》确立了中医学的基本理论体系，其在不同程度上阐述了中医心理学的基础理论和临床技术。之后历代医学家对《内经》中涉及中医心理学的内容进行了多方面的注释、深化、发展和提高，但这些论述基本上都是零散分布于一些医学典籍中，缺乏全面系统化的阐释。自20世纪初至中华人民共和国成立前，对中医心理学相关问题的研究还比较鲜见，虽也有一些研究成果，如董华农的《中国古代心理卫生学》论著及在一些报刊杂志上发表的《论符禁咒治病》《祝由与由祝》《中国历代心理疗法》等文章，但研究总体态势仍处于零散状态。

中华人民共和国成立后，一些研究者在学习苏联心理学的基础上，为推进心理学的东方化、本土化，做出了积极而艰难的探索。1956 年，中国中医研究院（现中国中医科学院）的薛崇成教授从中医传统理论出发，系统研究了中医的气质学说，并在《中华神经精神科杂志》上发表《中医的气质学说与辩证唯物的神经类型学说及唯心的和机械唯物性格类型学说的比较》一文，受到关注。1964 年，为进一步研究人的气质类型与针灸效应的关系，他制定了一个测验表，对临床针灸患者进行观察，结果发现，个体气质类型、患者当天的神经机能状态与针灸效应关系密切，这为后来第一个基于中医心理理论编制的标准化、本土化的测量量表"五态性格测验"奠定了基础，可视为当代中医心理学的奠基。

"文化大革命"期间，中医心理学的研究基本上处于停滞状态。1978 年十一届三中全会全面拨乱反正，各方面工作逐渐走上正轨，这为学术界的学术研究也创造了良好的条件。20 世纪 80 年代初，心理学相关研究工作如雨后春笋般在全国各地陆续开展起来，中医心理学的研究也逐渐兴起。

1985 年，"首届全国中医心理学学术研讨会"在成都中医学院（现成都中医药大学）召开，来自全国 19 个省、市、自治区的 182 名代表出席。会上王米渠教授做了"中医心理学新学科的提出"的学术报告，正式提出了"中医心理学"这一新兴学科的概念。同年，王米渠教授出版《中医心理学》，较为系统地提出了中医心理学的学科体系和主要内容，成为我国首部中医心理学专著。为了深化中医心理学研究，培养专门的中医心理学人才，四川心理学会和成都中医学院联合举办"中医心理学研讲班"，开始整理和系统研究医经、医籍、医案中的心理学思想，当时王效道、黄成惠、杜文东、何文兵等学者的研究成果被辑录成《内经心理思想研究》，作为内部资料传播。1986 年，成都中医学院在全国率先在研究生中开设"中医心理学"选修课，同年，由 14 所中医院校及研究机构合力编写的高等中医院校试用教材《中医心理学》，由湖北科技出版社出版。中医心理学的研究也得到了行业行政主管部门的重视与支持，薛崇成、杨秋莉的"五态性格测量"课题得到了卫生部（现卫生健康委员会）的批准与资助，正式展开全国协作组的抽样调查，研制基于中医心理理论的中国原创性、本土化、标准化的人格量表。这些成果都标志着中医心理学的兴起。

二、中医心理学的发展现状

经过先驱者们和广大研究学者持续不懈的努力，自中医心理学学科概念提出以来，中医心理学理论研究和实践推进都大踏步地向前发展，呈现出一派欣欣向荣的景象。

（一）学术研究的发展

中医心理学这一学科概念的提出，迅速吸引了一批学者的研究兴趣，纷纷从各个不同的角度对中医心理学的相关问题进行理论探讨和临床实践研究，取得了较好的研究成果。近年来学者们的学术研究主要可以概括为以下几个方面：一是对中医学理论中蕴含的心理学思想进行挖掘整理。二是对中国古代著名医家的中医心理学思想进行概括提升。三是对古代医经、医籍、医案中记载的心理学相关内容进行深入分析和对比研究。四是在中医学的理论指导下进行中医心理学学科体系的初步构建。五是积极开展中医心理学的现代临床实践研究。经过学者们的集体努力，目前中医心理学的学术研究发展迅速，取得了一批重要的有影响的学术成果。

首先，出版了一批中医心理学的专著和教材。如 1985 年由天津科技出版社出版的《中医心理学》（王米渠著），1986 年由重庆出版社出版的《中医心理治疗》（王米渠著）、湖北科技出版社出版的高等中医院校试用教材《中医心理学》（王米渠等主编），1987 年由湖南科技出版社出版的《中医心理学原旨》（朱文锋主编）、北京出版社出版的《实用中医心理学》（马明人、董建华著），1988 年由中医古籍出版社出版的《中医神主学说》（王克勤著），1991 年由广西民族出版社出版的《新编中医心理学》（闵范忠、何清平著），1995 年由科学出版社出版的《中医心理学》（张伯华著），2004 年由北京科技出版社出版的《中医临床心理治疗学》（张伯华著），2005 年由科学出版社出版的《中医心理学基础》（董湘玉主编），2012 年由山东人民出版社出版的《中医心理学》（张伯华等主编）。

其次，编制了中国第一个原创性、本土化、标准化的基于中医心理学理论的五态人格测验量表和五五体质测验量表。中国中医研究院心理学研究室的薛崇成、杨秋莉根据《内经》中关于"五态人"的分类，完成了五态性格测量量表的研制及其标准化常模的建立工作。这一工作是原卫生部的大力支持下，由全国 60 余家协作单位通力合作，历时 20 年的研究才得以完成，填补了中医心理学人格测量的空白，改变了西方心理学在该领域一统天下的局面，为心理学的本土化、东方化做出了积极的贡献。近年来，杨秋莉及其弟子根据中医阴阳学说和体质辨识理论，研制了"五五体质"测量量表，并与五态人格测量结合起来，开发了"五态辨识心身调养系统"，该系统必将在中医心理学的临床实践中发挥重要作用。此外，中医心理学的相关研究日益得到国家层面的重视，获得了多项课题资助。

继薛崇成、杨秋莉等人的"五态性格测量"课题受到卫生部资助后，黄炳山等人的"肝郁气滞证及其实质研究"首先获得国家自然基金资助（1986～1989 年），该研究把情志心理因素看作是肝郁气滞证的重要病因，系统考察了肝郁气滞的证候、诊断、机制、治疗等，对中医心理学的发展起到了推动作用。20 世纪 90 年代中期，王米渠选择中医"恐伤肾"的基本理论进行行为遗传学研究，之后连续 5 次获得国家自然科学基金资助。他从中医"肾为先天之本"这个经典思想出发，设计了"恐伤肾"——猫吓鼠的遗传行为实验，做了子代与母代的生理、病理、生化、免疫、行为等 101 项测试，系统考察了恐惧等情志因素与遗传行为、行为遗传的基因表达、基因芯片研究肾阳虚的基因表达谱等。王米渠教授探索建立的"证候·基因组·中药复方"研究的方法学平台，为运用现代科学的技术方法来研究中医或中医心理学的证候提供了可靠范例；同时他还在前期研究的基础上提出了"中医心理学"的学科概念，构建了中医心理学的基础理论和学科框架体系，对推动现代中医心理学的发展做出了不可替代的奠基性贡献。

不过，值得关注的是，目前公开发表的涉及中医心理学的学术论文还比较少，特别是有分量的研究论文还比较鲜见，相信随着中医心理学研究的深入和更多研究学者的介入，相关成果将会日益增多。

（二）学术交流的发展

学科建设是推动学科发展的生力军，而学术交流是学科建设的重要方面。在学科建设方面，国家中医药管理局把中医心理学确立为重点学科进行建设。在这样的大背景下，随着学术研究的深入，中医心理学的学术活动和学术交流也日益繁荣起来。自首届"全国中医心理学学术研讨会"在成都召开并宣告中医心理学作为一个崭新学科诞生以来，迄今已召开十多届全国性或国际性的中医心理学学术会议，前十届为全国中医心理学研讨会。2006年、2008年先后在北京召开了两届世界中医药联合会中医心理学学术大会。2010年在成都召开了第四届世界中医药联合会中医心理学学术大会。2012年在台湾召开了第二届海峡两岸中医心理学—睡眠医学高峰论坛。2015年在北京召开了国际中医心理学学术研讨会。同时创办了专业学科杂志《中医心理学论丛》，收录学者们的相关研究，供学术交流和探讨。

（三）人才培养的发展

20世纪80~90年代，全国中医心理学教学多处于零散状态，成都中医学院在这方面走在了全国前列。之后南京、福建、黑龙江、广西、辽宁、山东、北京、天津等中医院校，先后开设了中医心理学，或医学心理学、护理心理学等选修课程，或专题讲座，后来上述学校也多成立了心理学或中医心理学教研室。至90年代中后期，全国中医院校基本上都开设了心理学相关课程，多有心理学专职教师。进入21世纪以来，中医院校心理学学历教育、应用心理学专业教育等均有了突破性发展。同时，中医心理师职业技能规范化培训也应运而生，在全国范围内培养了大批中医心理学人才，将中医心理学发展推向了新的里程。为了进一步规范培训工作，提升中医心理学人才培养质量，经国家中医药管理局人才中心中医心理规范化培训基地认可，北京广安门医院开设了中医心理师预科班师资培训班，进行中医心理师预科教学，为全国乃至全世界输送中医心理学培训人才，较好地推动了中医心理师和中医心理专业化、职业化的双向快速发展。更为重要的是，国家正在启动中医心理职业化认证标准的制定工作，中医心理医生、治疗师、咨询师、测量师、护理心理师、家庭教育师、培训师等职业化发展已经成为可能。中医心理学发展将实现从理论到实践质的飞跃。

（四）临床应用的发展

中医心理学以其独具特色的理论体系和实践模式在临床应用方面呈现出飞速发展的态势，在治疗一些心身疾病方面取得了良好的临床疗效并展现出一定的优势。在全国范围内，中医院建立中医心理科、神志病科、中医心身疾病专科等临床科室已经比较普遍，中医心理学在治疗一些中医常见的神志疾病，如癫、狂、郁、痴、梦、不寐等，以及内外妇儿等各科的情志疾病方面均发挥着越来越重要的作用。同时一批经过临床实践疗效检验的中医心理治疗适宜理论和技术也得以创立和推广。如山东中医药大学的张伯华教授，根据中医扶正祛邪、顺势治疗、疏肝解郁等理论，结合现代心理治疗理论与技术，发展了中医传统情志疗法，创建了情志顺势心理治疗，取得了较好的效果。在心理养生方面，一些学者遵循中医学"养生先养心，调形首调神"的原则性论述，发掘中医学传统的养心安神、"恬淡虚无"、四气调神、四时养生、导引吐纳等理论和方法，明确提出"中医心理卫生"的命题，使中医心理学更好地为现代人的心身健康服务。

第三节 《黄帝内经》与中医心理学

《内经》是我国乃至世界医学史上的一部奇书巨著，其不仅是包含了丰富的医学知识、奠定了中医学理论基础的医学典籍，而且是一部蕴含了朴素辩证法和深邃哲理的智慧之书，是中华传统文化的杰出代表和具体体现。《内经》中蕴含着丰富的中医心理学思想，其对中医心理学产生和发展具有重要的奠基性作用，概括而言主要体现在以下几个方面：

一、奠定了中医心理学的基本概念和基本理论基础

《内经》作为中医心理学的奠基性著作，提出了"形、神、意、志、魂、魄、心、脑"等一系列独具东方特色的心理学相关概念，其关于形神合一论、心主神明论、五脏情志论、人格体质论、阴阳睡梦论等论述奠定了中医心理学的基本理论基础。下面简要加以介绍，后有专章予以论述。

（一）形神合一论

在形与神的关系上，《内经》一方面认为先天形生神，神不能脱离形而单独存在。如《灵枢·经脉》指出："人始生，先成精，精成而脑髓生。"《素问·天元纪大论》曰："人有五脏，化五气，以生喜怒思忧恐。"认为精神情志是五脏化五气的结果。《灵枢·决气》进一步指出："胃满则肠虚，肠满则胃虚。更虚更满，故气得上下，五脏安定，血脉和利，精神乃居。故神者，水谷之精气也。"这些论述都肯定了精神心理是脏腑功能的产物，形体是精神的物质基础，体现了唯物主义一元论的形神观。这一认识跟荀子的"形具而神生"及南北朝时期的范缜的"形者，神之质也"的论述都是一致的。另一方面，又认为形神相互依附，合而成人。如《灵枢·天年》指出："血气已和，营卫已通，五脏已成，神气舍心，魂魄毕具，乃成为人。"《素问·上古天真论》中也说："故能形与神俱，而尽终其天年。"阐明人的生命的本质就是形与神俱，只有形与神合而为一时，才能构成完成的生命，也只有形与神和谐共存时，才能保持人体健康的状态。一旦形神分离，就会走向生命的终结。因此《灵枢·天年》中又讲："百岁，五脏皆虚，神气皆去，形骸独居而终矣。"南北朝的范缜把形与神的关系比作是刀刃和锋利的关系，他在《神灭论》中指出："神即形也，形即神也，是以形存则神存，形谢则神

灭也。"强调形体和精神是对立的统一体，形神合一是生命存续的保证，对于生命而言，缺一不可。同时，神对形也有重要的引导和控制作用，中医所谓"形质神用""以神御形"的观点就是这个意思。明代名医张介宾在《类经》中指出："形者神之体，神者形之用；无神则形不可活，无形则神无以生。"较好地概括了形神间的这种相依相生的辩证关系。

（二） 心主神明论

在对中国传统文化各种思想流派的辨识取舍上，中医学继承了形神相俱的唯物主义一元论的形神观，并认为在形与神的关系，即生理和心理的协调和功能整合上，"心"发挥着至高无上的作用，进而提出了"心主神明论"，成为中医心理学的一大理论基础。《素问·灵兰秘典论》曰："心者，君主之官也，神明出焉。"《灵枢·邪客》中也说："心者，五脏六腑之大主也，精神之所舍也。"均指出心不仅主宰五脏六腑等器官的生理功能，而且还主宰精神心理过程。人的生理和心理两大功能系统，正是通过"心"的支配才被整合成一个有机整体，才能达到形神相俱、形神合一的状态，保证人体身心健康。

（三） 五脏情志论

《内经》在提出心主神明论的同时，还认为精神情志等心理活动均与五脏有关系，并从藏象的角度把神魂魄意志、喜怒思忧恐等和五脏一一对应，提出了五脏情志论，体现了形体和功能的有机统一。如《素问·宣明五气》中指出："心藏神，肺藏魄，肝藏魂，脾藏意，肾藏志，是谓五脏所藏。"同时，《内经》认为情志的变动和五脏的机能也密切相关，心志为喜，肝志为怒，脾志为思，肺志为忧，肾志为恐。这样就把人的生理功能和精神情志等心理活动联系了起来。

五脏情志论在形神合一论和心主神明论的基础上，进一步阐述情志与内脏相关及心神在情志活动中的主导作用。这一理论具体体现了中医心理学的心理生理统一观，阐明了情志活动具有脏腑气血生理基础，认为情志变化是脏腑机能活动的表现形式之一。不仅指出了脏腑机能活动可影响情志的产生和变化，同时情志变动对脏腑气血等内脏功能具有明显的反作用。

（四） 人格体质论

《内经》在探讨人格体质问题时，按照阴阳、五行的变化规律，根据人的阴阳禀赋的多少，系统提出了阴阳五态人理论和阴阳二十五人的人格体质分类方法，成为中医人格体质论的核心观点。

《灵枢·通天》根据"人身有形，不离阴阳""阴阳之气，各有多少"之理，将人分成太阴、少阴、少阳、太阳、阴阳和平等五种类型，并对这五态人的人格特征及其所表现出来的行为举止、体态神情、体质特点等均做了详细的阐述。如对少阴之人的概括：在个性特征方面，"少阴之人，小贪而贼心，见人有亡，常若有得，好伤好害，见人有荣，乃反愠怒，心疾而无恩。"在脏腑功能生理特点上，"少阴之人，多阴少阳，小胃而大肠，六腑不调，其阳明脉小，而太阳脉大，必审调之，其血易脱，其气易败也。"而在体态辨识上，"少阴之人，其状清然窃然，固以阴贼，立而躁险，行而似伏，此少阴之人也。"其他各型，均有详述。

《灵枢·阴阳二十五人》则根据"天地之间，六合之内，不离于五，人亦应之"之理，将人格和体质结合起来，按五行归类的方法，将人群划分为木、火、土、金、水五种类型，然后在每一型中又按所禀五行之气的偏全再细分为五种，按个体的相貌肤色、体型体质、心理特点等，共归纳得出 25 种类型，谓之为阴阳二十五人。

另外，《内经》中还有两种人格体质分类方法，如《灵枢·逆顺肥瘦》将人分为肥人、瘦人、肥瘦适中人三型；按禀性勇怯，《灵枢·论勇》则将人分为勇士和怯士。

（五）阴阳睡梦论

《内经》对于阴阳睡梦论的阐述在《素问》《灵枢》中均有涉及，多集中在《素问·脉要精微论》《灵枢·淫邪发梦》两篇，其中《灵枢·淫邪发梦》是中国梦学史上第一篇以"梦"为标题、研究外邪对梦象影响的专论。《内经》中虽然涉及梦象的内容不是太多，但涉及面相当广泛，对阴阳睡梦论的论述不乏系统性和全面性。

受中国哲学主流思想的影响，阴阳一直是中医学的基础性概念，认为阴阳存在于一切事物之中，万事万物的变化都不离阴阳。《素问·阴阳应象大论》曰："阴阳者，天地之道也，万物之纲纪，变化之父母，生杀之本始，神明之府也，治病必求于本。"因此《内经》对于梦象的分析，也当先别阴阳以察之。在《内经》的梦象描述中，阴阳相对的描述非常多，如阳、阴，上、下，甚饱、甚饥，短虫、长虫，三阳、三阴，阳气、阴气等。相应的梦象也是正反相对的，如水、火，飞、堕，予、取，聚众、毁伤等。如《灵枢·淫邪发梦》曰："阴气盛，则梦涉大水而恐惧；阳气盛，则梦大火而燔焫；阴阳俱盛，则梦相杀。"《素问·脉要精微论》亦曰："是知阴盛则梦涉大水恐惧，阳盛则梦大火燔灼，阴阳俱盛则梦相杀毁伤。"对比可见，两篇论述几乎完全一致。

对于梦象的分析除了要先别阴阳外，《内经》中还探讨了五行、藏象、六淫、情志等与梦象的关系，同时在论述这些因素与梦象的关系时又不是独立的或单一影响的，而是相互对应、交互影响的，呈现出整体的联系。如《素问·脉要精微论》中有"阴盛则梦涉大水恐惧""肝气盛则梦怒""肺气盛则梦哭"等论述，明确说明了恐惧、愤怒和悲伤等情绪的梦象缘由。这些后文将辟专章详述。

二、"九气""五志"等概念为七情学说的产生和发展奠定了基础

"气"是中国古代哲学中的一个重要概念，"气一元论"是中国古代哲学的一个基本思想，认为万事万物都是由气生发转化而来。老子在《道德经》中讲的"道生一，一生二，二生三，三生万物"，这个"一"指的就是"气"。东汉大哲学家王充也说："万物之生，皆禀元气。"中医学继承了中国古代哲学"气一元论"的观点，《脾胃论·省言箴》说："气乃神之祖，精乃气之子，气者，精神之根蒂也。"

受此影响，《内经》提出了"九气"的概念。《素问·举痛论》说："余知百病生于气也，怒则气上，喜则气缓，悲则气消，恐则气下，寒则气收，炅则气泄，惊则气乱，劳则气耗，思则气结，九气不同，何病之生？"明确提出了"百病生于气"的著名观点，同时把人体的致病因素归结为"怒、喜、悲、恐、寒、炅、忧、劳、思"等九气导致的气机失调，指出外感邪气、情志过激、过劳等都会伤害人体，影响气机运动，导致脏腑功能紊乱而发病。在"九气"致病的内容中，属情志所伤者有六种，显见情志致伤气机引起五脏发病的重要意义。

《内经》还把"喜、怒、悲、忧、恐"五种情志称为"五志"，并和五脏一一对应。如《素问·阴阳应象大论》曰："人有五脏，化五气，以生喜怒悲忧恐。""心在志为喜，肝在志为怒，脾在志为思，肺在志为忧，肾在志为恐。"五志平和适度，则气机通畅，五脏不伤；但如果五志太过，就会气机失调，伤及本脏。故同篇又有"怒伤肝""喜伤心""思伤脾""忧伤肺""恐伤肾"等的表述。

在继承《内经》《伤寒杂病论》等相关思想的基础上，南宋的陈无择写出了传世名著《三因极一病证方论》，提出了著名的"内因、外因、不内外因"的三因致病说，其中明确指出"内因"指的就是"喜、怒、忧、思、悲、恐、惊"等七种情志因素，从而定型了"七情学说"。可见，《内经》中的"九气""五志"等概念为七情学说的产生和发展奠定了基础。

三、对人体基本心理现象和心理规律有了初步的认识

现代心理学认为心理现象主要包括心理过程和个性心理两个部分，心理过程又包括认知、情感、意志等过程；而个性心理也称人格，主要包括能力、气质、性格等个性心理特征及个性倾向性等。早在两千多年前的《内经》中对人体基本心理现象和心理规律就有了初步的认识，不得不令人感佩和称奇。如《灵枢·本神》曰："故生之来谓之精；两精相搏谓之神；随神往来者谓之魂；并精而出入者谓之魄；所以任物者谓之心；心有所忆谓之意；意之所存谓之志；因志而存变谓之思；因思而远慕谓之虑；因虑而处物谓之智。"这里讲的神、魂、魄、意、志、思、虑、智等就是指人的各种不同的意识和精神认知状态，包括知觉、记忆、思维、想象、意志、智慧等复杂的心理活动和认知过程。在对个性心理倾向性和个性心理特征的认识上，《内经》提出了阴阳五态人、阴阳二十五人等人格体质类型学说，具有丰富的理论内涵，是世界最早的人格理论。

四、对中医心理学临床实践方面多有阐述

《内经》早就认识到心理因素对疾病产生、发展、诊断和治疗的影响，对中医心理学临床实践方面的理、法、方、药等内容多有阐述。

在心理因素致病方面，《内经》认为，情志活动与人的脏腑功能、气血运行等均有密切联系，一方面，当脏腑气血功能失调时必然导致情志的异常改变。如《灵枢·本神》曰："肝藏血，血舍魂，肝气虚则恐，实则怒。脾藏营，营舍意，脾气虚则四肢不用，五脏不安，实则腹胀经溲不利。心藏脉，脉舍神，心气虚则悲，实则笑不休。肺藏

气，气舍魄，肺气虚则鼻塞不利，少气，实则喘喝胸满而不得偃息也。肾藏精，精舍志，肾气虚则厥，实则胀。"另一方面，情志异常又会反过来影响脏腑气血的正常运行，从而导致疾病的产生。如《素问·举痛论》中的"九气为病"论指出："怒则气上，喜则气缓，悲则气消，恐则气下，寒则气收，炅则气泄，惊则气乱，劳则气耗，思则气结。"

在疾病诊断方面，《内经》认为人的心理与生理、病理密切相关，对患者疾病的诊断，必须首先把握其心理状况，常以其神之得失作为衡量正常和异常心理现象的标准，并作为预测疾病转机的根据。如《素问·移精变气论》中说："闭户塞牖，系之病者，数问其情，以从其意，得神者昌，失神者亡。"同时在操作层面提出了具体诊疗过程中"辨神"的"四诊心法"，指出要"观其色""闻其声""问其情""切其脉"，只有详细了解患者的心理状态，才能对病情做出全面和准确的诊断。在临床诊断时，《内经》还十分重视社会环境因素造成的不同心理状态对疾病的影响，强调要"顺志"，即区别患者贫富、贵贱、苦乐等不同情况导致的心身疾病。如《素问·疏五过论》云："凡未诊病者，必问尝贵后贱，虽不中邪，病从内生，名曰脱营。尝富后贫，名曰失精，五气留连，病有所并。"指出如果患者原居高位，一旦降职或失宠，则虽无外邪入侵，也会因情志突变而病从内生（脱营）；原来富有之人，突然由富至贫，往往也难以接受心理落差，而导致疾病（失精）。这些疾病都是由于情志剧变而抑郁、伤感，情绪不舒畅，五脏之气郁结而导致的，属于情志致病。

在临床治疗方面，中医历代医家一贯主张心身同治，治心为先。相传名医华佗就曾告诫后人：善医者，必先医其心，而后医其身。认为治疗必须首先消除患者致病的心理因素，调动患者积极性，增强抗病能力，改善身心状况，从而达到治愈疾病的目的。《内经》中对心理治疗的技法有丰富的记载，主要方法有祝由、暗示疗法、情志疗法、听曲消愁法等。祝由是一种以语言开导为主的心理疗法，其主要内容在于祝说病由，转移患者精神，从而调整气机，使病得愈。暗示疗法主要通过含蓄间接的方式，诱导患者在"无形"中接受医生的治疗意见，进而影响人的生理功能，达到治疗目的，它也是现代心理治疗中的一种重要方法。《素问·调经论》有生动记载："按摩勿释，出针视之，曰我将深之，适人必革，精气自伏，邪气散乱，无所休息，气泄腠理，真气乃相得。"情志疗法，即以一种情志抑制另一种情志，以达到淡化消除不良情绪，保持良好的精神状态之目的，它是中医心理治疗的一个特色。如《素问·五运行大论》就明确指出"怒伤肝，悲胜怒""喜伤心，恐胜喜""思伤脾，怒胜思""忧伤肺，喜胜忧""恐伤肾，思胜恐"。《范进中举》中范进中举后喜极而癫狂，无人可解，最后是他平时最怕的丈人胡屠夫打了他一个耳光，才恢复正常，就是《内经》所载"恐胜喜"的生动体现。

总之，《内经》在继承中国古代哲学的思想智慧的前提下，确立了整体观念在中医学中的指导地位，构建了中医学的基本理论体系，其中蕴含了极其丰富的中医心理学思想，从基本理论到临床实践均有阐述，而且各个内容间前后呼应、相互印证，存在着高度的内在逻辑一致性。比如中医心理学基础理论中的阴阳五行学说、心主神明、藏象学说、情志学说、阴阳五态人人格类型学说等基本理论及心理病机、心理诊断、心理治疗、心理卫生、养生调神等临床实践都有原则性阐释，标志着自成体系的中医心理学思想雏形的初步形成。

复习思考题

1. 中国古代哲学对中医心理学的形成和发展起到了什么样的作用？
2. 《内经》对中医心理学思想形成体系有何重要影响和意义？
3. 现阶段学习中医心理学要掌握什么样的原则？

第二章　中医心理学的理论体系 ▷▷▷

【教学目标】

1. 掌握整体论、辨证论治、阴阳学说、五行学说、形神合一论、心主神明论的基本概念及其内涵。

2. 熟悉中医心理学的理论体系。

3. 了解整体论、辨证论治、阴阳学说、五行学说、形神合一论、心主神明论等理论在中医心理学中的应用。

第一节　阴阳学说

宇宙中的一切事物和现象，都普遍存在着阴阳两种对立的势力，如天和地、日和月、水与火、昼与夜、上与下、动与静、生与死等，无不是既相互关联又相互矛盾的事物和现象，因而宇宙中一切事物和现象的发生、发展与变化，都是其含有的阴阳两种对立势力相互作用的结果。故《素问·阴阳应象大论》说："阴阳者，天地之道也，万物之纲纪，变化之父母，生杀之本始，神明之府也。"认识世界关键在于分析阴与阳之间的相互关系及其变化规律。

阴阳学说作为中国古代哲学思想，渗透到中医学的各个领域，影响着中医学的形成和发展，指导着临床医疗实践，成为中医的理论支柱而贯穿于中医学的生理、病理、诊断、治疗与调护及中药、方剂学等各个方面。

一、阴阳基本概念

《类经·阴阳类》所说："阴阳者，一分为二也。"阴阳的原始含义是指日光的向背。向日为阳，背日为阴。由于阳为向日，即山阜朝向太阳，意味着山的南面阳光普照，温暖明亮；而由于阴为背日，即山阜背向太阳，意味着山北面月光清澈，寒冷阴暗。

其主要含义有以下几个方面：

1. 指具体可见的事物。如日月、天地、男女、水火等，是较为原始的对阴阳的认识。

2. 指明阳之气。春秋战国时期诸子百家认为，阴阳是指宇宙中运行不息的无形之气。

3. 指有形事物，又指无形之气。概括总结了以上两点。

4. 指事物的属性。此时阴阳发展为一对哲学范畴，正如《灵枢·阴阳系日月》所说："阴阳者，有名而无形。"

综上所述，虽有"阴阳"这一确定的名称和含义，但它们并不专指某些具体事物或现象，而是用来分析事物或现象的特点及其关系。我们要用哲学的眼光分析事物的阴阳关系，并注意以下三方面的因素：①阴阳的普遍性。②阴阳的相关性。③阴阳的相对性。

二、阴阳属性特征

一般而言，凡是剧烈运动的、外向的、上升的、温热的、明亮的、刚强的、兴奋的都属于阳；而相对静止的、内守的、下降的、寒凉的、晦暗的、柔和的、抑制的都属于阴。如天属阳，地属阴。精相对于气而言，具有滋润、营养作用而主静，故属阴；而气具有推动、激发作用而主动，故属阳。

值得一提的是，只有处于同一层次的同类事物与属性，才能规定其阴阳之性；不是同一层次的事物或现象及其属性，或不同类的事物或现象之间，根本无法规定其阴阳属性。而且阴阳具有无限可分性，即在同一层次的事物，总是可以分为阴阳的。阴阳是彼此对立存在的，但在阴或阳的内部，仍然可按照在此层面的属性再分阴阳，这从一个侧面也突出了阴阳学说的确是一种朴素的辩证法思想。

三、阴阳间的相互关系

阴阳间的关系是错综复杂的，表现为如下几个方面：

1. 阴阳对立制约

阴阳对立制约具有两层含义，一方面指阴阳属性都是对立的、矛盾的，如上与下、左与右、天与地、动与静、出与入、升与降、昼与夜、明与暗、寒与热、水与火等，属性相反的阴阳双方，大都处于相互对抗、相互作用的运动之中；另一方面是指阴阳还存在着相互制约的关系，对立的阴阳双方相互抑制、相互约束，表现为阴阳平和、阴强则阳弱、阳胜则阴退的动态联系。以人体的生理功能而言，功能亢奋为阳，功能抑制为阴，二者相互制约，才能维持人体功能的动态平衡。在病理过程中也广泛存在着这种相互关系，致病因素和抗病因素相互制约、相互对抗，正弱则邪进，正盛则邪退，邪正之间始终体现出阴阳的对立制约关系。

2. 阴阳互根互用

阴阳互根互用具有两层含义，一是指凡阴阳都存在相互依存、互为根本的关系，即阴和阳的任何一方都不能脱离另一方而单独存在。如热为阳，寒为阴，没有热也就无所谓寒，阳（热）依附阴（寒）而存，阴（寒）依附阳（热）而存。二是指在相互作用的基础上，在一定范围内，双方表现出相互间不能滋生、助长、互用的特征。如在人体中，气和血分别属于阳和阴，气能生血、行血、统血，故气的正常有助于血的生成和正常运行；血能藏气、生气，血的充沛又可资助气充分发挥其生理功能。再以人体的基本功能兴奋与抑制而言，兴奋为阳，抑制为阴，它们既相互制约，又相互作用。白天正常的兴奋、精神饱满是以夜间充分的抑制即充足的睡眠为前提的，而夜间良好的睡眠又是以白天充分的兴奋为前提的。因此，《医贯砭·阴阳论》中说："故阴阳又各互为其根，阳根于阴，阴根于阳，无阳则阴无以生，无阴则阳无以化。"

3. 阴阳消长平衡

阴阳消长是指在某一事物中，阴阳双方相对或绝对的增多、减少变化，在这种"阴消阳长"或"阳消阴长"的变化中维持着相对平衡。阴阳消长平衡，符合"运动是绝对的，静止是相对的，消长是绝对的，平衡是相对的"规律，这种此消彼长的动态变化称为阴阳消长。正是由于阴阳消长使阴阳彼此之间保持着相对的动态平衡，才维持了人体的生命活动和事物的正常发展变化，即"阴平阳秘，精神乃治"（《素问·生气通天论》）。

阴阳消长的基本形式有两类：一类是阳消阴长或阴消阳长，另一类是阴阳俱长或阴阳俱消。阳消阴长或阴消阳长的形式与阴阳的对立制约关系密切。如果只有"阴消阳长"而没有"阴长阳消"，或仅有"阳消阴长"而无"阴消阳长"，就破坏了阴阳的相对平衡，形成阴阳的偏盛或偏衰，导致阴阳的消长失调，在人体即是病理状态，甚至危及生命，导致"阴阳离决，则精神乃绝"（《素问·生气通天论》）的危象。

阴阳俱长或阴阳俱消的形式与阴阳的互根互用关系密切。例如，就人体内的气、血而言，气属阳，血属阴，气血双方均可因一方的不足而引起另一方的耗损，出现气血俱虚，即阴阳俱消。如气虚至极，无力生血，可致血虚（气虚血亦虚，阳消阴亦消）；血虚至极，无力载气，也可造成气虚（血虚气亦虚，阴消阳亦消）。

4. 阴阳相互转化

阴阳对立双方在一定的条件下可以相互转化。阴阳不仅是对立统一的，也表现为由量变到质变的一个过程。假如"阴阳消长"是一个量变过程，那么"阴阳转化"就是一个质变过程。阴阳转化是事物运动变化的基本规律。当阴阳消长过程发展到一定程度，超越了阴阳正常消长变化限度（阈值），事物必然向其相反的方向转化。阴阳的转化必须具备一定的条件，该条件在中医学中称之为"重"或"极"，故有"重阴必阳，重阳必阴""寒极生热，热极生寒"。在人体新陈代谢过程中，营养物质（阴）转化为功能活动（阳），功能活动（阳）又转化为营养物质（阴），就是阴阳转化的具体表现。实际上，在人体生命活动中，物质与功能之间的演变过程是阴阳消长和转化的统一，即量变和质变的统一。如某些急性传染病的患者，往往表现为高热、面赤、烦躁、脉数有力等一派阳热之象；若疾病进一步发展，热度极重，人体正气大量耗损，则可突然出现体温下降、面色苍白、四肢厥冷、精神萎靡、脉微欲绝等一派阴寒危象。这种病证变化就是由阳热（实）证转化为阴寒（虚）证，这是由阳转阴。如抢救及时、治疗与调护得当，则正气来复，四肢逐渐转暖，阳气新生，病情又可转危为安，这就是由阴转阳。

需要指出的是，阴阳的相互转化是有条件的。阴阳双方必须在一定条件的作用下才会向着相反方向转化。阴阳的消长（量变）和转化（质变）是事物发展变化过程中的两个阶段，阴阳消长是阴阳转化的前提，阴阳转化是阴阳消长的结果。

5. 阴阳交感相错

阴阳交感相错本质上是对上述阴阳相互关系的综合概括。阴阳交感是万物得以产生和变化的前提条件。"阴阳者，万物之能始也"（《素问·阴阳应象大论》），"阴阳相错，而变由生"（《素问·天元纪大论》）说的就是阴阳交感是万物化生的根本条件。从现代观点来看，也就是说天地之间各种因素的相互作用产生了自然界的万物，没有这种相互作用，便不会有自然界的生长轮回。

在生物界，"男女糟，万物化生"（《周易·系辞》），由于雌雄间的交媾，新的个体才得以产生。在生命的整个过程中，也有赖于自身阴阳的相互作用和相互维系，一旦"阴阳离决，精气乃绝"，生命活动便告中止。

四、阴阳学说在中医心理学中的应用

阴阳"五态人"是指《灵枢·通天》根据人体的先天禀赋不同、气血阴阳的多少，将人分为太阴、少阴、太阳、少阳及阴阳平和五种类型，并分别描述了每种类型的人格特征、生理特点和外表形态等。

1. 阴阳"五态人"的人格特征

（1）太阴之人 "太阴之人，贪而不仁，下齐湛湛"，并且"好内而恶出"，言行上"心和而不发，不务于时，动而后之"。太阴人内心深沉阴险，外假谦虚，行动落后于人，看别人的成败而决定自己的动向。

（2）少阴之人 "少阴之人，小贪而贼心"，"见人有亡，常若有得，好伤好害，见人有荣，乃反愠怒，心疾而无恩"。少阴型的人喜欢贪小便宜，见到别人有了损失，就幸灾乐祸，看到别人有了荣誉，反感到气愤和妒忌，生情暴虐，毫无同情怜悯之心。

（3）太阳之人 "太阳之人，居处于于""好言大事，无能而虚说""志发于四野""举措不顾是非，为事如常自用，事虽败而常无悔"。太阳型的人无知自足，随便什么地方都能安居，喜欢夸夸其谈，自己本无能而常常言过其实，到处宣扬，恐人不知，举止行为粗暴，不顾是非，自以为是，虽然失败了也不知悔恨。

（4）少阳之人 "少阳之人，谝谛好自贵""有小小官，则高自宜，好为外交而不内附"。少阳型的人做事仔细谨慎，妄自尊贵，有一点官职就高傲吹嘘，容易自满；喜欢社会交往，而不善于踏实做事，浮而不实。

（5）阴阳平和之人 "阴阳平和之人，居处安静""无为惧惧，无为欣欣，婉然从物，或与不争，与时变化，尊则谦谦，谭而不治，是谓至治"。阴阳平和型的人，平时居住喜欢安静自处，心中坦荡而无所畏惧，不为名利而过分高兴或欢欣；在待人接物方面，能顺从事物的发展规律，不斤斤计较个人得失，地位虽然尊贵却谦让有礼，以理服人。

2. 阴阳"五态人"的外表形态

《灵枢·通天》还就五态人的外观形态和表现特征做了详细的论述，使我们即使与五态人素不相识，乍一见面也能快速地将这五种具有代表性的典型类型的人区分出来。

（1）太阴之人 "其状黖黖然黑色，念然下意，临临然长大，腘然未偻"。太阴型的人面色阴沉黑暗，意念不扬，外表假装谦逊，个子本来很高大，却是卑躬屈膝，故作姿态。

（2）少阴之人　"其状清然窃然，固以阴贼，立而躁险，行而似伏"。少阴型的人外表看起来清高，行动鬼祟，偷偷摸摸，深怀阴险害人之心，站立时躁动不安，走路时身体前倾。

（3）太阳之人　"其状轩轩储储，反身折腘"。太阳型的人外貌高傲自满，仰腰挺腹，身躯好像向后反张和两膝关节曲折的样子。

（4）少阳之人　"其状立则好仰，行则好摇，其两臂两肘则常出于背"。少阳型的人站立时习惯将头仰得很高，行走时身体摇摆，常常把双手反挽于背后。

（5）阴阳平和之人　"其状委委然，随随然，颙颙然，愉愉然，暶暶然，豆豆然，众人皆曰君子"。阴阳平和型的人外貌从容稳重，举止大方，性格和顺，善于适应环境，态度严肃，品行端正，待人和蔼，目光慈祥，作风光明磊落，举止有度，处事条理分明，为众人所尊敬和夸赞。

第二节　五行学说

五行学说是我国古代的一种哲学理论。它认为宇宙间的一切事物都是由木、火、土、金、水五种物质所构成。五种物质不断运动和相互作用，导致一切事物的发展变化。将这五种物质的属性和相互间的"生、克、乘、侮"规律应用到中医学领域，阐述人体五脏六腑的生理、病理及其与外在环境的相互关系，用以指导临床诊断、治疗与调护。

一、五行学说的内容概述

（一）基本概念

五行指木、火、土、金、水五种物质的运动变化。"五"，是指自然界中木、火、土、金、水五种基本物质；"行"，是运动、变化、运行不息的意思。五行学说是指自然界的一切事物都是由木、火、土、金、水五种物质构成，运用这五种物质的特性，对自然界的事物、现象加以抽象、归纳、推演，说明物质之间的相互滋生与制约，不断运动变化，从而促进事物发生、发展规律的学说。

（二）五行的特性

五行的特性是在古人对这五种物质朴素认识的基础上，抽象、推演而逐渐形成的。其中：

水具有滋润、下行的特性，凡具润泽、寒凉、向下特性的事物或现象归属于水。

火具有炎热、向上的特性，凡具有温热、升腾特性的事物或现象归属于火。

木具有伸展、能屈能伸的特性，凡具有升发、伸展、易动特性的事物或现象归属于木。

金具有能柔能刚、变革、肃杀的特性，凡具有清静、沉降、变革、肃杀、收敛特性的事物或现象归属于金。

土具有生长、生化的特性，凡具有长养、变化、承载特性的事物或现象归属于土。

因此，在中医学中，五行是木、火、土、金、水这五种物质不同属性的抽象性概括，也具有更广泛、更抽象的含义。

（三）五行归类

1. 直接归类法

具有与木的特性类似的事物，则归属于木行；具有与火的特性类似的事物，则归属于火行等。以方位而言，我国东部沿海为日出之地，富有生机，与木的升发、生长特性相类似，则东方归属于木；南方气候炎热，与火的炎上特性相类似，故归属于火；西部高原为日落之处，其气肃杀，故归属于金；北方气候寒冷，无霜期短，虫类蛰伏，与水的寒凉、向下和静藏特性相类似，故归属于水；中部地区，气候适中，长养万物，统管四方，具有相类似土的特性，故归属于土。以五脏而言，肝性喜条达而主升，故归属于木；心推动血液运行，温熙全身，故归于火；脾主运化，为机体提供营养物质，故归于土；肺主宣肃而喜清肃，故归于金；肾主水而司封藏，故归于水。

2. 间接推断演绎法

如长夏较潮湿，属土，湿与长夏密切关联，所以湿归属于土；秋季气候偏干燥，属金，燥与秋季密切关联，所以燥归属于金等。以五脏为例，肝属木，肝与胆相表里，肝主筋，肝开窍于目，所以胆、筋、目等便随肝属木；心属火行，凡与小肠相表里，心主脉，心开窍于舌，故小肠、脉、舌等也被归于火。

（四）五行的生克乘侮关系

五行学说认为五行之间具有生、克、乘、侮的关系，通过相生和相克的关系维系事物的动态平衡，而以相乘和相侮的异常制约阐述事物之间协调失衡时的相互影响。

1. 相生

所谓"相生"，是指五行中某一行事物对另一行事物具有滋生、助长和促进的作用。五行相生的次序是木生火，火生土，土生金，金生水，水生木。在相生关系中，任何一行都有"生我""我生"两方面的关系，《难经》喻为"母"与"子"的关系，即生"我"者为母，"我"生者为子。所以，五行的相生关系又叫"母子关系"。以木为例，生"我"者水，则水为木之母；"我"生者火，则火为木之子，以此类推。

2. 相克

所谓"相克"，也称"相胜"，是指五行中某一行事物对另一行事物具有抑制、约束、削弱等作用。五行相克的次序是木克土，土克水，水克火，火克金，金克木。

相生、相克是事物相互关系中不可分割的两个方面。五行之间处于相互化生、相互制约的状态，称为"五行制化"。制，即制约、克制；化，即化生、变化。五行制化推动了事物的不断运动、变化和发展，保持了事物的相对协调平衡。

3. 相乘

所谓"相乘"，即乘虚侵袭，也就是相克太过，超越了正常的制约关系。如正常情况下金克木，它们维持着相对平衡状态，当金过度亢盛，或由于木本身不足，金因木虚而乘之，金对木的克制就会超过正常水平，使正常的制约关系遭到破坏。

相乘与相克虽在次序上相同，但相克是五行正常的制化关系，而相乘则是正常制约关系遭到破坏而出现"克制太过"的异常现象。

4. 相侮

所谓"相侮"，即恃强凌弱之意。如正常情况下，金克木，当木过度亢盛，金反而被木所克制；或由于金本身虚弱，木因其虚而反侮金。

相侮的次序与相克相反。相克是五行正常的制约关系，而相侮则是正常制约关系遭到破坏而出现"反克"的异常现象。

二、五行学说在中医心理学中的应用

《灵枢·阴阳二十五人》根据五行学说的基本理论，结合长期的生活观察、医疗、实践，按照人体的肤色、体形、禀性、态度及对自然界变化的适应能力等归纳总结出木、火、土、金、水五种不同的体质类型，然后根据五音太少、阴阳属性及手足三阳经的左右上下、气血多少之差异，又将每一类型推理演绎为五类，成为二十五种体质类型。

（一）"五形之人"的人格特征

1. 木形之人

"木形之人，比于上角……好有才，劳心，少力，多忧劳于事……足厥阴佗佗然"。木形的人，属于木音中的上角，多有才智，体力不强，多忧劳于事物。这种类型的人属于足厥阴肝经，具有柔美而稳重的特征，禀受木气最充分。

2. 火形之人

"火形之人，比于上徵……有气轻财，少信多虑，见事明，好颜，急心，不寿暴死……手少阴核核然"。火形的人，属火音中的上徵，心性急躁，做事有气魄，把钱财看得很轻；但少有信用，多忧虑，对事物的观察和分析很敏锐，颜面气色好，性情急躁，不能长寿、易暴死。该类型的人属手少阴心经，禀火气最充分，其特征是认识事物深刻，讲求实效。

3. 土形之人

"土形之人，比于上宫……安心，好利人，不喜权势，善附人也……足太阴敦敦然"。土形的人，属土音中的上宫，其性情安静而不急躁，好帮助人，不愿意争逐权势，善于团结人。该类型的人属足太阴脾经，禀受土气最充分，其特征是待人诚恳而忠厚。

4. 金形之人

"金形之人，比于上商，身清廉，急心，静悍，善为吏……手太阴敦敦然"。金形的人，属金音中的上商，其秉性廉洁，性情急躁、安静兼而有之，精通为官之道。这种类型的人属手太阴肺经，禀受金气最充分，其性格特征是刻薄而寡恩，严厉而冷酷。

5. 水形之人

"水形之人，比于上羽……不敬畏，善欺绐人，戮死……足少阴汗汗然"。水形的人，属水音中的上羽，其对人的态度不恭敬也不畏惧，善于欺骗别人，易被人戮杀。这种类型的人属足少阴肾经，禀受水气最充分，其特征是心胸狭窄，为人卑下。

（二）"阴阳二十五人"的人格特征

1. 木形之人

"木形之人，比于上角……足厥阴佗佗然。太角之人……遗遗然。左角之人……随随然。钛角之人……推推然。判角之人……栝栝然"。木形上角之人，性格柔美稳重；木形太角之人，修长美丽；木形左角之人，性情随顺；木形钛角之人，积极向上；木形判角之人，正直不阿。

2. 火形之人

"火形之人，比于上徵……手少阴核核然。质徵之人……肌肌然。少徵之人……慆慆然。右徵之人……鲛鲛然。质判之人……支支颐颐然"。火形上徵之人，认识事物深刻，讲求实效；火形质徵之人，浮躁，见识肤浅；火形少徵之人，善动而多疑；火形右徵之人，勇猛而不甘落后；火形判徵之人，无忧无愁，乐观，怡然自得。

3. 土形之人

"土形之人，比于上宫……足太阴敦敦然。太宫之人……婉婉然。加宫之人……坎坎然。少宫之人……枢枢然。左宫之人……兀兀然"。土形上宫之人，诚恳忠厚；土形太宫之人，平和柔顺；土形加宫之人，性情端庄持重；土形少宫之人，言语圆润婉转；土形左宫之人，勤劳勤勉，独立自主。

4. 金形之人

"金形之人，比于上商……手太阴敦敦然。钛商之人……廉廉然。右商之人……脱脱然。左商之人……监监然。少商之人……严严然"。金形上商之人，严厉而冷酷；金形钛商之人，廉洁自好；金形右商之人，美俊而潇洒；金形左商之人，善于明察是非；金形少商之人，严肃庄重。

5. 水形之人

"水形之人，比于上羽……足少阴汗汗然。太羽之人……颊颊然。少羽之人……纡纡然。众之为人……洁洁然。桎之为人……安安然"。水形上羽之人，心胸狭窄，为人卑下；水形太羽之人，多扬扬自得；水形少羽之人，常郁闷不舒；水形众羽之人，洁身自好；水形桎羽之人，心地坦然宽广。

第三节　形神合一论

形神合一的唯物生命观是中医整体恒动论在中医心理学中的具体体现，是中医心理学基础理论的基础。形神问题作为重要的世界观问题，一直是唯物主义和唯心主义争论的焦点。《内经》通过对人体的生理病理分析，基本阐明了形与神的辩证关系，不但对中医学的发展做出了贡献，并奠定了中医心理学的心理生理整体观，而且也为唯物主义哲学的发展提供了有力的论据。

一、形神基本概念

1. 形、神的概念

在中医学理论中，形是对各种形式存在着的物质的概括，它不但包含有形可证的物质，也包含中医独特的物质概念——无形可证的"气"。大体可分形质、形体、形态之异。形质指构成形体的基本物质，在人体如皮、肉、筋、骨、脉、精、气、血、津液等，有有形与无形之分。有形本于无形，无形的物质谓之气，而这些具体的形质也本源于气。《灵枢·决气》即有"精气津液血脉"只是"一气耳"之说。形体是由形质所组成，形体自然具有一定的形态，因而它们和气一样都具有物质的属性，皆由气所化生。形态则是物质运动的存在状态。

神的概念较复杂，它与形相对，是无形的，但又不同于物质的气。神的本义是指天地变化的规律而言，如《说文解字》言："神，天神引出万物者也。"《内经》在"气一元论"唯物主义哲学思想影响下，认为气是产生一切的物质根源，气的不断运动产生了宇宙间万事万物的复杂变化。古人把这种运动的总规律归纳为阴阳变化。由于阴阳变化主导了万物的生、长、壮、老、已，而这种变化运动又是"气"这一构成宇宙的最基本元素本身所具有的属性，因此实际上就否认了独立于物质之外的"神"的存在，认为主宰万物的神，就是自然界自身所固有的客观规律。正如《素问·阴阳应象大论》说："阴阳者，天地之道也，万物之纲纪，变化之父母，生杀之本始，神明之府也。"神即寓于阴阳之中，而阴阳运动所产生的万事万物变幻莫测的各种现象，则是神的表现，所以又说"阴阳不测谓之神"（《素问·天元纪大论》）。所谓"不测"，是指阴阳变化无穷不可胜数之意。这种"神"虽然变化不测，但却是一种正常的有规律的变化，只要掌握了"阴阳"这一"天地之道"便可以认识它。因此又可以说，神是泛指天地间一切正常变化现象的总称。

2. 人身之神

《类经》将神概括为"万物之神"和"人身之神"，前者是就自然界而言，即神的本义；后者是就人体而论，有广义和狭义之分。从广义来说，人身之神是人体生命现象的总括，也就是对以精气、营血、津液等为物质基础的脏腑、经络等全部功能活动的高度概括，当这些功能活动正常时，表现于外的征象都属于人身之神的范畴。从狭义而论，人身之神具体指人的心理活动，即魂、魄、意、志、思、虑、志、智等。中医学是以人的健康、疾病为研究对象的医学，故更侧重于人身之神；但人身之神概念的重要意义，并不仅在于概括生命活动，更主要的是在于说明人体复杂的生命活动（包括心理活动）是怎样有规律、协调地进行着的。中医学中"神"的概念外延是很广的，如"神者，水谷之精气也"（《灵枢·平人绝谷》）；"神者，正气也"（《灵枢·小针解》）；"血气者，人之神"（《素问·八正神明论》）；"阴阳不测谓之神"（《素问·天元纪大论》）

等。中医学中神的概念的广泛性，并不意味它缺乏确定性而失之于混乱，相反正说明它强调了生命的整体观，包括机体与外环境的对立统一、心理与生理的对立统一、精神与物质的对立统一、本质与现象的对立统一等。只要我们掌握了神的基本内涵，这一概念在不同场合的外延便不难理解。

二、形神合一论概述

中医心理学的形神合一论主要研究形质及由形质构成的形体与人身狭义之神的关系。

1. 神本于形而生

《内经》认为，构成宇宙间万物的最基本元素是"气"，因此人体形质也本原于"气"。《灵枢·决气》说："余闻人有精、气、津、液、血、脉，余意以为一气耳。"张介宾说："形以精成，而精生于气。"（《类经附翼·大宝论》）因此，我们认为形的始基是精，人身之神生于形。

《灵枢·本神）说："故生之来谓之精，两精相搏谓之神。"张介宾谓之曰："两精者，阴阳之精也……故人之生也，必合阴阳之气，构父母之精，两精相搏，形神乃成。"（《类经·藏象类》）这是从广义的角度，把神当成一个新的生命，来阐明神源于先天父母之精。但是，神生于先天而养于后天，新的生命降生后，要得以维持生存并成长壮大，还需依赖天地间精气的濡养。所以，张志聪释本条为："盖本于先天所生之精，后天水谷之精而生此神，故曰两精相搏谓之神。"（《黄帝内经灵枢集注》）

神生于形的含义，除了其产生需以精为本外，神的活动也以精为物质基础。《灵枢·决气》说："胃满则肠虚，肠满则胃虚，更虚更满，故气得上下，五脏安定，血脉和利，精神乃居。故神者，水谷之精气也。"杨上善释之曰："水谷精气，资成五神，故水谷竭，神乃亡也。"因此，饮食充足同时脏腑的生理机能正常，就能很好地将其转化为精气，化生为血而涵养于神，于是人的神气充沛、生机勃勃。

另外，情志活动的产生也有赖于脏腑生理。《素问·阴阳应象大论》曰："人有五脏，化五气，以生喜怒悲忧恐。""化五气"即是脏腑的生理机能。

2. 神依附形而存

神以形为物质基础，除表现于精气的化生作用之外，还表现在神对形体的依耐性，"形存则神存，形谢则神灭也"。神不能离开形体而独立存在，而且它的功能也必须要在形体健康的情况下才能正常行使。故《素问·上古天真论》中有"形体不敝，精神不散"之说，张介宾亦称形为"神明之宅"（《景岳全书·治形论十七》）。

《内经》认为"心藏神"，为"精神之所舍"，所以心才具有主宰生命活动的重要功能而被称为"君主之官"（《素问·灵兰秘典论》）与"生之本"（《素问·六节藏象论》）。如果因某些原因致使心受到损伤，则神必然也要受到影响，甚则神灭身亡，故《灵枢·邪客》说："心伤则神去，神去则死矣。"

神虽然由心所主，但《内经》同时又认为与其他内脏也有关系。《素问·宣明五气》说："心藏神，肺藏魄，肝藏魂，脾藏意，肾藏志。"神、魄、魂、意、志名虽不同，但皆属人身之神的范畴。因此，五脏皆可称为神之宅。五脏所以能成为诸神之宅，这和五脏的物质基础对五神的濡养作用分不开。《灵枢·本神》言："肝藏血，血舍魂……脾藏营，营舍意……心藏脉，脉舍神……肺藏气，气舍魄……肾藏精，精舍志。"

心理活动的主要器官是大脑，中医典籍也有描述。《内经》中就有"头者，精明之府"的记载；明代李时珍指出"脑为元神之府"；清朝王清任在《医林改错·脑髓说》中亦认为"人之记性，皆在脑中"。至于不叫"脑主神志""脑藏神"，是因为中医学以脏腑单位划分生理功能。"心主神志"之"心"是指藏象之心的概念，不同于解剖之心那样局限和具体。

3. 神为形之主

中医学不但认识到神是在形的基础上产生并存在着的，也认识到神对形的反作用。张介宾说："虽神由精气而生，然所以统驭精气而为运用之主者，则又在吾心之神。"《素问·阴阳应象大论》说："精归化……化生精。"后天水谷所以能转化为精气，是在神的主导之下机体气化作用的结果，是由各脏腑器官相互协调共同活动来完成的。假如失去神的主宰，则脏腑机能紊乱、气化功能失常，甚则"神去则机息"（《素问·五常政大论》），因而"精归化，化生精"的最基本生命活动也就随之终结，精气自然也无从化生。故《素问·移精变气论》有"得神者昌，失神者亡"，《素问·疏五过论》曰："精神内伤，身必败亡。"

神对形的反作用，尤其表现在"心神"对脏腑的主导作用上。《素问·灵兰秘典论》说："心者，君主之官也，神明出焉……主明则下安……主不明则十二官危，使道闭塞而不通，形乃大伤。"人体脏腑的机能活动是复杂的，这些复杂的机能活动所以能够相互协调，正是由于"心神"的调节。人体是一个有机统一的整体，不但机体自身各部分之间保持着密切的相互协调关系，而且与外界环境也有着紧密的联系。神在调节这些关系上皆起着重要的主导作用。若神受损，则调节机能失常，机体的整体性遭到破坏，于是便发生相应的病理变化，所以张介宾说："无神则形不可活。"（《类经·针刺类》）

4. 形神具备，乃成为人

《素问·上古天真论》说："故能形与神俱，而尽终其天年。"《内经》认识到了形与神两方面对生命的重要意义。《灵枢·天年》："黄帝曰：何者为神？岐伯曰：血气已和，荣卫已通，五脏已成，神气舍心，魂魄毕具，乃成为人。"气血、营卫、五脏，皆形之类也；神气、魂魄，皆神之类也。这条经文不但明确指出了"神生于形"，而且也阐明了只有当神与形统一在一起之时，才形成人的生命。同篇又说："百岁，五脏皆虚，神气皆去，形骸独居而终矣。"指出了死亡的概念就是"形神分离"。假若形神分离，纵然形骸尚存，但生命也已完结。神是不能脱离形体而独立存在的，所以形神分离也就意味着"神"的消亡，因此"神"又可被当作生命的象征。张介宾深得经旨，将《内经》中的形神关系概括为："形者神之体，神者形之用；无神则形不可活，无形则神无以生。"（《类经·针刺类》）他还说："人裹天地阴阳之气以生，借血肉以成其形，一气周流其中以成其神，形神俱备，乃为全体。"形与神是生命不可缺少的两个方面。形是第一性的，它决定着神的产生与存在；反过来，神对形有反作用，神又是形的主宰。形与神的对立，是生命运动的基本矛盾；形与神的统一，是生命存在的基本特征。形与神的对立统一，便形成了人体生命过程中有机统一的整体。"形神合一"论的具体内容，为中医心理学的心理生理统一观奠定了坚实的理论基础。长期以来，它有效地指导了中医临床实践，贯穿了中医学生理、病理、诊断、治疗、预防的各个方面及中医心理学实践的各个环节。

三、形神合一论在中医心理学中的应用

1. 形神合一论从整体、宏观的角度更好地阐释了现代心身医学、心理学所关心的心身关系问题。随着当代医学模式由过去单一的"生物医学模式"向"社会-心理-生物医学模式"的转换，心身关系问题已开始引起医学界的关注，更成为心身医学、心理学所重点研究的课题。其实，心身关系问题就是形神关系问题，这是一个生命整体观的问题，因此将整体分割式的分析研究，还不能完全阐明整体的生命现象。而中医心理学的"形神合一论"则立足于整体观，从生命整体的宏观角度去认识心身关系，可更好地阐释心身关系问题，并为现代心身医学及心理学的进一步研究提供一些思路和线索。

2. 形神合一论是中医心理学的理论基础和指导思想。如心主神明论、五脏情志论、人格体质论等，都是以形神合一论为基础，在其思想指导下产生的。神为生命之主，将"神"依附于藏象之"心"，便形成了心主神明论；"人有五脏，化五气，以生喜怒思忧恐"（《素问·天元纪大论》），情志本于五脏气血而生，又反作用于五脏气血，这便形成了五脏情志论；体现个性心理特征的"人格"也属于"神"的范畴，但却与人的"体质"相关，因此在形神合一论思想指导下，便形成了人格体质论等。由此可见，中医心理学的形神合一论确实是中医心理学基础理论的基础。

3. 形神合一论在临床诊断、治疗和养生中具有重要的指导作用。中医心理学的形神合一论强调神对形的反作用，所以过度的情志活动和不良的心理状态可影响脏腑气血而伤"形"，成为"审证求因"中不可忽略的致病因素，这在当代心身疾病的辨识中尤为重要。也正因为神对形的反作用，所以心调神即可调形，这就为中医心理治疗奠定了坚实的理论基础，并指导着中医临床各科的广泛运用。中国古代的"形神观"指导了古代的养生术，而养生实践又进一步充实和发展了唯物主义的"形神观"。中医心理学在形神合一论思想的指导下，强调了精神调养对身体健康的重要意义，同时也不忽视身体锻炼、饮食调养等"保形以养神"，以达到心身健康的养生目的。

第四节　心主神明观

心主神明观是中医学用脏象学说一元化地阐述心身现象的假说。《素问·灵兰秘典论》说："心者，君主之官也，神明出焉。"这里的"心"是指中医的藏象之心，而非解剖学上具有一定形态结构的心脏；"神"乃前述的人身之神；"主"即主宰、统帅之意。它认为人体的心理活动和生理活动，就是统一在"心神"之下的。

一、心神主导脏腑功能活动

形神合一构成了人的生命，神是生命活动的主宰。人的生命活动相当复杂，可概括为生理性活动和心理性活动两大类。心神的主宰作用之一体现在对脏腑功能活动的主导，由此而间接主宰心理活动。

《素问·灵兰秘典论》以比拟手法，形象地用"君相臣使"列举了脏腑的职能：心为"君主之官也，神明出焉"；肺为"相傅之官，治节出焉"，肝为"将军之官，谋虑出焉"；胆为"中正之官，决断出焉"；膻中为"臣使之官，喜乐出焉"，脾胃为"仓廪之官，五味出焉"（《素问遗篇·本病论》又称"脾为谏议之官，知周出焉"）；大肠为"传道之官，变化出焉"；小肠为"受盛之官，化物出焉"；肾为"作强之官，伎巧出焉"；三焦为"决渎之官，水道出焉"；膀胱为"州都之官，津液藏焉"，共十二官之职。"心者，君主之官也，神明出焉"，便是在形神合一论和藏象论的基础上，将人身之神依附于藏象之心，故心才成为"君主之官"而主神明。同篇又说，"凡此十二官者，不得相失也"，即十二官之间必须保持相互协调，否则气化失常，百病随之而生。心居最为显要的"君主"之位，心"神明出焉"的作用就在于主管各脏腑所属的生理心理活动，即脏腑间的协调关系。故文中又强调"主明则下安……主不明则十二官危""心者，五脏六腑之大主也"（《灵枢·邪客》）。

藏象之心对脏腑功能的统帅，也是实现心对心理活动间接影响的基础。《灵枢·本神》曰："心藏脉，脉舍神。"即心主神志通过其主血脉的功能间接实现了。心主血脉，可以营运血液主宰五脏六腑的生理功能，由此涵养五脏之神，故心脉充盈则神志清晰，思维敏捷，精神旺盛；血脉亏损，心血不足，常致失眠、多梦等。

二、心神主导人的意志思维

普通心理学一般把人的心理活动过程分为具有相互联系的认识过程、情感过程、意志过程等，中医学认为这些心理活动过程由心神主管。

1. 心神与认知过程

认知过程是从感觉到思维、从感性认识到理性认识的过程。这一心理过程可大致分为感知活动和认知思维。感知觉是人体对客观事物首先产生的心理活动。中医学认为，人的感知活动是在心神的主导下进行的。《类经》说："是以耳之听，目之视，无不由乎心也。"《荀子·天论》也明确指出："心居中虚，以治五官，夫是之谓天君。"《荀子·正名》又说："心有征知。"意思是心应该辨别外物，产生感知。心主全身之血脉，而目、耳、鼻、舌等感受器是以气血为物质基础，藏象之心通过经络与各种感受器形成联系，发挥主宰作用。

关于认知思维，《灵枢·本神》认为："所以任物者谓之心，心有所忆谓之意，意之所存谓之志，因志而存变谓之思，因思而远慕谓之虑，因虑而处物谓之智。"它认为客观事物首先通过"任物"活动（相当于感知觉）反映于心神，所接到的信息受到注意而进入记忆系统（意），记忆信息被保存（存）而成为巩固的记忆（志），在记忆的基础上对已有材料进行分析综合、抽象概括（存变）等思维过程，上升为理性认识，并可对眼前未及的事物进行判断推理（思虑），通过思维把握客观规律，从而按客观规律行事（智）。再结合《素问·气交变大论》"善言天者，必应于人，善言古者，必验于今，善言气者，必彰于物"的理论认识还必须通过实践进行检验的观点，就完整地论述了全部的认知过程。即认知过程由"任物"感知开始，经过思虑上升为理性认识，然后再指导实践并在实践中得到检验。心神是人类意识思维活动的中枢，记忆、存记、理性思维等都是心神的功能，也即认知过程是在心神主导下完成的。

2. 心神与五脏

情志情绪活动虽与五脏有关，但外界刺激作用首先作用于心，通过心神的调节而使五脏分别产生不同的变动。"心……在声为笑，在变动为忧……在志为喜"（《素问·阴阳应象大论》），"五志所发，皆从心造，故凡见喜怒悲惊思之证，皆以平心火为主"（《儒门事亲》），"凡情志之属，惟心所统"（《类经》）等均说明情志活动也是由心主导的。此外，心神主导情志还表现在受到外界刺激时，情志变化的强弱主要取决于机体的心神状态，若心主神明的功能正常，便能很好地调节适应，而不至于发生强烈的情绪变动。

3. 心神总统魂魄，兼骸志意

魂魄是中医学根据阴阳对立原则，对具有相互对立意义的两大类心理现象的特殊概括。二者不是指心理过程中的某一种心理现象，"魄"多指那些与生俱来的、本能的或较低级的心理活动；"魂"相对于"魄"多指非本能的、较高级的心理活动。"意""志"从广义上讲都是指心"任物"后进行的思维活动。"意"的含义主要有三：记忆（如《灵枢·本神》之"心有所忆谓之意"），思维（如《素问·五脏生成》之"五脏相音，可以意识"）和注意（如《类经》之"一念之生，心有所向而未定者，曰意"）。"志"的含义也较多，有记忆（《灵枢·本神》"意之所存谓之志"），意志（《类经·藏象类》"意已决而卓有所立者，曰志"），情志情绪（《素问·四气调神大论》"春三月……以便志生"）等。魂、魄、意、志，虽然含义有所不同，职能有所分工，但都是对人身之神活动不同侧面或阶段的概括，其实都属于神的范畴，都是心神主导之下进行的生命活动。故张景岳说："人身之神，唯心所主……外如魂魄志意五神五志之类，孰非元神所化而统乎一心。"（《类经·藏象类》）"心为五脏六腑之大主，而总统魂魄，兼骸志意。"（《类经·疾病类》）

三、"心神说"与"脑髓说"

《内经》不仅提出心主神明说，也有许多脑与神明相关的论述。二者相比，前者更为显要，历代的正统提法均循此说，但不能据此忽视脑髓说的存在及其积极意义。《素问·脉要精微论》说："头者精明之府，头倾视深，精神将夺矣。""精明"具有"视万物，别白黑，审短长"的功能（即感知功能），因此亦属于神的范畴。《灵枢·海论》说："脑为髓之海。""髓海不足，则脑转耳鸣，胫酸眩冒，目无所见，懈怠安卧。"意思是说，若脑髓发达，则运动功能也强健；若脑髓不足，不仅肢体倦怠无力，还会直接影响听觉和视觉等心理活动。唐朝孙思邈《备急千金要方》说:"头者,身之元首,人神之所法。"至明代,李时珍则明确地提出"脑为元神之府"的见解。王清任提出"灵机记性,不在心在脑",创立了以脑的生理病理为研究对象、有较系统理论的"脑髓说"。

现代心理学认为心理活动是脑的机能,已为人们普遍接受。然而,"心神说"是否可被"脑髓说"完全取代呢?长期的中医临床实践表明,"心神说"在指导疾病的防治中一直发挥着良好的效果。这就促使人们深思,心理活动是否仅仅是脑的机能,与其他脏器有无联系?诚然,脑是神经系统的中枢,是心理活动的物质基础,但是心脏直接参与机体神经内分泌调节的作用,也已得到现代科学研究的证实。心脏向脑供血,维持脑神经系统的正常机能;心脏分泌的心纳素等激素,也可使脑产生一系列心理反应。事实上,心脏的奥秘还远没有揭开,心脏不仅是"血脉之心",还有可能是确实的"神明之心"。更何况中医学所说之"心"是指藏象之心的概念,并不同于解剖学之心那样具体。"心主神明"的重要意义,主要在于强调心理生理统一观。中医学的藏象学说立足于整体观,把它看作是机体各脏腑功能系统的某种类型的存在形式,所以没有简单地把"神明"归纳为脑髓的机能,这也是中医心理学的特色之一。

四、心主神明论在中医心理学中的应用

在形神合一论思想指导下,将主宰生命之"神"依附于藏象之"心"形成心主神明论。心神在人对客观事物认识过程中的主导作用,体现在从感觉、知觉开始,进一步思维、判断,直到意志、行为全过程,因此可以认为,"心神感知""心神认知""心主意志、行为"等中医心理学基础理论的基本内容,都是以心主神明论为核心在各方面的延伸。在当今竞争社会,心身疾病发病率明显增高,在"心主神明"思想指导下,克服生物医学模式带来的"只见病不见人,只治身不治心"的弊病,树立"治病先治人,治人先治心"的科学理念,对提高临床疗效具有重要的意义。

根据"形神合一"的理念,在养生保健中虽然提出了"养神"和"养形"两种基本方法,但因"神为生命之主",故尤以"养神"为重。如何对"神"进行调养?心主神明论给出了明确的答案。因为"心藏神","神"为"心"所主,故"养神"的关键在于"调心""养心"。气功养生的基本方法可归纳为"三调",其中最重要的"调心"就是抓住了"心主神明"这一关键。因为心理过程的"知、情、意"皆由心神所主,所以"心主神明论"可指导养生保健中的不良情绪调节、不良认知改变,以及如何树立坚强意志调动机体的主观能动性。

第五节 整体论

整体是指统一性、完整性及相互联系性。中医理论认为人体是一个有机整体,人与自然界息息相关,人与社会关系密切。这种机体自身整体性及机体与外部环境统一性的思想称为整体观念。

一、人体是一个有机的统一整体

人体由若干脏腑和组织器官构成，以五脏为中心，配合六腑，通过经络系统的联系相互沟通，实现机体的统一。

生理上，以五脏为中心，通过经络的联系，把五脏、六腑、五体、五官、九窍、四肢百骸等全身组织器官联系起来，并通过精、气、血、津液等的作用，构成统一整体，完成机体的整体功能活动，各脏腑之间既相辅相成又相互制约。

病理上，脏腑之间相互影响，任何局部的病变可引起整体的病理反应，整体功能的失调也可反映于局部。

诊断上，当整体或局部发生病变时，对其病理机制的分析应首先着眼于整体，因各脏腑、组织、器官在病理上存在着相互联系和影响，所以在诊断疾病时，可以通过五官、形体、色脉等外在变化了解和判断内脏病变，从而做出正确诊断。

治疗与调护上，从整体出发，着眼于调节整体功能的失常，从脏腑之间的联系入手，进行综合治疗与调护，而不是仅限于局部的病变。

二、人与环境有密切联系

"人与天地相应"，人是整个物质世界的一部分，人与外界环境有着物质同一性，外界环境提供人类赖以生存的物质条件，因此环境的变化影响着人体，使人体发生相应的变化。这些观点与中医心理的实践有着非常密切的关系。

人具有社会属性，即人生活在社会中，是社会整体中的一个组成部分，所以社会的变化必然对人体产生影响。当然，人又会反过来影响社会，社会和人体紧密联系，互相影响，也是一个不可分割的整体。

1. 人和自然界息息相关

宇宙中，太阳、地球、月亮等众天体之运行，产生季节气候交替、昼夜阴阳变化，这是时间演变的结果。地域水土不同，具体生活环境差异是人体生存空间的区别，这些都直接或间接、明显或不明显地影响着人体，出现相应的变化，这就是中医学的时空观。

季节气候的四季交替变化使人表现出规律性的生理适应过程，"天暑衣厚则腠理开，故汗出……天寒则腠理闭，气湿不行，水下留于膀胱，则为溺与气"。昼夜的变化也使人体功能发生相应变化，"故阳气者，一日而主外，平旦人气生，日中而阳气隆，日西而阳气已虚，气门乃闭"。体内的阳气呈现出规律性的昼夜波动，这一变化趋势与现代生理学研究所揭示的体温日波动曲线十分吻合。

昼夜的变化也影响到疾病过程。一般病证，大多白天病情较轻，傍晚加重，夜间最重，因此说："夫百病者，多以旦慧，昼安，夕加，夜甚。"

不同的地域水土、居住环境对人体产生的影响更是显而易见。如我国江南水乡，地势低平，气候温暖湿润，故人体腠理疏松，体质较薄弱；西北地区，地高山多，气候寒冷干燥，故人体腠理多致密，体格偏壮实。居住环境不同加上长期的饮食生活习惯使机体产生适应性，一旦易地而处，环境突然改变，机体多感不适甚至患病，这与现代所进行的群体体质调查结果是一致的。

上述人与自然环境相统一的"天人相应"观构成了中医学的重要理论基础。中医诊疗过程中历来重视人与自然环境的相互关系，这正是它的特色与优势所在。

2. 人与社会关系密切

人生活在社会当中，人是社会的组成部分。人能影响社会，而社会的变化对人也能产生影响，其中影响最明显的因素是社会的进步与落后、社会的治与乱，以及人的社会地位的变动。

首先，社会进步，经济发达，人们赖以生存的食品、衣物供给丰盛，居住环境幽雅、舒服、清洁，这些都利于人体健康；加上社会文明程度高，人类对卫生、预防、保健知识的了解逐渐增多，开始懂得防病治病和保健养生，因此，人类的寿命随着社会的进步而越来越（逐步）延长。但在另一方面，促进社会进步的大工业生产带来水、土、大气的污染，以及过度紧张的生活节奏给人们带来诸多疾病。

其次，社会的治与乱对人体的影响也非常大。社会安定，人们生活规律，抵抗力强，不易得病；社会大乱，生活不安宁，抵抗力降低，各种疾病就易发生并流行。历史上，由于战争、灾荒，人们流离失所，饥饱无常，瘟疫流行，导致人们大量生病及死亡就是明证。

个人社会地位的转变势必带来物质生活及精神上的一系列变化。现代社会竞争激烈，伴随而出现的就业、升迁、贫富、人际关系改变无时无刻不在刺激着人们，给人以心理、精神上的压力，如不能正确对待，处理不好则能影响健康导致疾病的发生。

总之，中医学把人体看成是一个以五脏为中心、以心为主宰的统一整体，同时也认为人和自然界息息相关，人和社会有密切联系，也是一个不可分割的统一整体。

三、整体论在中医心理学中的应用

"形神合一论"是中医心理学的生命整体观，这是中医学整体观念在中医心理学基础理论中的具体体现，也是中医心理学基础理论的指导思想，因此可看成是中医心理学基础理论的基础。

神的内涵是一元的，即为"生命之主"，但其外延是广泛的，既包括心理方面的，也包括生理方面的。因此这一概念本身，就体现了中医心理学的心理生理统一观。

神与形是生命不可缺少的两个方面。从本源上说，神本于形而生，并依附于形而存；但从作用上说，神又是形的主宰。神与形的对立，是生命运动的基本矛盾；神与形的统一，是生命存在的基本特征。神与形的对立统一，便构成了人体生命这一有机统一的整体。"形神合一"的生命观，是中医学"整体观"的一个重要组成部分；"形神合一论"的具体内容，为中医心理学的心身统一、心理生理统一的基本观点奠定了坚实的理论基础。

复习思考题

1. 分别阐述阴阳学说、五行学说、形神合一论、心主神明论及整体论的概念。
2. 分别阐述阴阳学说、五行学说、形神合一论、心主神明论及整体论的主要内容。

第三章　中医心理的功能基础 ▷▷▷▷

【教学目标】

1. 掌握五脏六腑的功能、五脏与六腑的表里关系及机理。
2. 熟悉奇恒之腑的功能。
3. 了解西医学和中医学对五脏六腑功能理解的异同。

中医心理的功能基础包括五脏、六腑、奇恒之腑和气血津液等物质和脏器的功能状态。它们各自具有独特的生理功能，相互间还存在着联系，尤其五脏和六腑的功能密切配合，支撑着心理功能的发挥。本章重点介绍五脏、六腑和奇恒之腑的功能及其相互间的关系。

第一节　五　脏

心、肺、脾、肝、肾称为五脏，加上心包络又称六脏。但习惯上把心包络附属于心，称五脏即概括了心包络。五脏具有化生和贮藏精气的共同生理功能，同时又各有专司，且与躯体官窍有着特殊的联系，形成了以五脏为中心的特殊系统。其中，心的生理功能起着主宰作用。

一、心

心位于胸腔偏左，膈膜之上，肺之下，圆而下尖，形如莲蕊，外有心包络卫护。心与小肠、脉、面、舌等构成心系统。心，在五行属火，为阳中之阳脏，主血脉，藏神志，为五脏六腑之大主、生命之主宰。心与四时之夏相通应。

（一）心的解剖形态

1. 心的解剖位置

关于心的解剖部位，在《内经》《难经》《医贯》等中医文献中已有较为明确的记载，心位于胸腔偏左，居肺下膈上，"心居肺管之下，膈膜之上，附着脊之第五椎"（《类经图翼·经络》）。心是隐藏在脊柱之前，胸骨之后的一个重要的脏器。心尖搏动在左乳之下。

2. 心的形态结构

心脏呈尖圆形，色红，中有孔窍，外有心包络卫护，心居其中。中医学对人体心脏的重量、颜色、结构，以及心腔的血容量等均有一定的认识，只是较为粗略而已。"心象尖圆，形如莲蕊……心外有赤黄裹脂，是为心包络"（《类经图翼·经络》）。

藏象学说中的心，在中医文献中有血肉之心和神明之心之别。血肉之心，即指实质性的心脏；神明之心是指脑接受和反映外界事物，进行意识、思维、情志等精神活动的功能。中医学把精神意识思维活动归属于心，故有神明之心的说法。正如李梴所说："有血肉之心，形如未开莲花，居肺下肝上是也。有神明之心……主宰万事万物，虚灵不昧者是也。"（《医学入门·脏腑》）

（二）心的生理功能

1. 心主血脉

心主血脉，指心有主管血脉和推动血液循行于脉中的作用，包括主血和主脉两个方面。血，就是血液；脉，即是脉管，又称经脉，为血之府，是血液运行的通道。心脏和脉管相连，形成一个密闭的系统，成为血液循环的枢纽。心脏不停地搏动，推动血液在全身脉管中循环无端，周流不息，成为血液循环的动力。所以《医学入门·脏腑》说："人身动则血行于诸经……是心主血也。"由此可见，心脏、脉和血液所构成的这个相对独立系统的生理功能，都属于心所主，都有赖于心脏的正常搏动。

心脏有规律地跳动，与心脏相通的脉管亦随之产生有规律的搏动，称之为"脉搏"。中医通过触摸脉搏的跳动来了解全身气血的盛衰，作为诊断疾病的依据之一，称之为"脉诊"。在正常生理情况下，心脏的功能正常，气血运行通畅，全身的机能正常，则脉搏节律调匀，和缓有力。否则，脉搏便会出现异常改变。

心要完成主血脉的生理功能，必须具备两个条件：其一，心之形质无损与心之阳气充沛。心气与心血、心阳与心阴既对立又统一，构成了心脏自身的矛盾运动，以维持心脏的正常生理功能。心脏的正常搏动主要依赖于心之阳气作用，心阳气充沛，才能维持正常的心力、心率和心律，血液才能在脉内正常地运行。其二，血液的正常运行也有赖于血液本身的充盈和脉道的滑利通畅。所以，心阳气充沛、血液充盈和脉道通利是血液运行最基本的前提条件，其中任何一个因素异常，都可改变血液循环状态。

心主血脉的生理作用有二：一是行血，以输送营养物质。心气推动血液在脉内循环运行，血液运载着营养物质以供养全身，使五脏六腑、四肢百骸、肌肉皮毛等整个身体都获得充分的营养，藉以维持其正常的功能活动。二是生血，使血液不断地得到补充。胃肠消化吸收的水谷精微通过脾主运化、升清散精的作用，上输给心肺，在肺部吐故纳新之后，灌注心脉变化而赤，成为血液，故有"心生血"（《素问·阴阳应象大论》），"血生于心"（《质疑录·论在内为血在外为汗》）之说。

心脏功能正常，则心脏搏动如常，脉象和缓有力，节律调匀，面色红润光泽。若心脏发生病变，则会通过心脏搏动、脉搏、面色等方面反映出来。如心气不足，血液亏虚，脉道不利，则血液不畅，或血脉空虚，而见面色无华，脉象细弱无力等，甚则发生气血瘀滞，血脉受阻，而见面色灰暗，唇舌青紫，心前区憋闷和刺痛，脉象结、代、促、涩等。

2. 心主神志

心主神志，即是心主神明，又称心藏神。

（1）神的含义　在中医学中，神的含义主要有三：其一，指自然界物质运动变化的功能和规律，所谓"阴阳不测谓之神"（《素问·天元纪大论》）。其二，指人体生命活动的总称，一般称之为广义的神。整个人体生命活动的外在表现，如整个人体的形象及面色、眼神、言语、应答、肢体活动姿态等，无不包含于神的范围。换言之，凡是机体表现于外的"形征"，都是机体生命活动的外在反映。其三，是指人们的精神、意识、思维活动，即心所主之神志，一般称之为狭义的神。

（2）神的生成　神是人体形体的机能或功用。由精气构成的形体是人身的根本。"生之来谓之精，两精相搏谓之神"（《灵枢·本神》）。神随着个体的发生、发育、成长、消亡而发生、发展和消亡。神由先天之精气所化生，当胚胎形成之际，生命之神也就产生了。出生之后，在个体发育过程中，神还必须依赖于后天水谷精气的充养。所以说"神者，水谷之精气也"（《灵枢·平人绝谷》）。

神并不是超物质的东西，它的产生是有物质基础的。精气是产生神的物质基础。形具而神生，形者，神之体，神者，形之用。形存则神存，形谢则神灭。总之，神是物质自然界的产物，是天地间的一种自然现象。

（3）心主神志的生理作用　心藏神，为人体生命活动的中心。其生理作用有二：其一，主思维、意识、精神。在正常情况下，神明之心接受和反映客观外界事物，进行精神、意识、思维活动，这种作用称之为"任物"。任，是接受、担任、负载之意，即心具有接受和处理外来信息的作用。有了这种"任物"的作用，才会产生精神和思维活动，对外界事物做出判断。其二，主宰生命活动。"心为一身之主宰，万事之根本"（《饮膳正要·序》）。神明之心为人体生命活动的主宰。五脏六腑必须在心的统一指挥下，才能进行统一协调的正常生命活动。心为君主而脏腑百骸皆听命于心。心藏神而为神明之用。"心者，五脏六腑之大主也，精神之所舍也"（《灵枢·邪客》）。

（4）心主神志与五脏藏神的关系　中医学从整体观念出发，认为人体的一切精神意识思维活动，都是脏腑生理功能的反映。故把神分成五个方面，并分属于五脏，即"心藏神，肺藏魄，肝藏魂，脾藏意，肾藏志"（《素问·宣明五气》）。人的精神意识思维活动，虽五脏各有所属，但主要还是归属于心主神志的生理功能。故曰："心为五脏六腑之大主，而总统魂魄，兼赅意志。"（《类经·疾病类》）

心主神志与主血脉的关系：气、血、津液、精等是人体脏腑功能活动的物质基础。神志是心脏生理功能之一，心脏运送血液以营养全身，也包括为自身提供生命活动必要的物质，所以就这个意义讲，又说血液是神志活动的物质基础。故曰"血气者，人之神"（《素问·八正神明论》，"血者，神气也"（《灵枢·营卫生会》）。因此，心主血脉的功能异常，亦必然出现神志的改变。

（5）心主神志与脑为元神之府的关系　脑为髓海，髓由精生，精源于五脏六腑之气血。所以，脑的功能与五脏相关。人之灵机记性、思维语言、视、听、嗅等均为脑所主，故称脑为元神之府，脑为人体生命活动的中枢。神明之心实质就是脑。心主血，上供于脑，故心脑相系，常心脑并称，心脑同治。

人的精神、意识和思维活动属于大脑的生理功能，是大脑对外界事物的反映，这在中医文献中早已有明确的论述。但藏象学说则将人的精神、意识和思维活动不仅归属于五脏而且主要归属于心的生理功能。所以，心主神志的实质是指大脑通过感觉器官接受、反映客观外界事物，进行意识、思维情志等活动。因为藏象学说中脏腑的概念虽然包含着若干解剖学成分，但从主要方面看，却是一个标示各种功能联系的符号系统，是人体的整体功能模型。中医学将思维活动归之于心，是依据心血充盈与否与精神健旺程度有密切关系而提出来的。心是中国古代哲学心性论的重要范畴，古人以心为思维器官，故后沿用为脑的代称。心这个器官是用来思考的，心之为心，只有在人之"思"的实际活动中才有意义。血肉之心是指心之本体，神明之心则是从心之本体所产生的主体意识，实为大脑的功能。因此，中医学心的概念反映了中国传统文化中心性哲学的鲜明特色。中医学的心神论长期以来一直在指导着中医的临床实践，具有重要的科学和实践价值。

神在人体生命活动中的重要性："得神者昌，失神者亡"（《素问·移精变气论》）。心主神志的生理功能正常，则精神振奋，神志清晰，思维敏捷，对外界信息的反应灵敏和正常。如果心主神志的生理功能异常，不仅可以出现精神意识思维活动的异常，如失眠、多梦、神志不宁，甚至谵狂，或反应迟钝、精神萎靡，甚则昏迷、不省人事等，而且还可以影响其他脏腑的功能活动，甚至危及整个生命。所以说"主明则下安……主不明则十二官危"（《素问·灵兰秘典论》），"心动则五脏六腑皆摇"（《灵枢·口问》）。清心静神可以祛病延年，防止早衰。

（三）心的生理特性

1. 心为阳脏而主阳气

心为阳中之太阳，以阳气为用。心的阳气能推动血液循环，维持人的生命活动，使之生机不息，故喻之为人身之"日"。心脏阳热之气不仅维持了心本身的生理功能，而且对全身又有温养作用。"心为火脏，烛照事物"（《血证论·脏腑病机论》），故凡脾胃之腐熟运化，肾阳之温煦蒸腾，以及全身的水液代谢、汗液的调节等，心阳皆起着重要作用。

2. 心气与夏气相通应

心应夏气，"通"即相互通应之意。人与自然是一个统一整体，自然界的四时阴阳消长变化，与人体五脏功能活动系统是通应联系着的。心与夏季、南方、热、火、苦味、赤色等有着内在联系。心为阳脏而主阳气。天人相应，自然界中在夏季以火热为主，在人体则与阳中之太阳的心相通应，了解心的这一生理特性，有助理解心的生理病理，特别是病理与季节气候的关系。心通于夏气，是说心阳在夏季最为旺盛，功能最强。

［附］心包络

（一）形态部位

心包络，简称心包，是心脏外面的包膜，为心脏的外围组织，其上附有脉络，是通行气血的经络，合称心包络。

（二）生理功能

由于心包络是心的外围组织，故有保护心脏、代心受邪的作用。藏象学说认为，心为君主之官，邪不能犯，所以外邪侵袭于心时，首先侵犯心包络，故曰"诸邪之在于心者，皆在于心之包络"（《灵枢·邪客》）。其临床表现主要是心藏神的功能异常，如在外感热病中，因温热之邪内陷，出现高热神昏、谵语妄言等心神受扰的病态，称之为"热入心包"；由痰浊引起的神志异常，表现为神昏模糊、意识障碍等心神昏乱的病态，称之为"痰浊蒙蔽心包"。实际上，心包受邪所出现的病变与心是一致的，故在辨证和治疗上也大体相同。

二、肺

肺，位居胸中，左右各一，呈分叶状，质疏松。与心同居膈上，上连气管，通窍于鼻，与自然界之大气直接相通。与大肠、皮、毛、鼻等构成肺系统。在五行属金，为阳中之阴脏。主气司呼吸，助心行血，通调水道。在五脏六腑中，位居最高，为五脏之长。肺与四时之秋相应。

（一）肺的解剖形态

1. 肺的解剖位置

肺位于胸腔，左右各一，在膈膜之上，上连气道，喉为门户，覆盖着其他脏腑，是五脏六腑中位置最高者，故称"华盖"，为五脏之长。

2. 肺的形态结构

肺脏为白色分叶质地疏松含气的器官，其"虚如蜂窠""浮""熟而复沉"，故称为清虚之脏。

（二）肺的生理功能

1. 肺主气

肺主气是肺主呼吸之气和肺主一身之气的总称。肺藏魄，属金，总摄一身之气。身之气均为肺所主，所以说"诸气者皆属于肺"（《素问·五脏生成论》），"肺主一身之气"（《医门法律·明胸中大气之法》）。肺主气，包括主呼吸之气和主一身之气两个方面。

（1）**肺主呼吸之气** 肺主呼吸之气是指肺通过呼吸运动，吸入自然界的清气，呼出体内的浊气，实现体内外气体交换的功能。通过不断地呼浊吸清，吐故纳新，促进气的生成，调节着气的升降出入运动，从而保证了人体新陈代谢的正常进行。所以说："肺叶白莹，谓之华盖，以复诸脏。虚如蜂巢，下无透窍，吸之则满，呼之则虚，一呼一吸，消息自然。司清浊之运化，为人身之橐箭。"（《医宗必读·改正内景脏腑图》）橐箭，古代冶炼用以鼓风吹火的装备，犹今之风箱。橐，外面的箱子；箭，里面的送风管，以此来类比肺的呼吸运动。

中医学认为，呼吸运动不仅靠肺来完成，还有赖于肾的协作。肺为气之主，肾为气之根，肺主呼，肾主纳，一呼一纳，一出一入，才能完成呼吸运动。肺司呼吸的功能正常，则气道通畅，呼吸调匀；若病邪犯肺，影响其呼吸功能，则现胸闷、咳嗽、喘促、呼吸不利等症状。

（2）肺主一身之气　肺主一身之气是指肺有主持、调节全身各脏腑之气的作用，即肺通过呼吸而参与气的生成和调节气机的作用。肺主一身之气的生理功能具体体现在两个方面：

①气的生成方面：肺参与一身之气的生成，特别是宗气的生成。人体通过呼吸运动，把自然界的清气吸入于肺，又通过胃肠的消化吸收功能，把饮食物变成水谷精气，由脾气升清，上输于肺。自然界的清气和水谷精气在肺内结合，积聚于胸中的上气海（上气海，指膻中，位于胸中两乳之间，为宗气汇聚发源之处），便称之为宗气。宗气上出喉咙，以促进肺的呼吸运动；贯通心脉，以行血气而布散全身，以温养各脏腑组织和维持它们的正常功能活动，在生命活动中占有重要地位，故起到主一身之气的作用。因此，肺呼吸功能健全与否，不仅影响宗气的生成，而且也影响着全身之气的生成。

②对全身气机的调节方面：所谓气机，泛指气的运动，升降出入为其基本形式。肺的呼吸运动是气的升降出入运动的具体体现。肺有节律地一呼一吸，对全身之气的升降出入运动起着重要的调节作用。"肺，相傅之官，治节出焉。统辖一身之气，无经不达，无脏不转。是肺乃气主。"（《辨证奇闻·痹证门》）

肺主一身之气的功能正常，则各脏腑之气旺盛。反之，肺主一身之气的功能失常，会影响宗气的生成和全身之气的升降出入运动，表现为少气不足以息、声低气怯、肢倦乏力等气虚之候。

肺主一身之气与肺主呼吸之气的关系：肺主一身之气和呼吸之气，实际上都隶属于肺的呼吸功能。肺的呼吸调匀是气的生成和气机调畅的根本条件。如果肺的呼吸功能失常，势必影响宗气的生成和气的运动，那么肺主一身之气和呼吸之气的作用也就减弱了，甚则肺丧失了呼吸功能，清气不能入，浊气不能出，新陈代谢停止，人的生命活动也就终结了。所以说，肺主一身之气的作用主要取决于肺的呼吸功能。但是，气的不足和升降出入运动异常，以及血液运行和津液的输布排泄异常，亦可影响肺的呼吸运动，而出现呼吸异常。

肺朝百脉：肺朝百脉是指全身的血液都通过经脉而聚会于肺，通过肺的呼吸，进行体内外清浊之气的交换，然后将富含清气的血液输送至全身的作用，即肺协助心脏推动血液在脉管内运行的作用。全身的血液都要通过经脉而流经于肺，通过肺的呼吸进行气体交换，然后再输布全身。"食气入胃，浊气归心，淫精于脉，脉气流经，经气归于肺，肺朝百脉，输精于皮毛"（《素问·经脉别论》）。

肺朝百脉的生理作用为助心行血。肺主气，心主血，全身的血和脉均统属于心。心脏的搏动是血液运行的基本动力。血的运行又依赖于气的推动，随着气的升降而运行到全身。肺主一身之气，贯通百脉，调节全身气机，故能协助心脏主持血液循环。所以，血液的运行亦有赖于肺气的敷布和调节。"人之一身，皆气血之所循行。气非血不和，血非气不运"（《医学真传·气血》）。肺助心行血的作用，说明了肺与心在生理病理上反映了气和血的密切关系。若肺气虚衰，不能助心行血，就会影响心主血脉的生理功能，而出现血行障碍，如胸闷、心悸、唇舌青紫等症状。

2. 肺主行水

肺主行水，是指肺的宣发和肃降对体内水液输布、运行和排泄的疏通和调节作用。由于肺为华盖，其位最高，参与调节体内水液代谢，所以说"肺为水之上源，肺气行则水行"（《血证论·肿胀》）。

肺主行水的作用：人体内的水液代谢是由肺、脾、肾，以及小肠、大肠、膀胱等脏腑共同完成的。肺主行水的生理功能是通过肺气的宣发和肃降来实现的。肺气宣发，一是使水液迅速向上向外输布，布散到全身，外达皮毛，"若雾露之溉"，以充养、润泽、护卫各个组织器官。二是使经肺代谢后的水液，即被身体利用后的废水和剩余水分，通过呼吸、皮肤汗孔蒸发而排出体外。肺气肃降，使体内代谢后的水液不断地下行到肾，经肾和膀胱的气化作用，生成尿液而排出体外，保持小便的通利。如果肺气宣降失常，失去行水的职能，水道不调，则可出现水液输布和排泄障碍，如痰饮、水肿等。

3. 肺主治节

治节，即治理调节。肺主治节是指肺辅助心脏治理调节全身气、血、津液及脏腑生理功能的作用。心为君主之官，为五脏六腑之大主。肺为相傅之官而主治节。"肺与心皆居膈上，位高近君，犹之宰辅"。心为君主，肺为辅相。人体各脏腑组织之所以依着一定的规律活动，有赖于肺协助心治理和调节。故曰："肺主气，气调则营卫脏腑无所不治"（《类经·藏象类》）。因此称肺为"相傅之官"。

肺的治节作用，主要体现于四个方面。

（1）**肺主呼吸** 肺的呼吸运动有节律地一呼一吸，呼浊吸清，对保证呼吸的调匀有着极为重要的作用。

（2）**调节气机** 肺主气，调节气的升降出入运动，使全身的气机调畅。所谓"肺主气，气调则营卫脏腑无所不治"（《类经·藏象类》）。

（3）**助心行血** 肺朝百脉，助心行血，辅助心脏，推动和调节全身血液的运行。"诸气者皆属于肺"，气行则血亦行。

（4）**宣发肃降** 由于肺的宣发和肃降，治理和调节津液的输布、运行和排泄。因此，肺主治节实际上是对肺的主要生理功能的高度概括。

4. 肺主宣肃

宣谓宣发，即宣通和发散之意；肃谓肃降，清肃下降之意。肺禀清虚之体，性主于降，以清肃下降为顺。肺宜清而宣降，其体清虚，其用宣降。宣发与肃降为肺气机升降出入运动的具体表现形式。肺位居上，既宣且降又以下降为主，方为其常。肺气必须在清虚宣降的情况下才能保持其主气、司呼吸、助心行血、通调水道等正常的生理功能。

（1）**肺主宣发** 肺主宣发是指肺气向上升宣和向外布散的功能，其气机运动表现为升与出。其生理作用主要体现在三个方面：

其一，吸清呼浊。肺通过本身的气化作用，经肺的呼吸，吸入自然界的清气，呼出体内的浊气，司体内清浊的运化，排出肺和呼吸道的痰浊，以保持呼吸道的清洁，有利于肺之呼吸。故曰："肺者生气之原……吸之则满，呼之则虚……司清浊之运化。"（《医宗必读·改正内景脏腑图》）

其二，输布津液精微。肺将脾所转输的津液和水谷精微布散到全身，外达于皮毛，以温润、濡养五脏六腑、四肢百骸、肌腠皮毛。

其三，宣发卫气。肺借宣发卫气，调节腠理之开阖，并将代谢后的津液化为汗液，由汗孔排出体外。因此，肺气失于宣散，则可出现呼吸不利、胸闷、咳嗽，以及鼻塞、喷嚏和无汗等症状。

（2）**肺主肃降** 肺主肃降是指肺气清肃、下降的功能，其气机运动形式为降与入。其生理作用主要体现在四个方面：

其一，吸入清气。肺通过呼吸运动吸入自然界的清气，肺之宣发以呼出体内浊气，肺之肃降以吸入自然界的清气，宜宣宜肃以完成吸清呼浊、吐故纳新的作用。

其二，输布津液精微。肺将吸入的清气和由脾转输于肺的津液和水谷精微向下布散于全身，以供脏腑组织生理功能之需要。

其三，通调水道。肺为水之上源，肺气肃降则能通调水道，使水液代谢产物下输膀胱。

其四，清肃洁净。肺的形质是"虚如蜂窠"，清轻肃净而不容异物。肺气肃降，则能肃清肺和呼吸道内的异物，以保持呼吸道的洁净。因此，肺气失于肃降，则可现呼吸短促、喘促、咳痰等肺气上逆之候。

肺气的宣发和肃降，是相反相成的矛盾运动。在生理情况下，相互依存和相互制约；在病理情况下，则又常常相互影响。所以，没有正常的宣发，就不能有很好的肃降；没有正常的肃降，也会影响正常的宣发。只有宣发和肃降正常，才能使气能出能入，气道畅通，呼吸调匀，保持人体内外气体之交换，才能使各个脏腑组织得到气、血、津液的营养灌溉，又免除水湿痰浊停留之患，才能使肺气不致耗散太过，从而始终保持清肃的正常状态。如果二者的功能失去协调，就会发生肺气失宣或肺失肃降的病变。前者以咳嗽为其特征，后者以喘促气逆为其特征。

（三）肺的生理特性

1. 肺为华盖

盖，即伞；华盖，原指古代帝王的车盖。肺为华盖是指肺在体腔中位居最高，具有保护诸脏、抵御外邪的作用。肺位于胸腔，居五脏的最高位置，有覆盖诸脏的作用，肺又主一身之表，为脏腑之外卫，故称肺为华盖。肺为华盖，说明肺位高居，犹如伞盖保护位居其下的脏腑。肺为华盖是对肺在五脏中位居最高和保护脏腑、抵御外邪、统领一身之气作用的高度概括。

肺通过气管、喉、鼻直接与外界相通。因此，肺的生理功能最易受外界环境的影响。如自然界风、寒、暑、湿、燥、火"六淫"之邪侵袭人体，尤其是风寒邪气，多首先入肺而导致肺卫失宣、肺窍不利等病变，由于肺与皮毛相合，所以病变初期多见发热恶寒、咳嗽、鼻塞等肺卫功能失调之候。

2. 肺为娇脏

肺为娇脏是指肺脏清虚娇嫩而易受邪侵的特性。娇是娇嫩之意。肺为清虚之体，且居高位，为诸脏之华盖，百脉之所朝，外合皮毛，开窍于鼻，与天气直接相通。六淫外邪侵犯人体，不论是从口鼻而入，还是侵犯皮毛，皆易于犯肺而致病。他脏之寒热病变，亦常波及于肺，以其不耐寒热，易于受邪，"其性恶寒恶热、恶燥恶湿，最畏火风。邪著则失其清肃降令，遂痹塞不通爽矣"（《临证指南医案·卷四》）。肺位最高，邪必先伤，肺叶娇嫩，不耐邪侵，肺为清虚之脏，不容邪气所干。故无论外感、内伤或其他脏腑病变，皆可累及于肺而为病。"肺气一伤，百病蜂起，风则喘，痰则嗽，火则咳，血则咯，以清虚之脏，纤芥不容，难护易伤故也"（《理虚元鉴》）。

3. 肺气与秋气相应

肺为清虚之体，性喜清润。肺气旺于秋，与秋季气候清肃、空气明润相通应，故肺气在秋季最旺盛，秋季也多见肺的病变。肺与秋季、西方、燥、金、白色、辛味等有内在的联系：如秋金之时，燥气当令，此时燥邪极易侵犯人体而耗伤肺之阴津，出现干咳、皮肤和口鼻干燥等症状。又如风寒束表，侵袭肺卫，出现恶寒发热、头项强痛、脉浮等外感表证时，用麻黄、桂枝等辛散解表之药，使肌表之邪从汗而解。

三、脾

脾位于腹腔上部，膈膜之下，与胃以膜相连，"形如犬舌，状如鸡冠"，与胃、肉、唇、口等构成脾系统。主运化、统血，输布水谷精微，为气血生化之源。人体脏腑百骸皆赖脾以濡养，故有后天之本之称。在五行属土，为阴中之至阴。脾与四时之长夏相应。

（一）脾的解剖形态

1. 脾的解剖位置

脾位于腹腔上部，膈膜下面，在左季胁的深部，附于胃的背侧左上方，"脾与胃以膜相连"（《素问·太阴阳明论》）。

2. 脾的形态结构

脾是一个形如刀镰，扁平椭圆弯曲状器官，其色紫赤。在中医文献中，脾的形象是"扁似马蹄"（《医学入门·脏腑》），"其色如马肝紫赤，其形如刀镰"（《医贯·卷之一·内经十二官论》），"形如犬舌，状如鸡冠，生于胃下，横贴胃底，与第一腰骨相齐，头大向右至小肠，尾尖向左连脾肉边，中有一管斜入肠，名曰珑管"（《医纲总枢》）。"扁似马蹄"是指脾而言，"形如刀镰""犬舌""鸡冠"，是指胰而言。

总之，从脾的位置、形态看，可知藏象学说中的"脾"就是现代解剖学中的脾和胰。但其生理功能又远非解剖学中的脾和胰所能囊括。

（二）脾的生理功能

1. 脾主运化

运，即转运输送；化，即消化吸收。脾主运化，指脾具有将水谷化为精微，并将精微物质转输至全身各脏腑组织的功能。简言之，脾具有对营养物质消化、吸收和运输的功能。

饮食物的消化和营养物质的吸收、转输，是在脾胃、肝胆、大小肠等多个脏腑共同参与下的一个复杂生理活动，其中脾起主导作用。脾的运化功能主要依赖脾气升清和脾阳温煦的作用，脾升则健。"人纳水谷，脾气化而上升"（《医学三字经·附录·脏腑》），"脾升而善磨"（《四圣心源》）。水谷入胃，全赖脾阳为之运化。脾的运化功能，统而言之谓运化水谷，分而言之，则包括运化水谷和运化水液两个方面。

（1）运化水谷　水谷，泛指各种饮食物。脾运化水谷，是指脾对饮食物的消化吸收作用。脾运化水谷的过程为：一是胃初步腐熟消化的饮食物，经小肠的泌别清浊作用，通过脾的磨谷消食作用使之化为水谷精微（又称水谷精气）；二是吸收水谷精微并将其转输至全身；三是将水谷精微上输心肺而化为气血等重要生命物质。总而言之，脾主运化水谷，包括了消化水谷、吸收转输精微并将精微转化为气血的重要生理作用。饮食入胃后，对饮食物的消化和吸收，实际上是在胃和小肠内进行的。胃主受纳水谷，并对饮食物进行初步消化，通过幽门下移于小肠做进一步消化。但必须依赖脾的磨谷消食作用，才能将水谷化生为精微，食物经过消化吸收后，其水谷精微又靠脾的转输和散精作用而上输于肺，由肺脏注入心脉化为气血，再通过经脉输送全身，以营养五脏六腑、四肢百骸，以及皮毛、筋肉等各个组织器官。总之，五脏六腑维持正常生理活动所需要的水谷精微都有赖于脾的运化作用。由于饮食水谷是人出生之后维持生命活动所必需的营养物质的主要来源，也是生成气血的物质基础。饮食水谷的运化则是由脾所主，所以说脾为后天之本，气血生化之源。故《医宗必读·肾为先天本脾为后天本论》曰："一有此身，必资谷气，谷入于胃，洒陈于六腑而气至，和调于五脏而血生，而人资之以为生者也。故曰后天之本在脾。"但"五味入口，藏于胃，脾为之行其精气"（《素问·奇病论》），人以水谷为本，脾胃为水谷之海，故又云脾胃为后天之本，气血生化之源。这一理论在养生防病方面具有重要指导意义。

脾的运化功能强健，习惯上称作"脾气健运"。只有脾气健运，则机体的消化吸收功能才能健全，才能为化生气、血、津液等提供足够的养料，才能使全身脏腑组织得到充分的营养，以维持正常的生理活动。反之，若脾失健运，则机体的消化吸收功能便因之而失常，就会出现腹胀、便溏、食欲不振，以至倦怠、消瘦和气血不足等病理变化。

（2）运化水湿　运化水湿又称运化水液，是指脾对水液的吸收和转输，调节人体水液代谢的作用，即脾配合肺、肾、三焦、膀胱等脏腑，调节、维持人体水液代谢平衡的作用。脾主运化水湿是调节人体水液代谢的关键环节。在人体水液代谢过程中，脾在运输水谷精微的同时，还把人体所需要的水液（津液）通过心肺而运送到全身各组织中去，以起到滋养濡润作用，又把各组织器官利用后的水液及时地转输给肾，通过肾的气化作用形成尿液，送到膀胱，排泄于外，从而维持体内水液代谢的平衡。脾居中焦，为人体气机升降的枢纽，故在人体水液代谢过程中起着重要的枢纽作用。因此，脾运化水湿的功能健旺，既能使体内各组织得到水液的充分濡润，又不致使水湿过多而潴留。反之，如果脾运化水湿的功能失常，必然导致水液在体内的停滞，而产生水湿、痰饮等病理产物，甚则形成水肿。故《素问·至真要大论》曰："诸湿肿满，皆属于脾。"这也就是脾虚生湿、脾为生痰之源和脾虚水肿的发生机理。

脾运化水谷精微和运化水湿两个方面的作用是相互联系、相互影响的，一种功能失常可导致另一方面的功能失常，故在病理上常常互见。

2. 脾主生血统血

脾主生血，指脾有生血的功能。统血，统是统摄、控制的意思。脾主统血，指脾具有统摄血液，使之在经脉中运行而不溢于脉外的功能。

（1）脾主生血　脾为后天之本，气血生化之源。脾运化的水谷精微是生成血液的主要物质基础。故《景岳全书·血证》说："血……源源而来，生化于脾。"脾运化的水谷精微经过气化作用生成血液。脾气健运，化源充足，气血旺盛则血液充足。若脾失健运，生血物质缺乏，则血液亏虚，出现头晕眼花，面、唇、舌、爪甲淡白等血虚征象。

（2）脾主统血　"人五脏六腑之血，全赖脾气统摄"（《沈注金匮要略·卷十六》）。脾气能够统摄周身血液，使之正常运行而不致溢于血脉之外。脾统血的作用是通过气摄血作用来实现的。脾为气血生化之源，气为血帅，血随气行。脾的运化功能健旺，则气血充盈，气能摄血；气旺则固摄作用亦强，血液也不会溢出脉外而发生出血现象。反之，脾的运化功能减退，化源不足，则气血虚亏，气虚则统摄无权，血离脉道，从而导致出血。由此可见，脾统血，实际上是气对血作用的具体体现，所谓"脾统血者，则血随脾气流行之义也"（《医碥·血》）。但脾之统血与脾阳也有密切关系，"脾统血，血之运行上下，全赖乎脾，脾阳虚则不能统血"（《血证论·脏腑病机论》）。因脾失健运，阳气虚衰，不能统摄血液，血不归经而导致出血者称为脾不统血，临床上表现为皮下出血、便血、尿血、崩漏等，尤以下部出血多见。

脾不仅能够生血，而且还能摄血，具有生血统血的双重功能。所以《金匮翼·卷二》说："脾统血，脾虚则不能摄血。脾化血，脾虚则不能运化。是皆血无所主，因而脱陷妄行。"

3. 脾主升清

升，指上升和输布；清，指精微物质。脾主升清是指脾具有将水谷精微等营养物质吸收并上输于心、肺、头、目，再通过心肺的作用化生成气血，以营养全身，并维持人体内脏位置相对恒定的作用。这种运化功能的特点是以上升为主，故说"脾气主升"。

上升的主要是精微物质，所以说"脾主升清"。脾之升清，是和胃之降浊相对而言，脾升则健，胃降则和。脾气主升与胃气主降形成了升清降浊的一对矛盾，它们既对立又统一，共同完成饮食物之消化吸收和输布。另外，脏腑之间的升降相因、协调平衡是维持人体内脏位置相对恒定的重要因素。脾气之升可以维持内脏位置之恒定而不下垂。脾的升清功能正常，水谷精微等营养物质才能正常吸收和输布，气血充盛，人体的生机益然。同时，脾气升发，又能使机体内脏不致下垂。如脾气不能升清，则水谷不能运化，气血生化无源，可出现神疲乏力、眩晕、泄泻等症状。脾气下陷（又称中气下陷），则可见久泄脱肛，甚或内脏下垂等。

（三）脾的生理特性

1. 脾宜升则健

升有下者上行、升浮向上之义。五脏各有升降，心肺在上，在上者宜降；肝肾在下，在下者宜升；脾胃居中，在中者能升能降。五脏气机升降相互作用，形成了机体升降出入气化活动的整体性，维持着气机升降出入的动态动衡。脾升胃降，为人体气机上下升降的枢纽。脾性主升，是指脾的气机运动形式以升为要。脾升则脾气健旺，生理功能正常，故《临证指南医案·卷二》曰："脾宜升则健。"

2. 脾喜燥恶湿

脾为太阴湿土之脏，胃为阳明燥土之腑。"太阴湿土，得阳始运；阳明阳土，得阴自安。以脾喜刚燥，胃喜柔润也"（《临证指南医案·卷二》）。脾喜燥恶湿，与胃喜润恶燥相对而言。脾能运化水湿，以调节体内水液代谢的平衡。脾虚不运则最易生湿，而湿邪过胜又最易困脾。脾主湿而恶湿，因湿邪伤脾，脾失健运而水湿为患者，称为"湿困脾土"，可见头重如裹、脘腹胀闷、口黏不渴等症。若脾气虚弱，健运无权而水湿停聚者，称"脾病生湿"（脾虚生湿），可见肢倦、纳呆、脘腹胀满、痰饮、泄泻、水肿等。总之，脾具有恶湿的特性，并且对于湿邪有特殊的易感性。

3. 脾气与长夏相应

脾主长夏，脾气旺于长夏，脾脏的生理功能活动与长夏的阴阳变化相互通应。此外，脾与中央方位、湿、土、黄色、甘味等有内在联系。脾运湿又恶湿，若脾为湿困，运化失职，可引起胸脘痞满、食少体倦、大便溏薄、口甜多涎、舌苔滑腻等，反映了脾与湿的关系。故长夏之时，处方遣药，常常加入藿香、佩兰等芳香化浊醒脾燥湿之品。此外，脾为后天之本，气血生化之源，脾气虚弱则会出现倦怠乏力、食欲不振等，临床治疗脾虚多选用党参、黄芪、白术、扁豆、大枣、饴糖等甘味之品，这体现了脾与甘的关系。

四、肝

肝位于腹部，横膈之下，右胁下而偏左。与胆、目、筋、爪等构成肝系统。主疏泄、藏血生血，喜条达而恶抑郁，体阴用阳。在五行属木，为阴中之阳。肝与四时之春相应。

（一）肝的解剖形态

1. 肝的解剖位置

肝位于腹部，横膈之下，右胁下而稍偏左。"肝居膈下，上着脊之九椎下"（《医宗必读·改正内景脏腑图》），"肝之为脏……其脏在右胁右肾之前，并胃贯脊之第九椎"（《十四经发挥》）。说明中医学已正确地认识到肝脏的部位是在右胁下右肾之前而稍偏。需要指出的是，在中医学中还有"肝左肺右"之说，它始见于《内经》，"肝生于左，肺藏于右"（《素问·刺禁论》）。为什么左肝右肺呢？因左右为阴阳之道路，人生之气，阳从左升，阴从右降。肝属木，应春，位居东方，为阳生之始，主生主升；肺属金，应秋，位居西方，为阴藏之初，主杀、主降。左为阳升，右为阴降。故肝体居右，而其气自左而升；肺居膈上，而其气自右而降。肝为阳，主升发，肺为阴，主肃降。故从肝和肺的生理功能特点来说，是"左肝右肺"。可见"左肝右肺"不是指解剖部位而言，而是指其功能特点而言。总之，肝生于左，谓肝气主升，其治在左。根据左升右降理论，肝的行气部位在左，故曰"肝之为脏……其治在左"（《十四经发挥》）。

2. 肝的形态结构

肝为分叶脏器，左右分叶，其色紫赤。对于肝的分叶，中医文献虽有记载，但有许多不确切之处，如《难经》就有"独有两叶"和"左三叶，右四叶，凡七叶"之异。

（二）肝的生理功能

1. 肝主疏泄

肝主疏泄，是指肝具有疏通、舒畅、条达，以保持全身气机疏通畅达，通而不滞，散而不郁的作用。肝主疏泄是保证机体多种生理功能正常发挥的重要条件。疏，即疏通，疏导；泄，即升发，发泄。疏泄，升发发泄，疏通。"疏泄"一词，始见于《素问·五常政大论》："土疏泄，苍气达。"与土得木而达同义。元·朱丹溪首次明确地提出"司疏泄者，肝也"（《格致余论·阳有余阴不足论》）的观点。

肝主疏泄在人体生理活动中的主要作用是：

（1）调畅气机 肝主疏泄的生理功能，总的是关系到人体全身的气机调畅。气机，即气的升降出入运动。升降出入是气化作用的基本形式，人体是一个不断地发生着升降出入的气化作用的机体，气化作用的升降出入过程是通过脏腑的功能活动而实现的。人体脏腑经络、气血津液、营卫阴阳，无不赖气机升降出入而相互联系，维持其正常的生理功能。肝的疏泄功能，对全身各脏腑组织气机升降出入之间的平衡协调起着重要的疏通调节作用。"凡脏腑十二经之气化，皆必藉肝胆之气化以鼓舞之，始能调畅而不病"（《读医随笔·卷四》）。因此，肝的疏泄功能正常，则气机调畅、气血和调、经络通利，脏腑组织的活动也就正常协调。

（2）调节精神情志 情志，即情感、情绪，是指人类精神活动中以反映情感变化为主的一类心理过程。中医学的情志属狭义之神的范畴，包括喜、怒、忧、思、悲、恐、惊，亦称之为七情。肝通过其疏泄功能对气机的调畅作用，可调节人的精神情志活动。人的精神情志活动除由心神所主宰外，还与肝的疏泄功能密切相关，故有"肝主谋虑"（《素问·灵兰秘典论》）之说。谋虑就是谋思虑，深谋熟虑。肝主谋虑就是肝辅佐心神参与调节思维、情绪等神经精神活动的作用。在正常生理情况下，肝的疏泄功能正常，肝气升发，既不亢奋，也不抑郁，舒畅条达，则人就能较好地协调自身的精神情志活动，表现为精神愉快，心情舒畅，理智清朗，思维灵敏，气和志达，血气和平。若肝失疏泄，则易于引起人的精神情志活动异常。疏泄不及，则表现为抑郁寡欢、多愁善虑等；疏泄太过，则表现为烦躁易怒、头胀头痛、面红目赤等。故《柳州医话》曰："七情之病，必由肝起。"宋·高以孙《纬略卷十》曰："神者，气之子，气者，神之母，形者，神之室，气清则神畅，气浊则神昏，气乱则神劳。"

肝主疏泄失常与情志失常，往往互为因果。肝失疏泄而情志异常，称之为因郁致病。因情志异常而致肝失疏泄，称之为因病致郁。

（3）促进消化吸收　脾胃是人体主要的消化器官。胃主受纳，脾主运化，肝主疏泄是保持脾胃正常消化吸收的重要条件。肝对脾胃消化吸收功能的促进作用，是通过协调脾胃的气机升降和本身分泌、排泄胆汁而实现的。

①协调脾胃的气机升降：胃气主降，受纳腐熟水谷以输送于脾；脾气主升，运化水谷精微以灌溉四旁。脾升胃降构成了脾胃的消化运动。肝的疏泄功能正常，是保持脾胃升降枢纽能够协调的重要条件。肝属木，脾胃属土，土得木而达。"木之性主于疏泄，食气入胃，全赖肝木之气以疏泄之，而水谷乃化。设肝之清阳不升，则不能疏泄水谷，渗泄中满之证在所难免"（《血证论·脏腑病机论》）。可见，饮食的消化吸收与肝的疏泄功能有密切关系，故肝的疏泄功能既可以助脾之运化，使清阳之气升发，水谷精微上归于肺，又能助胃之受纳腐熟，促进浊阴之气下降，使食糜下达于小肠。若肝失疏泄，犯脾克胃，必致脾胃升降失常，临床上除具肝气郁结的症状外，既可出现胃气不降的嗳气脘痞、呕恶纳减等肝胃不和症状，又可现脾气不升的腹胀、便溏等肝脾不调的症状。故《知医必辨·论肝气》曰："肝气一动，即乘脾土，作痛作胀，甚则作泻，又或上犯胃土，气逆作呕，两胁痛胀。"

②分泌、排泄胆汁：胆附于肝，内藏胆汁，胆汁具有促进消化的作用。胆汁是肝之余气积聚而成。诚如戴起宗《脉诀刊误·卷上》所说："其胆之精气，则因肝之余气溢入于胆，故（胆）藏在短叶间，相并而居，内藏精汁三合，其汁清净。"可见，胆汁来源于肝，贮藏于胆，胆汁排泄到肠腔内，以助食物的消化吸收。故《医原》曰："凡人食后，小肠饱满，肠头上逼胆囊，胆汁渍入肠内，利传渣滓。"肝的疏泄功能正常，则胆汁能正常地分泌和排泄，有助于脾胃的消化吸收功能。如果肝气郁结，影响胆汁的分泌和排泄，可导致脾胃的消化吸收障碍，出现胁痛、口苦、纳食不化，甚至黄疸等。总之，脾为阴中之至阴，非阴中之阳不升，土有敦厚之性，非曲直之木不达。肝气升发，疏达中土，以助脾之升清运化，胃之受纳腐熟。

（4）维持气血运行　肝的疏泄能直接影响气机调畅。只有气机调畅，才能充分发挥心主血脉、肺助心行血、脾统摄血液的作用，从而保证气血的正常运行。所以肝气舒畅条达，血液才得以随之运行，藏泄适度。血之源头在于气，气行则血行，气滞则血瘀。若肝失疏泄，气机不调，必然影响气血的运行。如气机阻滞，则气滞而血瘀，则可见胸胁刺痛，甚至癥积、肿块、痛经、闭经等。若气机逆乱，又可致血液不循常道而出血。所谓"血为气之配，气热则热，气寒则寒，气升则升，气降则降，气凝则凝，气滞则滞"（《格致余论·经水或紫或黑论》）。

（5）调节水液代谢　水液代谢的调节主要是由肺、脾、肾等脏腑共同完成的，但与肝也有密切关系。因肝主疏泄，能调畅三焦气机，促进上中下三焦肺、脾、肾三脏调节水液代谢的机能，即通过促进脾之运化水湿、肺之布散水津、肾之蒸化水液，以调节水液代谢。三焦为水液代谢的通道。三焦这种司决渎的功能，实际上就是肺、脾、肾等调节水液功能的综合。肝的疏泄正常，气机调畅，则三焦气治，水道通利，气顺则一身之津液亦随之而顺，故《血证论·阴阳水火气血论》曰："气行水亦行。"若肝失疏泄，三焦气机阻滞，气滞则水停，从而导致痰、饮、水肿，或水臌等。故《医经溯洄集·小便原委论》曰："水者气之子，气者水之母。气行则水行，气滞则水滞。"由此可见，肝脏是通过其疏利调达三焦脏腑气机的作用，来调节体内的水液代谢活动的，这就是理气以治水的理论依据。但须注意，理气法不是治疗水肿的主要治法，而是协助行水的重要一环。

（6）调节性与生殖

①调理冲任：妇女经、带、胎、产等特殊的生理活动关系到许多脏腑的功能，其中肝脏的作用甚为重要，向有"女人以肝为先天"之说。妇女一生以血为重，由于行经耗血、妊娠血聚养胎、分娩出血等，无不涉及于血，以致女子有余于气而不足于血。冲为血海，任主胞胎，冲任二脉与女性生理机能休戚相关。肝为血海，冲任二脉与足厥阴肝经相通，而隶属于肝。肝主疏泄可调节冲任二脉的生理活动。肝的疏泄功能正常，足厥阴经之气调畅，冲任二脉得其所助，则任脉通利，太冲脉盛，月经应时而下，带下分泌正常，妊娠孕育，分娩顺利。若肝失疏泄而致冲任失调，气血不和，从而形成月经、带下、胎产之疾，以及性功能异常和不孕等。

②调节精室：精室为男子藏精之处。男子随肾气充盛而天癸至（促进性成熟并维持生殖功能的物质），则精气溢泻，具备了生殖能力。男性精室的开合、精液的藏泄，与肝肾的功能有关。《格致余论·阳有余阴不足论》曰："主闭藏者肾也，司疏泄者肝也。"肝之疏泄与肾之闭藏协调平衡，则精室开合适度，精液排泄有节，使男子的性与生殖机能正常。若肝之疏泄失常，必致开合疏泄失度。其不及，可见性欲低下、阳痿、精少、不孕等；其太过，则性欲亢奋、阳强、梦遗等。

2. 肝藏血生血

（1）肝主藏血　肝藏血是指肝脏具有贮藏血液、防止出血和调节血量的功能，故有肝主血海之称。

①贮藏血液：血液来源于水谷精微，生化于脾而藏受于肝。肝内贮存一定的血液，既可以濡养自身，以制约肝的阳气而维持肝的阴阳平衡、气血和调，又可以防止出血。因此，肝不藏血，不仅可以出现肝血不足、阳气升腾太过，而且还可以导致出血。

②调节血量：在正常生理情况下，人体各部分的血液量是相对恒定的，但是，人体

各部分的血液量常随着不同的生理情况而改变。当机体活动剧烈或情绪激动时，人体各部分的血液需要量也就相应地增加，于是肝脏所贮藏的血液向机体的外周输布，以供机体活动的需要；当人们在安静休息及情绪稳定时，由于全身各部分的活动量减少，机体外周的血液需要量也相应减少，部分血液便归藏于肝。所谓"人动则血运于诸经，人静则血归于肝脏"。因肝脏具有贮藏血液和调节血量的作用，故肝有"血海"之称。

　　肝藏血功能发生障碍时，可出现两种情况：一是血液亏虚。肝血不足，则分布到全身各处的血液不能满足生理活动的需要，可出现血虚失养的病理变化。如目失血养，则两目干涩昏花，或为夜盲；筋失所养，则筋脉拘急，肢体麻木，屈伸不利，以及妇女月经量少，甚至闭经等。二是血液妄行。肝不藏血可发生出血倾向的病理变化，如吐血、衄血、月经过多、崩漏。

　　肝的疏泄与藏血之间的关系：肝主疏泄又主藏血，藏血是疏泄的物质基础，疏泄是藏血的功能表现。肝的疏泄全赖血之濡养作用，又赖肝之功能正常才能发挥其作用，所以肝的疏泄与藏血功能之间有着相辅相成的密切关系。就肝之疏泄对藏血而言，在生理上，肝主疏泄，气机调畅，则血能正常地归藏和调节。血液的运行不仅需要心肺之气的推动和脾气的统摄，而且还需要肝气的调节才能保证气机的调畅而使血行不致瘀滞。在病理上，肝失疏泄可以影响血液的归藏和运行。如肝郁气滞，气机不畅，则血亦随之而瘀滞，即由气滞而血瘀。若疏泄太过，肝气上逆，血随气逆，又可导致出血。就肝之藏血对疏泄而言，在生理上，肝主藏血，血能养肝，使肝阳勿亢，保证肝主疏泄的功能正常。在病理情况下，肝之藏血不足或肝不藏血而出血，终致肝血不足。肝血不足，血不养肝，疏泄失职，则夜寐多梦，女子月经不调等症相继出现。

　　（2）肝主生血　肝主生血是指肝参与血液生成的作用。肝不仅藏血，而且还能生血。"肝者……其充在筋，以生血气"（《素问·六节藏象论》），"气不耗，归精于肾而为精，精不泄，则归精于肝而化清血"（《张氏医通·诸血门》）。可见，肝参与血液的生成。

　　肝主疏泄与肝主生血：肝以血为体，以气为用。"肝主血，肝以血为自养，血足则柔，血虚则强"（《温病条辨·卷六》）。肝生血，血足则肝体自充。刚劲之质得为柔和之体，通其条达畅茂之性，则无升动之害。疏泄与生血，肝气与肝血，相互为用，动静有常。肝血不足则肝气有余，疏泄太过，而为肝气、肝火、肝风之灾。

（三）肝的生理特性

1. 肝喜条达

　　条达，舒展、条畅、通达之意。抑郁，遏止阻滞。肝为风木之脏，肝气升发，喜条达而恶抑郁。肝气宜保持柔和舒畅、升发条达的特性，才能维持其正常的生理功能，宛如春天的树木生长那样条达舒畅，充满生机。肝主升发是指肝具升发生长、生机不息之性，有启迪诸脏生长化育之功。肝属木，其气通于春，春木内孕生升之机，以春木升发之性而类肝，故称肝主升发，又称肝主升生之气。条达为木之本性，自然界中凡木之属，其生长之势喜舒展、顺畅、畅达，既不压抑又不阻遏而伸其自然之性。肝属木，木性条达，故条达亦为肝之性。肝喜条达是指肝性喜舒展、条畅、畅达，实即肝之气机性喜舒畅、调畅。在正常生理情况下，肝气升发、柔和、舒畅，既非抑郁，也不亢奋，以冲和条达为顺。所以，唐容川《血证论·脏腑病机论》说："肝属木，木气冲和发达，不致遏郁，则血脉得畅。"若肝气升发不及，郁结不舒，就会出现胸胁满闷、胁肋胀痛、抑郁不乐等症状。如肝气升发太过，则见急躁易怒、头晕目眩、头痛头胀等症状。肝的这种特性与肝主疏泄的生理功能有密切关系。

肝气升发条达而无抑遏郁滞，则肝之疏泄功能正常。肝主疏泄的生理功能是肝喜升发条达之性所决定的。故《读医随笔·平肝者舒肝也非伐肝也》曰："肝之性，喜升而恶降，喜散而恶敛。"《内经博议》曰："以木为德，故其体柔和而升，以象春，以条达为性……其性疏泄而不能屈抑。"

2. 肝为刚脏

肝为风木之脏，喜条达而恶抑郁，其气易逆易亢，其性刚强，故称肝为刚脏。刚，刚强暴急之谓。肝脏具有刚强之性，其气急而动，易亢易逆，故被喻为"将军之官"。肝体阴用阳，为风木之脏，其气主升主动，喜条达而恶抑郁，也忌过亢。肝为刚脏系由肝体阴用阳之性所致。肝体阴柔，其用阳刚，阴阳和调，刚柔相济，则肝的功能正常。故《临证指南医案·卷一》曰："肝为风木之脏，因有相火内寄，体阴用阳，其性刚，主动主升，全赖肾水以涵之，血液以濡之，肺金清肃下降之令以平之，中宫敦阜之土气以培之，则刚劲之质，得为柔和之体，遂其条达畅茂之性，何病之有？"在生理情况下，肝之体阴赖肾之阴精以涵，方能充盈，故肝之自身体阴常不足而其用阳常易亢。刚柔不济，柔弱而刚强，故肝气易亢易逆。肝气、肝阳常有余的病理特性，反映了肝脏本身具有刚强躁急的特性。故沈金鳌《杂病源流犀烛》说："肝……其体本柔而刚，直而升，以应乎春。其性条达而不可郁，其气偏于急而激暴易怒，故其为病也多逆。"若忤其性则恣横欺凌，延及他脏，而乘脾、犯胃、冲心、侮肺、及肾，故曰肝为五脏之贼。

3. 肝体阴而用阳

体用是中国古代哲学范畴，指实体及其作用、功能、属性，或本质与现象，或根据与表现的关系。引入中医学领域，旨在说明脏腑的本体及其与生理功能、生理特性的关系。体指脏腑本体，用指脏腑的功能、特性。肝体阴而用阳：所谓"体"，是指肝的本体；所谓"用"，是指肝脏的功能活动。肝为刚脏，以血为体，以气为用，体阴而用阳。肝为藏血之脏，血属阴，故肝体为阴；肝主疏泄，性喜条达，内寄相火，主升主动，故肝用为阳。

肝脏"体阴"的意义：①肝属阴脏的范畴，位居膈下，故属阴。②肝藏阴血，血属阴。肝脏必须依赖阴血的滋养才能发挥其正常的生理作用，肝为刚脏，非柔润不和。

肝脏"用阳"的意义：①从肝的生理机能来看，肝主疏泄，性喜条达，内寄相火，主动主升，按阴阳属性言之，则属于阳。②从肝的病理变化来看，易于阳亢，易于动风。肝病常表现为肝阳上亢和肝风内动，引起眩晕、肢麻、抽搐、震颤、角弓反张等症状。气为阳，血为阴，阳主动，阴主静，因而称肝脏"体阴而用阳"。

肝体阴用阳，实际上概括了肝的形体结构与生理功能的关系，也揭示了肝脏在生理及病理变化上的主要特征。

由于肝脏具有体阴而用阳的特点，所以，在临床上对于肝病的治疗，"用药不宜刚而宜柔，不宜伐而宜和"（《类证治裁·卷之三》）。往往用滋养阴血以益肝或采用凉肝、泻肝等法以抑制肝气肝阳之升动过度。

4. 肝气与春气相应

肝与东方、风、木、春季、青色、酸味等有着一定的内在联系。春季为一年之始，阳气始生，万物以荣，气候温暖多风。天人相应，同气相求，在人体则与肝相应。故肝气在春季最旺盛，反应最强，而在春季也多见肝之病变。证之于临床，春三月为肝木当令之时，肝主疏泄，与人的精神情志活动有关，故精神神经病变多发于春天。又如肝与酸相通应，故补肝多用白芍、五味子等酸味之品。

五、肾

肾，位于腰部脊柱两侧，左右各一，右微下，左微上，外形椭圆弯曲，状如豇豆。与膀胱、骨髓、脑、发、耳等构成肾系统。主藏精，主水液，主纳气，为人体脏腑阴阳之本，生命之源，故称为先天之本。在五行属水，为阴中之阳。在四时与冬季相应。

（一）肾的解剖形态

1. 肾的解剖位置

肾位于腰部脊柱两侧，左右各一，右微下，左微上。"肾两枚，附脊第十四椎"（《类证治裁·卷之首》）。

2. 肾的形态结构

肾有两枚，外形椭圆弯曲，状如豇豆。"肾有二，精所舍也，生于脊膂十四椎下，两旁各一寸五分，形如豇豆，相并而曲附于脊外，有黄脂包裹，里白外黑"（《医贯·卷之一·内经十二官论》）。

（二）肾的生理功能

1. 肾藏精

肾藏精是指肾具有贮存、封藏人身精气的作用。

（1）精的概念与分类

①精的概念：精，又称精气，是中国古代哲学气一元论的重要范畴。在中国气一元论发展史上，精气论者以精、精气释气，即精、精气就是气。引入中医学领域，形成了中医学气和精或精气的概念。在中医学中，气与精虽同属于生命物质系统范畴，但精是除气之外的精微物质的总称，是一个极其重要的具有多层含义的概念。一般而言，精的含义有广义和狭义之分。

广义之精是构成人体的维持人体生长发育、生殖和脏腑功能活动的有形精微物质的统称。故《读医随笔·气血精神论》曰："精有四：曰精也，血也，津也，液也。"前一个"精"字即指广义而言。广义之精包括禀受于父母的生命物质，即先天之精，以及后天获得的水谷之精，即后天之精。

狭义之精是禀受于父母而贮藏于肾的具生殖繁衍作用的精微物质，又称生殖之精。

②精的分类：就精的来源而言，可分为先天之精和后天之精两类。

先天之精：先天之精又称肾本脏之精。先天之精，禀受于父母，与生俱来，是生育繁殖、构成人体的原始物质。"人始生，先成精"（《灵枢·经脉》），"两神相搏，合而成形，常先身生，是谓精"（《灵枢·决气》），"精合而形始成，此形即精也，精即形也"（《景岳全书·小儿补肾论》）。在胚胎发育过程中，精是构成胚胎的原始物质，为生命的基础，所以称为"先天之精"。先天之精藏于肾中，出生之后，得到后天之精的不断充实，成为人体生育繁殖的基本物质，故又称为"生殖之精"。

后天之精：后天之精又称五脏六腑之精。后天之精，来源于水谷精微，由脾胃化生并灌溉五脏六腑。人出生以后，水谷入胃，经过胃的腐熟、脾的运化而生成水谷之精气，并转输到五脏六腑，使之成为脏腑之精。脏腑之精充盛，除供给本身生理活动所需以外，其剩余部分则贮藏于肾，以备不时之需。当五脏六腑需要这些精微物质给养的时候，肾脏又把所藏之精气重新供给五脏六腑。一方面不断贮藏，另一方面又不断供给，循环往复，生生不已，这就是肾藏五脏六腑之精的过程和作用。由此可见，后天之精是维持人体生命活动、促进机体生长发育的基本物质。故曰："肾者主水，受五脏六腑之精而藏之，故五脏盛，乃能泻。是精藏于肾，非生于肾也。五脏六腑之精肾实藏而司其输泻，输泻以时，五脏六腑之精相续不绝，所以成其坎而位乎北，上交于心，满而后溢，生生之道也。"（《怡堂散记·卷下》）

先天之精和后天之精的关系：先天之精和后天之精，其来源虽然不同，但却同藏于肾，二者相互依存，相互为用。先天之精为后天之精准备了物质基础，后天之精不断地供养先天之精。先天之精只有得到后天之精的补充滋养，才能充分发挥其生理效应；后天之精也只有得到先天之精的活力资助，才能源源不断地化生。即所谓"先天生后天，后天养先天"，二者相辅相成，在肾中密切结合而组成肾中所藏的精气。肾为先天之本，接受其他脏腑的精气而贮藏起来。脏腑的精气充盛，肾精的生成、贮藏和排泄才能正常。故《医碥·遗精》曰："精者，一身之至宝，原于先天而成于后天者也，五脏俱有而属于肾。"

（2）精的生理功能　肾中精气不仅能促进机体的生长、发育和繁殖，而且还能参与血液的生成，提高机体的抗病能力。

①促进生殖繁衍：肾精是胚胎发育的原始物质，又能促进生殖机能的成熟。肾精的生成、贮藏和排泄，对繁衍后代起着重要的作用。人的生殖器官的发育及其生殖能力，均有赖于肾。人出生以后，由于先天之精和后天之精的相互滋养，从幼年开始，肾的精气逐渐充盛，发育到青春时期，随着肾精的不断充盛，便产生了一种促进生殖功能成熟的物质，称作天癸。于是，男子就能产生精液，女性则月经按时来潮，性功能逐渐成熟，具备了生殖能力。以后，随着人从中年进入老年，肾精也由充盛而逐渐趋向亏虚，天癸的生成亦随之而减少，甚至逐渐耗竭，生殖能力亦随之而下降，以至消失。这充分说明肾精对生殖功能起着决定性的作用，为生殖繁衍之本。如果肾藏精功能失常，就会

导致性功能异常，生殖功能下降。

所以说，男子"二八，肾气盛，天癸至，精气溢泻，阴阳和，故能有子""七八……天癸竭，精少，肾藏衰，形体皆极"。女子"二七而天癸至，任脉通，太冲脉盛，月事以时下，故有子""七七，任脉虚，太冲脉衰少，天癸竭，地道不通，故形坏而无子"（《素问·上古天真论》）。

总之，男女生殖器官的发育成熟及其生殖能力均有赖于肾精的充盛，而精气的生成、贮藏和排泄均由肾所主，故有"肾主生殖"之说。根据这一理论，固肾保精便成为治疗性与生殖机能异常的重要方法之一。

②促进生长发育：生、长、壮、老、已是人类生命的自然规律。人从出生经过发育、成长、成熟、衰老以至死亡前机体生存的时间，称之为寿命，通常以年龄作为衡量寿命长短的尺度。中医学称寿命为天年、天寿，即先天赋予的寿命限度。健康长寿是人类有史以来一直为之奋斗的目标。"健康是身体上、精神上和社会适应上的完好状态，而不仅是没有疾病和虚弱。"这是 WHO 对健康的最新定义。中医学远在秦汉时期（大约两千年前）便明确指出，"阴阳匀平，以充其形，九候若一，命曰平人"（《素问·调经论》）。"平人者，不病，不病者，脉口、人迎应四时也，上下相应而俱来也，六经之脉不结动也，本末之寒温之相守司也，形肉血气必相称也，是谓平人"（《灵枢·终始》）。平人即健康者。健康意味着机体内部及机体与外界环境的阴阳平衡，脏腑经络功能正常，气血和调，精神内守，形神合一。人的脏腑气血盛衰，直接关系着人的强弱寿夭。人以五脏为本，而肾为五脏之根，肾所藏之精气为生命的基础，在人的生长壮老已的过程中起主导作用。故《素问·上古天真论》曰："天寿过度，气脉常通，而肾气有余也。"生长壮老已的过程称之为生命的历程。一般根据年龄把生命的历程分为少年、青年、中年和老年四个阶段。据最新资料，从出生至 15 或 16 岁统称为少年时期，17 岁至 44 岁为青年时期，45 岁至 59 岁为中年时期，60 岁以上为老年时期，其中 60 岁至 74 岁为老年前期，75 岁至 89 岁为老年时期，90 岁以上为长寿。据《内经》所载，中医学关于人生命历程的划分方法有二：其一，《灵枢·天年》以 10 岁为单位划分之，即从 10 岁至 40 岁为人体由幼年至壮年生长发育和脏腑气血隆盛时期；人到 40 岁，即为脏腑气血由盛而衰的开端；自 50 岁始，直至百岁乃至终寿，是人体由中年步入老年，脏腑气血逐渐衰弱，日趋衰老直至死亡。人体脏腑气血随着年龄的增长呈现出由盛而衰的规律性变化。其二，《素问·上古天真论》以男八女七为计，将生命历程分为三个阶段，一为生命发育阶段：男子 8 岁至 16 岁，女子 7 岁至 14 岁。"丈夫八岁，肾气实，发长齿更；二八，肾气盛，天癸至，精气溢泻，阴阳和，故能有子""女子七岁，肾气盛，齿更发长；二七而天癸至，任脉通，太冲脉盛，月事以时下，故有子"。二为身体壮盛阶段：男子"三八，肾气平均，筋骨劲强，故真牙生而长极；四八，筋骨隆盛，肌肉满壮"，女子"三七，肾气平均，故真牙生而长极；四七，筋骨坚，发长极，身体盛壮"。三为身体渐衰阶段：男子"五八，肾气衰，发堕齿槁；六八，阳气衰竭于上，面焦，发斑白；七八，肝气衰，筋不能动，天癸竭，精少，肾脏衰，形体皆极；八八，则齿发去"，女子"五七，阳明脉衰，面始焦，发始堕；六七，三阳脉衰于上，面皆焦，发始

白；七七，任脉虚，太冲脉衰少，天癸竭，地道不通，故形坏而无子"。人体脏腑和精气的盛衰，随着年龄的增长呈现出由盛而衰而竭的规律性变化。总之，在整个生命过程中，由于肾中精气的盛衰变化，而呈现出生、长、壮、老、已的不同生理状态。人从幼年开始，肾精逐渐充盛，则有齿更发长等生理现象；到了青壮年，肾精进一步充盛，乃至达到极点，机体也随之发育到壮盛期，则真牙生，体壮实，筋骨强健；待到老年，肾精衰退，形体也逐渐衰老，全身筋骨运动不灵活，齿摇发脱，呈现出老态龙钟之象。由此可见，肾精决定着机体的生长发育，为人体生长发育之根。如果肾精亏少，影响到人体的生长发育，会出现生长发育障碍，如发育迟缓、筋骨痿软等；成年则现未老先衰、齿摇发落等。故《医学读书记·卷下》曰："元气（肾气，作者注）是生来便有，此气渐长渐消，为一生盛衰之本。元精（肾精，作者注）与气俱来，亦渐长渐消，而为元气之偶。"肾精对促进人体生长发育具有重要作用，为性命之根，"肾气绝，则不尽其天命而死也"（《中藏经》）。所以，对生长发育障碍，如"五软""五迟"等病，补肾是其重要治疗方法之一。补肾填精又是延缓衰老和治疗老年性疾病的重要手段。在中医学历代文献中，延缓衰老的方剂以补肾者为多。藏惜肾精为养生之重要原则，固精学派是中医养生学中一个重要的学术流派。

③参与血液生成：肾藏精，精能生髓，精髓可以化而为血。"血即精之属也，但精藏于肾，所蕴不多，而血富于冲，所至皆是"（《景岳全书·血证》）。"夫血者，水谷之精微，得命门真火蒸化"（《读医随笔·气血精神论》）。故有血之源头在于肾之说。所以，在临床上治疗血虚常用补益精髓之法。

④抵御外邪侵袭：肾精具有抵御外邪而使人免于疾病的作用。精充则生命力强，卫外固密，适应力强，邪不易侵。反之，精亏则生命力弱，卫外不固，适应力弱，邪侵而病。故有"藏于精者，春不病温"（《素问·金匮真言论》）之说。冬不藏精，春必病温，肾精这种抵御外邪的能力属正气范畴，与"正气存内，邪不可干""邪之所凑，其气必虚"的意义相同。

2. 肾主水液

水液是体内正常液体的总称。肾主水液，从广义来讲，是指肾为水脏，泛指肾具有藏精和调节水液的作用；从狭义而言，是指肾主持和调节人体水液代谢的功能。本节所及，属于后者。肾主水的功能是靠肾阳对水液的气化来实现的。肾脏主持和调节水液代谢的作用，称作肾的"气化"作用。

人体的水液代谢包括两个方面：一是将水谷精微中具有濡养滋润脏腑组织作用的津液输布周身；二是将各脏腑组织代谢利用后的浊液排出体外。这两方面，均赖肾的气化作用才能完成。

在正常情况下，水饮入胃，由脾的运化和转输而上输于肺，肺的宣发和肃降而通调水道，使清者（有用的津液）以三焦为通道而输送到全身，发挥其生理作用，浊者（代谢后的津液）则化为汗液、尿液和气等分别从皮肤汗孔、呼吸道、尿道排出体外，从而维持体内水液代谢的相对平衡。在这一代谢过程中，肾的蒸腾气化使肺、脾、膀胱等脏腑在水液代谢中发挥各自的生理作用。被脏腑组织利用后的水液（清中之浊者）

从三焦下行而归于肾,经肾的气化作用分为清浊两部分。清者,再通过三焦上升,归于肺而布散于周身;浊者变成尿液,下输膀胱,从尿道排出体外。如此循环往复,以维持人体水液代谢的平衡。

肾的开阖作用对人体水液代谢平衡有一定的影响。"开"就是输出和排出,"阖"就是关闭,以保持体液相对稳定的贮存量。在正常生理状态下,由于人的肾阴、肾阳是相对平衡的,肾的开阖作用也是协调的,因而尿液排泄也就正常。综上所述,人体的水液代谢与肺、脾胃、小肠、大肠、膀胱、三焦等脏腑有密切关系,而肺的宣肃、脾的运化和转输、肾的气化则是调节水液代谢平衡的中心环节。其中,以肺为标,以肾为本,以脾为中流砥柱。肾的气化作用贯穿于水液代谢的始终,居于极其重要的地位,所以有"肾者主水""肾为水脏"之说。

在病理上,肾主水功能失调,气化失职,开阖失度,就会引起水液代谢障碍。气化失常,关门不利,阖多开少,小便的生成和排泄发生障碍,可引起尿少、水肿等病理现象;若开多阖少,又可见尿多、尿频等症。

3. 肾主纳气

纳,固摄、受纳的意思。肾主纳气,是指肾有摄纳肺吸入之气而调节呼吸的作用。人体的呼吸运动虽为肺所主,但吸入之气必须下归于肾,由肾气为之摄纳,呼吸才能通畅、调匀。"气根于肾,亦归于肾,故曰肾纳气,其息深深"(《医碥·气》)。正常的呼吸运动是肺肾之间相互协调的结果。所以《类证治裁·卷之二》说:"肺为气之主,肾为气之根,肺主出气,肾主纳气,阴阳相交,呼吸乃和。"

肾主纳气,对人体的呼吸运动具有重要意义。只有肾气充沛,摄纳正常,才能使肺的呼吸均匀,气道通畅。如果肾的纳气功能减退,摄纳无权,吸入之气不能归纳于肾,就会出现呼多吸少、吸气困难、动则喘甚等肾不纳气的病理变化。所以,咳喘之病,"在肺为实,在肾为虚"(《临证指南医案·卷四》),初病治肺,久病治肾。

肾主纳气,是肾的封藏作用在呼吸运动中的体现。故曰"化精,为封藏之本"(《医学入门·脏腑》)。

4. 主一身阴阳

(1)肾精、肾气、肾阴、肾阳的关系 五脏皆有阴阳,就物质与功能言,则物质属阴,功能属阳。功能产生于物质,而物质表现功能。

肾精,即肾所藏之精气。其来源于先天之精,赖后天之精的不断充养,为肾功能活动的物质基础,是机体生命活动之本,对机体各种生理活动起着极其重要的作用。

肾气,肾精所化生之气,实指肾脏精气所产生的生理功能。气在中医学中指构成人体和维持人体生命活动的最基本物质,是脏腑经络功能活动的物质基础。气有运动的属性,气的运动表现为人体脏腑经络的功能活动。脏腑经络是结构与功能辩证统一的综合概念,它虽有解剖意义,而更重要的是一个人体功能模型,标志着人体脏腑经络的生理功能。精化为气,故肾气是由肾精而产生的,肾精与肾气的关系,实际上就是物质与功能的关系。为了在理论上、实际上全面阐明肾精的生理效应,又将肾气,即肾脏的生理功能概括为肾阴和肾阳两个方面。

肾阴，又称元阴、真阴、真水，为人体阴液的根本，对机体各脏腑组织起着滋养、濡润作用。

肾阳，又称元阳、真阳、真水，为人体阳气的根本，对机体各脏腑组织起着推动、温煦作用。

肾阴和肾阳二者之间，相互制约、相互依存、相互为用，维持着人体生理上的动态平衡。从阴阳属性来说，精属阴，气属阳，所以有时也称肾精为"肾阴"，肾气为"肾阳"。这里的"阴"和"阳"，是指物质和功能的属性而言的。

（2）肾阴肾阳为脏腑阴阳之本　肾为五脏六腑之本，为水火之宅，寓真阴（即命门之水）而涵真阳。《类经附翼·求正录》曰："此命门之水火，即十二藏之化源。故心赖之，则君主以明；肺赖之，则治节以行；脾胃赖之，济仓廪之富；肝胆赖之，资谋虑之本；膀胱赖之，则三焦气化；大小肠赖之，则传导自分。"肾阴充则全身诸脏之阴亦充，肾阳旺则全身诸脏之阳亦旺盛。所以说，肾阴为全身诸阴之本，肾阳为全身诸阳之根。

在病理情况下，由于某些原因，肾阴和肾阳的动态平衡遭到破坏而又不能自行恢复时，即能形成肾阴虚和肾阳虚的病理变化。肾阴虚，则表现为五心烦热、眩晕耳鸣、腰膝酸软、男子遗精、女子梦交等症状；肾阳虚，则表现为精神疲惫、腰膝冷痛、形寒肢冷、小便不利或遗尿失禁，以及男子阳痿、女子宫寒不孕等性功能减退和水肿等症状。

由于肾阴与肾阳之间的内在联系，二者在病变过程中常互相影响，肾阴虚发展到一定程度的时候，可以累及肾阳，发展为阴阳两虚，称作"阴损及阳"；肾阳虚到一定程度的时候，也可累及肾阴，发展为阴阳两虚，称作阳损及阴。

（三）肾的生理特性

1. 肾主闭藏

封藏，亦曰闭藏，固密储藏，封固闭藏之谓。肾主封藏是指肾贮藏五脏六腑之精的作用。封藏是肾的重要生理特性。肾为先天之本，生命之根，藏真阴而寓元阳，为水火之脏。肾藏精，精宜藏而不宜泄；肾主命火，命火宜潜不宜露，故《素问·六节藏象论》曰："肾者主蛰，封藏之本，精之处也。"人之生身源于肾，生长发育基于肾，生命活动赖于肾。肾是人体阴精之所聚，肾精充则化源足。肾又是生命活动之本原，肾火旺则生命力强，精充火旺，阴阳相济，则生化无穷，机体强健。肾为封藏之本，是对肾脏生理功能的高度概括，体现了肾脏各种生理功能的共同特点。如精藏于肾、气纳于肾，以及月经的应时而下、胎儿的孕育、二便的正常排泄等，均为肾封藏之职的功能所及。肾精不可泻，肾火不可伐，犹如木之根、水之源，木根不可断，水源不可竭，灌其根枝叶茂，澄其源流自清。因此，肾脏只宜闭藏而不宜耗泻。肾主闭藏的生理特性体现在藏精、纳气、主水、固胎等各方面。基于这一生理特性，故治肾多言其补，不论其泻，或以补为泻。但是，肾病并非绝对无实而不可泻，确有实邪亦当用泻。然而，肾脏具有主蛰伏闭藏的特性，故其病虚多实少，纵然有实邪存在，也是本虚标实，所以治肾还是以多补少泻为宜。肾主闭藏的理论对养生具有重要指导意义，养生学非常强调收心神、节情欲、调七情、省操劳以保养阴精，使肾精充盈固秘而延年益寿。

2. 肾气与冬气相应

肾与冬季、北方、寒、水、咸味等有着内在联系。如冬季寒水当令，气候比较寒冷。水在天为寒，在脏为肾。冬季的岁运，正常为"静顺"，万物归藏。在人应肾，阴平阳秘，封藏有节。不及为"涸流"，太过为"流衍"。不及与太过，四时阴阳异常，在人则肾之阴阳失调，封藏失职。在人体以肾气变化为著，故冬季以肾病、关节疾病较多为其特点。

总之，五脏与自然界的收受关系旨在说明人体生命活动的节律变化是与自然密切相关的。

[附] 命门

命门一词，始见于《内经》，谓："命门者，目也。"（《灵枢·根结》）自《难经》始，命门被赋予"生命之门"的含义，它是先天之气蕴藏之所在，人体生化的来源，生命的根本。于是命门就成了藏象学说的内容之一，遂为历代医家所重视。

（一）命门的位置

关于命门的位置，历来有不少争论，归纳起来有以下几种。

1. 左肾右命门说

肾有二枚，左肾为肾、右肾为命门之说，始自《难经》。"肾两者，非皆肾也，其左者为肾，右者为命门"（《难经·三十六难》）。自此以后，晋·王叔和《脉经》，宋·陈无择《三因方》、严用和《济生方》，明·李梴《医学入门》等均遵此说。

2. 两肾总号命门说

明·虞抟否定左为肾右为命门之说，明确指出"两肾总号为命门"。《医学正传》谓："夫两肾固为真元之根本，性命之所关，虽为水脏，而实有相火寓乎其中，象水中之龙火，因其动而发也。愚意当以两肾总号为命门。"明·张景岳《类经附翼·求正录》认为："肾两者，坎外之偶也；命门一者，坎中之奇也。一以统两，两以包一。是命门总主乎两肾，而两肾皆属于命门。故命门者，为水火之府，为阴阳之宅，为精气之海，为死生之窦。"这一学说认为两肾俱为命门，并非在肾之外另有一个命门。

3. 两肾之间为命门说

以命门独立于两肾之外，位于两肾之间，实以明·赵献可为首倡。他根据《素问·刺禁论》"七节之傍，中有小心"，认为"此处两肾所寄，左边一肾，属阴水，右边一肾，属阳水，各开一寸五分，中间是命门所居之宫，其右旁即相火也，其左旁即天一之真水也"（《医贯》）。这种论点一直影响到清代，如陈修园《医学三字经》、林佩琴《类证治裁》、张路玉《本经逢原》、黄宫绣《本草求真》等均宗此说。

4. 命门为肾间动气说

此说虽然认为两肾中间为命门，但其间非水非火，而只是存在一种原气发动之机，同时又认为命门并不是具有形质的脏器。倡此说者首推明·孙一奎，其在《医旨绪余》中指出："命门乃两肾中间之动气，非水非火，乃造化之枢纽，阴阳之根蒂，即先天之太极，五行由此而生，脏腑以继而成。若谓属水属火，属脏属腑，乃是有形质之物，则外当有经络动脉，而形于诊，《灵》《素》亦必著之于经也。"

（二）命门的功能

明代以前，在《难经·三十九难》"命门者……其气与肾通"之说的影响下，把命门的功能笼统地包括在"肾气"概念之中，认为命门的功能与肾的功能有相同之处。直到明代，命门学说得到进一步发展。综合前人的论述，对命门的功能有以下几种认识。

1. 命门为原气所系，是人体生命活动的原动力："命门者，诸神精之所舍，原气之所系也"（《难经·三十六难》）。

2. 命门藏精舍神，与生殖功能有密切关系："命门者，精神之所舍也；男子以藏精，女子以系胞"（《难经·三十九难》）。说明命门是人体藏精舍神之处，男子以贮藏精气，女子以联系子宫。命门藏精舍神的功能，实为肾主生殖的一部分功能。陈修园《医学三字经》则明确指出："凡称之曰门，皆指出入之处而言也。况身形未生之初，父母交会之际，男之施由此门而出，女之受由此门而入。及胎元既足，复由此门而生。故于八门即飞门、户门、吸门、贲门、幽门、阑门、魄门等七冲门（加上溺窍气门）之外，重之曰命门也。"认为命门在女为产门，在男为精关。

3. 命门为水火之宅，包括肾阴、肾阳的功能："命门为元气之根，为水火之宅，五脏之阴报导非此不能滋，五脏之阳气非此不能发"（《景岳全书·传忠录·命门余义》）。"命门之火，谓之元气；命门之水，谓之元精"（《类经附翼·求正录》）。可见，张景岳认为命门的功能包括了肾阴、肾阳两方面的作用。

4. 命门内寓真火，为人身阳气之根本：命门的功能称为命门真火，或命火，也就是肾阳，是各脏腑功能活动的根本。所以周省吾则进一步强调："命门者，人身之真阳，肾中之元阳是已，非另是一物也。"（《吴医汇讲》）

纵观历代医家对命门的认识，从形态言，有有形与无形之争；从部位言，有右肾与两肾之间之辨；从功能言，有主火与非火之争。但对命门的主要生理功能，以及命门的生理功能与肾息相通的认识是一致的。我们认为肾阳，亦即命门之火，肾阴，亦即张景岳所谓"命门之水"。肾阴，亦即真阴、元阴；肾阳，亦即真阳、元阳。古人言命门，无非是强调肾中阴阳的重要性。

第二节　六　腑

六腑，是胆、胃、小肠、大肠、膀胱、三焦的总称。它们的共同生理功能是"传化物"，其生理特点是"泻而不藏""实而不能满"。饮食物入口，通过食道入胃，经胃的腐熟，下传于小肠，经小肠的分清泌浊，其清者（精微、津液）由脾吸收，转输于肺，而布散全身，以供脏腑经络生命活动之需要；其浊者（糟粕）下达于大肠，经大肠的传导，形成大便排出体外；而废液则经肾之气化而形成尿液，渗入膀胱，排出体外。饮食物在消化、吸收、排泄过程中，须通过消化道的七个要冲，即"七冲门"，意为七个冲要门户，"唇为飞门，齿为户门，会厌为吸门，胃为贲门，太仓下口为幽门，大肠小肠会为阑门，下极为魄门，故曰七冲门也"（《难经·四十四难》）。

六腑的生理特性是受盛和传化水谷，具有通降下行的特性。"六腑者，传化物而不藏，故实而不能满也，所以然者，水谷入口，则胃实而肠虚；食下，则肠实而胃虚"（《素问·五脏别论》）。每一腑都必须适时排空其内容物，才能保持六腑通畅，功能协调，故有"六腑以通为用，以降为顺"之说。突出强调"通""降"二字，若通和降太过与不及，均属于病态。

一、胆

胆居六腑之首，又隶属于奇恒之腑，其形呈囊状，若悬瓠，附于肝之短叶间。胆属阳属木，与肝相表里，肝为脏属阴木，胆为腑属阳木。胆贮藏、排泄胆汁，主决断，调节脏腑气。

（一）胆的解剖形态

1. 胆的解剖位置

胆与肝相连，附于肝之短叶间，肝与胆又有经脉相互络属。

2. 胆的形态结构

胆是中空的囊状器官，胆内贮藏的胆汁，是一种精纯、清净、味苦而呈黄绿色的精汁。所以胆有"中精之府"（《灵枢·本输》），"清净之府"（《难经·三十五难》），"中清之府"（《备急千金要方》）之名。

胆的解剖形态与其他的腑相类，故为六腑之一。胆贮藏精汁，由于这个生理特点，所以胆又属于奇恒之腑之一。

（二）胆的生理功能

1. 贮藏和排泄胆汁

胆汁，别称"精汁""清汁"，来源于肝脏。胆汁由肝脏形成和分泌出来，然后进入胆腑贮藏、浓缩之，并通过胆的疏泄作用而入于小肠。肝胆同属木行，一阴一阳，表里相合。胆腑亦具疏泄之功，但胆的疏泄须赖肝气疏泄而行其职。

贮藏于胆腑的胆汁，由于肝的疏泄作用，使之排泄，注入肠中，以促进饮食物的消化。若肝胆功能失常，胆的分泌与排泄受阻，就会影响脾胃的消化功能，而出现厌食、腹胀、腹泻等消化不良症状。若湿热蕴结肝胆，以致肝失疏泄，胆汁外溢，浸渍肌肤，则发为黄疸，以目黄、身黄、小便黄为特征。胆气以下降为顺，若胆气不利，气机上逆，则可出现口苦、呕吐黄绿苦水等。

2. 主决断

胆主决断，指胆在精神意识思维活动过程中，具有判断事物、做出决定的作用。胆主决断对于防御和消除某些精神刺激（如大惊大恐）的不良影响，以维持和控制气血的正常运行，确保脏器之间的协调关系有着重要的作用。故《素问·灵兰秘典论》曰："胆者，中正之官，决断出焉。"精神心理活动与胆之决断功能有关，胆能助肝之疏泄以调畅情志，肝胆相济，则情志调和稳定。胆气豪壮者，剧烈的精神刺激对其所造成的影响不大，且恢复也较快。所以说，气以胆壮，邪不可干。胆气虚弱的人，在受到精神刺激的不良影响时，则易于形成疾病，表现为胆怯易惊、善恐、失眠、多梦等精神情志病变，常可从胆论治而获效。故《类经·藏象类》曰："胆附于肝，相为表里，肝气虽强，非胆不断，肝胆相济，勇敢乃成。"

3. 调节脏腑气机

胆合于肝，助肝之疏泄，以调畅气机，则内而脏腑，外而肌肉，升降出入，纵横往来，并行不悖，从而维持脏腑之间的协调平衡。胆的功能正常，则诸脏易安，故有"凡十一脏，取决于胆也"（《素问·六节藏象论》）之说，即所谓"十一脏皆藉胆气以为和"（《杂病源流犀烛》）。人体是一个升降出入气化运动的机体，肝气条达，气机调畅，则脏腑气机升降有序，出入有节，而阴阳平衡，气血和调。胆为腑，肝为脏，脏腑之中脏为主，腑为从，何谓"十一脏取决于胆"，而不云"十一脏取决于肝"呢？因为肝为阴木，胆为阳木，为阳中之少阳。"阳予之正，阴为之主"（《素问·阴阳离合论》）。阴为阳基，阳为阴统，阳主阴从，即阴之与阳，阳为主导。胆为阳木，而肝为阴木，阳主阴从，故谓"十一脏取决于胆"。

总之，"十一脏取决于胆"旨在说明在思维活动中，肝主谋虑，胆主决断，肝胆相互为用，而非指胆具"五脏六腑之大主"的作用。胆之决断必须在心的主导下，才能发挥正常作用。

（三）胆的生理特性

1. 胆气主升

胆为阳中之少阳，禀东方木德，属甲木，主少阳春升之气，故称胆气主升。胆气主升，实为胆的升发条达之性，与肝喜条达而恶抑郁同义。甲子为五运六气之首，其时应春，且为阳中之少阳。春气升则万物皆安，这是自然界的规律。人与天地相参，在人体则胆主甲子，胆气升发条达，如春气之升，则脏腑之气机调畅。胆气主升之升，谓木之升，即木之升发疏泄。胆气升发疏泄正常，则脏腑之气机升降出入正常，从而维持其正常的生理功能。故《脾胃论·脾胃虚实传变论》曰："胆者，少阳春升之气，春气升则万化安。故胆气春升，则余脏从之；胆气不升，则飧泄、肠澼，不一而起矣。"

2. 性喜宁谧

宁谧，清宁寂静之谓。胆为清净之府，喜宁谧而恶烦扰。宁谧而无邪扰，胆气不刚不柔，禀少阳温和之气，则得中正之职，而胆汁疏泄以时，临事自有决断。邪在胆，或热，或湿，或痰，或郁之扰，胆失清宁而不谧，失其少阳柔和之性而壅郁，则呕苦、虚烦、惊悸、不寐，甚则善恐如人将捕之状。临床上用温胆汤之治虚烦不眠、呕苦、惊悸，旨在使胆复其宁谧温和之性而得其正。

二、胃

胃是腹腔中容纳食物的器官。其外形屈曲，上连食道，下通小肠。主受纳腐熟水谷，为水谷精微之仓、气血之海，胃以通降为顺，与脾相表里，脾胃常合称为后天之本。胃与脾同居中土，但胃为燥土属阳，脾为湿土属阴。

（一）胃的解剖形态

1. 胃的解剖位置

胃位于膈下，腹腔上部，上接食道，下通小肠。胃腔称为胃脘，分上、中、下三部：胃的上部为上脘，包括贲门；下部为下脘，包括幽门；上下脘之间名为中脘。贲门上接食道，幽门下接小肠，为饮食物出入胃腑的通道。

2. 胃的形态结构

胃的外形为屈曲状，有大弯小弯。如《灵枢·平人绝谷》说："横屈，受水谷，其胃形有大弯小弯。"《灵枢·肠胃》又说："胃纡曲屈。"

（二）胃的生理功能

1. 胃主受纳水谷

受纳是接受和容纳之意。胃主受纳是指胃接受和容纳水谷的作用。饮食入口，经过食道，容纳并暂存于胃腑，这一过程称之为受纳，故称胃为"太仓""水谷之海"。"人之所受气者，谷也；谷之所注者，胃也；胃者，水谷气血之海也"（《灵枢·玉版》）。

胃司受纳，故为五谷之府（《类经·藏象类》）。机体的生理活动和气血津液的化生，都需要依靠饮食物的营养，所以又称胃为水谷气血之海。胃主受纳功能是胃主腐熟功能的基础，也是整个消化功能的基础。若胃有病变，就会影响胃的受纳功能，而出现纳呆、厌食、胃脘胀闷等症状。

胃主受纳功能的强弱，取决于胃气的盛衰，反映于能食与不能食。能食，则胃的受纳功能强；不能食，则胃的受纳功能弱。

2. 胃主腐熟水谷

腐熟是饮食物经过胃的初步消化，形成食糜的过程。胃主腐熟指胃将食物消化为食糜的作用。"中焦者，在胃中脘，不上不下，主腐熟水谷"（《难经·三十一难》）。胃接受由口摄入的饮食物并使其在胃中短暂停留，进行初步消化，依靠胃的腐熟作用，将水谷变成食糜。饮食物经过初步消化，其精微物质由脾之运化而营养周身，未被消化的食糜则下行于小肠，不断更新，形成了胃的消化过程。如果胃的腐熟功能低下，就出现胃脘疼痛、嗳腐食臭等食滞胃脘之候。

胃主受纳和腐熟水谷的功能，必须和脾的运化功能相配合，才能顺利完成。所以《注解伤寒论》说："脾，坤土（坤与乾对，坤为阴，乾为阳——作者注）也。坤助胃气消腐水谷，脾气不转，则胃中水谷不得消磨。"脾胃密切合作，"胃司受纳，脾司运化，一纳一运"（《景岳全书·饮食·脾胃》），才能使水谷化为精微，以化生气血津液，供养全身，故脾胃合称为后天之本，气血生化之源。饮食营养和脾胃的消化功能，对人体生命和健康至关重要，所以《素问·平人气象论》说："人以水谷为本，故人绝水谷则死。"

中医学非常重视"胃气"，认为"人以胃气为本"。胃气强则五脏俱盛，胃气弱则五脏俱衰，有胃气则生，无胃气则死。所谓胃气，其含义有三：其一，指胃的生理功能和生理特性。胃为水谷之海，有受纳腐熟水谷的功能，又有以降为顺、以通为用的特性，这些功能和特性的统称，谓之胃气。由于胃气影响整个消化系统的功能，直接关系到整个机体的营养来源。因此，胃气的盛衰有无，关系到人体的生命活动和存亡，在人体生命活动中具有十分重要的意义。所以在临床治病时，要时刻注意保护胃气。其二，指脾胃功能在脉象上的反映，即脉有从容和缓之象。因为脾胃有消化饮食、摄取水谷精微以营养全身的重要作用，而水谷精微又是通过经脉输送的，故胃气的盛衰有无可以从脉象表现出来。临床上有胃气之脉以和缓有力、不快不慢为其特点。其三，泛指人体的精气。"胃气者，谷气也，荣气也，运气也，生气也，清气也，卫气也，阳气也"（《脾胃论·脾胃虚则九窍不通论》）。

胃气可表现在食欲、舌苔、脉象和面色等方面。一般以食欲如常，舌苔正常，面色荣润，脉象从容和缓，不快不慢，称之为有胃气。临床上，往往以胃气之有无作为判断预后吉凶的重要依据，即有胃气则生，无胃气则死。所谓保护胃气，实际上指保护脾胃的功能。临证处方用药应切记"勿伤胃气"，否则胃气一败，百药难施。

（三）胃的生理特性

1. 胃主通降

胃主通降与脾主升清相对。胃主通降是指胃脏的气机宜通畅、下降的特性。"凡胃中腐熟水谷，其滓秽自胃之下口，并入于小肠上口"（《医学入门·脏腑》）。饮食物入胃，经过胃的腐熟，初步进行消化之后，必须下行入小肠，再经过小肠的分清泌浊，其浊者下移于大肠，然后变为大便排出体外，从而保证了胃肠虚实更替的状态。这是由胃气通畅下行作用而完成的。故《素问·五脏别论》曰："水谷入口，则胃实而肠虚；食下，则肠实而胃虚。"《灵枢·平人绝谷》曰："胃满则肠虚，肠满则胃虚，更虚更满，故气得上下。"所以，胃贵乎通降，以下行为顺。中医的藏象学说以脾胃升降来概括整个消化系统的生理功能。胃的通降作用，还包括小肠将食物残渣下输于大肠和大肠传化糟粕的功能在内。脾宜升则健，胃宜降则和，脾升胃降，彼此协调，共同完成饮食物的消化吸收。

胃之通降是降浊，降浊是受纳的前提条件。所以，胃失通降，可以出现纳呆脘闷、胃脘胀满或疼痛、大便秘结等胃失和降之证，或恶心、呕吐、呃逆、嗳气等胃气上逆之候。脾胃居中，为人体气机升降的枢纽。所以，胃气不降，不仅直接导致中焦不和，影响六腑的通降，甚至影响全身的气机升降，从而出现各种病理变化。

2. 喜润恶燥

喜润恶燥是指胃喜于滋润而恶于燥烈的特性。中医运气学说认为，风寒热火湿燥六气分主三阴三阳，即风主厥阴，热主少阴，湿主太阴，火主少阳，燥主阳明，寒主太阳。三阴三阳之气又分属五运，即厥阴风气属木，少阴热气属君火，少阳火气属相火，太阴湿气属土，阳明燥气属金，太阳寒气属水。"阳明之上，燥气主之"（《素问·天元纪大论》），此为六气分阴阳，即燥主阳明，指运气而言。人与天地相应，在人体，阳明为六经之阳明经，即足阳明胃经、手阳明大肠经。胃与大肠皆禀燥气，"人身禀天地之燥气，于是有胃与大肠，二者皆消导水谷之府，唯其禀燥气，是以水入则消之使出，不得停于胃中"（《伤寒论浅注补正·卷二》）。火就燥，水就湿，阳明燥土必赖太阴湿土以济之，则水火相济，阴阳平衡，胃能受纳，腐熟水谷而降浊。故《伤寒论浅注补正·卷二》曰："胃与大肠，在天则属申酉二辰，申当坤方属土，西当兑方属金，在四时当七八月，为燥金用事之候。盖天地只是水火二气化生万物，水火相交，则蒸而为湿。燥与湿反，乃水火不交之气也，火不蒸水则云雨不生，水不济火，则露泽不降。"概言之，胃喜润恶燥的特性，源于运气学说中的标本中气理论，即"阳明之上，燥气主之，中见太阴"（《素问·天元纪大论》）。胃禀燥之气化，方能受纳腐熟而主通降，但燥赖水润湿济为常。所谓"恶燥"，恶其太过之谓；"喜润"，意为喜水之润。胃禀燥而恶燥，赖水以济燥。故《临证指南医案·卷三·脾胃》曰："胃喜柔润。""阳明燥土，得阴自安。"胃之受纳腐熟，不仅赖胃阳的蒸化，更需胃液的濡润。胃中津液充足，方能消化水谷，维持其通降下行之性。因为胃为阳土，喜润而恶燥，故其病易成燥热之害，胃阴每多受伤。所以，在治疗胃病时，要注意保护胃阴，即使必用苦寒泻下之剂，也应中病即止，以祛除实热燥结为度，不可妄施苦寒以免化燥伤阴。

总之，胃喜润恶燥之性主要体现在两个方面：一是胃以阳体而合阴精，阴精则降，胃气下降必赖胃阴的濡养；二是胃之喜润恶燥与脾之喜燥恶湿，阴阳互济，从而保证了脾升胃降的动态平衡。

三、小肠

小肠居腹中，上接幽门，与胃相通，下连大肠，包括回肠、空肠、十二指肠。主受盛化物和泌别清浊。与心相表里，属火属阳。

（一）小肠的解剖形态

1. 小肠的解剖位置

小肠位于腹中，上端与胃相接处为幽门，与胃相通，下端与大肠相接为阑门，与大肠相连，是进一步消化饮食的器官。小肠与心之间有经络相通，二者互相络属，故小肠与心相为表里。

2. 小肠形态结构

小肠呈纡曲回环迭积之状，是一个中空的管状器官。"小肠后附脊，左环回周迭积，其注于回肠（即大肠）者，外附于脐上，回运环十六曲"（《灵枢·肠胃》）。

小肠包括回肠、空肠和十二指肠。

（二） 小肠的生理功能

1. 主受盛化物

小肠主受盛化物是小肠主受盛和主化物的合称。受盛，接受，以器盛物之意；化物，变化、消化、化生之谓。小肠的受盛化物功能主要表现在两个方面：一是小肠盛受了由胃腑下移而来的初步消化的饮食物，起到容器的作用，即受盛作用；二指经胃初步消化的饮食物，在小肠内必须停留一定的时间，由小肠对其进一步消化和吸收，将水谷化为可以被机体利用的营养物质，精微由此而出，糟粕由此下输于大肠，即"化物"作用。在病理上，小肠受盛功能失调，传化停止，则气机失于通调，滞而为痛，表现为腹部疼痛等。如化物功能失常，可以导致消化、吸收障碍，表现为腹胀、腹泻、便溏等。

2. 主泌别清浊

泌，即分泌；别，即分别；清，即精微物质；浊，即代谢产物。所谓泌别清浊，是指小肠承受胃初步消化的饮食物，在进一步消化的同时进行分别水谷精微和代谢产物的过程。分清，就是将饮食物中的精华部分，包括饮料化生的津液和食物化生的精微进行吸收，再通过脾之升清散精的作用，上输心肺，输布全身，供给营养。别浊，则体现为两个方面：其一，是将饮食物的残渣糟粕通过阑门传送到大肠，形成粪便，经肛门排出体外；其二，是将剩余的水分经肾脏气化作用渗入膀胱，形成尿液，经尿道排出体外。"膀胱与肾为表里，俱主水，水入小肠，下于胞，行于阴，为小便也"（《诸病源候论·诸淋候》）。因为小肠在泌别清浊过程中，参与了人体的水液代谢，故有"小肠主液"之说。所以张景岳《类经·藏象类·十二官》说："小肠居胃之下，受盛胃中水谷而分清浊，水液由此而渗于前，糟粕由此而归于后，脾气化而上升，小肠化而下降，故曰化物出焉。"

小肠分清别浊的功能正常，则水液和糟粕各走其道而二便正常。若小肠功能失调，清浊不分，水液归于糟粕，即可出现水谷混杂、便溏泄泻等。因"小肠主液"，故小肠分清别浊功能失常不仅影响大便，而且也影响小便，表现为小便短少。所以泄泻初期常用"利小便即所以实大便"的方法治疗。

小肠的受盛化物和泌别清浊即消化吸收过程，是整个消化过程的最重要阶段。在这一过程中，食糜进一步消化，将水谷化为清（即精微，含津液）和浊（即糟粕，含废液）两部分，前者赖脾之转输而被吸收，后者下降入大肠。小肠的消化吸收功能，在藏象学说中，往往把它归属于脾胃纳运的范畴内。脾胃纳运功能，实际上包括了现代消化生理学的全部内容，以及营养生理学的部分内容。所谓"脾化精微之气以上升"，实即小肠消化吸收的功能。所以，小肠消化吸收不良之候，属脾失健运范畴之内，多从脾胃论治。

（三） 小肠的生理特性

小肠具升清降浊的生理特性，小肠化物而泌别清浊，将水谷化为精微和糟粕，精微赖脾之升而输布全身，糟粕靠小肠之通降而下传入大肠。升降相因，清浊分别，小肠则司受盛化物之职。否则，升降紊乱，清浊不分，则现呕吐、腹胀、泄泻之候。小肠之升清降浊，实为脾之升清和胃之降浊功能的具体体现。

四、大肠

大肠居腹中，其上口在阑门处接小肠，其下端紧接肛门，包括结肠和直肠。主传化糟粕和吸收津液。属金、属阳。

（一）大肠的解剖形态

1. 大肠的解剖位置

大肠亦位于腹腔之中，其上段称"回肠"（相当于解剖学的回肠和结肠上段）；下段称"广肠"（包括乙状结肠和直肠）。其上口在阑门处与小肠相接，其下端紧接肛门（亦称"下极""魄门"）。大肠与肺有经脉相连，相互络属，故互为表里。

2. 大肠的形态结构

大肠是一个管道器官，呈回环迭积状。

（二）大肠的生理功能

1. 传导糟粕

大肠主传导是指大肠接受小肠下移的饮食残渣，使之形成粪便，经肛门排出体外的作用。大肠接受由小肠下移的饮食残渣，再吸收其中剩余的水分和养料，使之形成粪便，经肛门而排出体外，属整个消化过程的最后阶段，故有"传导之府""传导之官"之称。所以大肠的主要功能是传导糟粕，排泄大便。大肠的传导功能，主要与胃之通降、脾之运化、肺之肃降及肾之封藏有密切关系。

大肠有病，传导失常，主要表现为大便质和量的变化和排便次数的改变。如大肠传导失常，就会出现大便秘结或泄泻；若湿热蕴结于大肠，大肠气滞，又会出现腹痛、里急后重、下痢脓血等。

2. 吸收津液

大肠接受由小肠下注的饮食物残渣和剩余水分之后，将其中的部分水液重新再吸收，使残渣糟粕形成粪便而排出体外。大肠重新吸收水分，参与调节体内水液代谢的功能，称之为"大肠主津"。大肠这种重新吸收水分功能与体内水液代谢有关，所以大肠的病变多与津液有关。如大肠虚寒，无力吸收水分，则水谷杂下，出现肠鸣、腹痛、泄泻等。大肠实热，消烁水分，肠液干枯，肠道失润，又会出现大便秘结不通之症。机体所需之水，绝大部分是在小肠或大肠被吸收的，故"大肠主津，小肠主液，大肠、小肠受胃之荣气，乃能行津液于上焦，溉灌皮毛，充实腠理"（《脾胃论》）。

（三）大肠的生理特性

大肠在脏腑功能活动中，始终处于不断地承受小肠下移的饮食残渣并形成粪便而排泄糟粕，表现为积聚与输送并存，实而不能满的状态，故以降为顺，以通为用。六腑以通为用，以降为顺，尤以大肠为最。所以通降下行为大肠的重要生理特性。大肠通降失常，以糟粕内结、壅塞不通为多，故有"肠道易实"之说。

五、膀胱

膀胱又称净腑、水腑、玉海、脬、尿胞。位于下腹部，在脏腑中，居最下处。主贮存尿液及排泄尿液，与肾相表里，在五行属水，其阴阳属性为阳。

（一） 膀胱的解剖形态

1. 膀胱的解剖位置

膀胱位于下腹部，居肾之下，大肠之前。在脏腑中，居于最下处。

2. 膀胱的形态结构

膀胱，为中空囊状器官。其上有输尿管，与肾脏相通，其下有尿道，开口于前阴，称为溺窍。

（二） 膀胱的生理功能

1. 贮存尿液

在人体津液代谢过程中，水液通过肺、脾、肾三脏的作用，布散全身，发挥濡润机体的作用。其被人体利用之后，即是"津液之余"者，下归于肾。经肾的气化作用，升清降浊，清者回流体内，浊者下输于膀胱，变成尿液。所以有"津液之余者，入胞则为小便"（《诸病源候论·膀胱病候》），"小便者，水液之余也"（《诸病源候论·小便病诸候》），说明尿为津液所化。小便与津液常常相互影响，如果津液缺乏，则小便短少；反之，小便过多也会丧失津液。

2. 排泄小便

尿液贮存于膀胱，达到一定容量时，通过肾的气化作用，使膀胱开阖适度，则尿液可及时地从溺窍排出体外。

（三） 膀胱的生理特性

膀胱具有司开阖的生理特性。膀胱为人体水液汇聚之所，故称之为"津液之府""州都之官"。膀胱赖其开阖作用，以维持其贮尿和排尿的协调平衡。

肾合膀胱，开窍于二阴，"膀胱者，州都之官，津液藏焉，气化则能出矣。然肾气足则化，肾气不足则不化，入气不化，则水归大肠而为泄泻；出气不化，则闭塞下焦而为癃肿。小便之利，膀胱主之，实肾气主之也。"（《笔花医镜》）膀胱的贮尿和排尿功能，全赖于肾的固摄和气化功能。所谓膀胱气化，实际上，属于肾的气化作用。若肾气的固摄和气化功能失常，则膀胱的气化失司，开阖失权，可出现小便不利或癃闭，以及尿频、尿急、遗尿、小便不禁等，故曰"膀胱不利为癃，不约为遗尿"（《素问·宣明五气》）。所以，膀胱的病变多与肾有关，临床治疗小便异常，常从肾治之。

六、三焦

三焦，是藏象学说中的一个特有名称。三焦是上焦、中焦、下焦的合称，为六腑之一，属脏腑中最大的腑，又称外腑、孤脏。主升降诸气和通行水液，在五行属火，其阴阳属性为阳。

（一）三焦的解剖形态

对三焦解剖形态的认识，历史上有"有名无形"和"有名有形"之争。即使是有形论者，对三焦实质的争论至今尚无统一看法。但对三焦生理功能的认识，基本上还是一致的。三焦作为六腑之一，一般认为它是分布于胸腹腔的一个大腑，惟三焦最大，无与匹配，故有"孤腑"之称。正如张景岳《类经·藏象类》所说："三焦者，确有一腑，盖即脏腑之外，躯体之内，包罗诸脏，一腔之大腑也。"

关于三焦的形态，中医学将三焦单独列为一腑，并非仅仅是根据解剖，更重要的是，其是根据生理病理现象的联系而建立起来的一个功能系统。

纵观三焦，膈以上为上焦，包括心与肺；横膈以下到脐为中焦，包括脾与胃；脐以下至二阴为下焦，包括肝、肾、大小肠、膀胱、女子胞等。其中肝脏，按其部位来说，应划归中焦，但因它与肾关系密切，故将肝和肾一同划归下焦。三焦的功能实际上是五脏六腑全部功能的总体。

（二）三焦的生理功能

1. 通行元气

元气（又名原气）是人体最根本的气，根源于肾，由先天之精所化，赖后天之精以养，为人体脏腑阴阳之本，生命活动的原动力。元气通过三焦而输布到五脏六腑，充沛于全身，以激发、推动各个脏腑组织的功能活动。所以说，三焦是元气运行的通道。气化运动是生命的基本特征。三焦能够通行元气，元气为脏腑气化活动的动力。因此，三焦通行元气的功能，关系到整个人体的气化作用。故《中藏经·论三焦虚实寒热生死逆顺脉证之法第三十二》曰："三焦者，人之三元之气也……总领五脏六腑、荣卫经络、内外左右上下之气也。三焦通，则内外左右上下皆通也。其于周身灌体，和内调外，营左养右，导上宣下，莫大于此者也。"

2. 疏通水道

"三焦者，决渎之官，水道出焉"（《素问·灵兰秘典论》）。三焦能"通调水道"（《医学三字经》），调控体内整个水液代谢过程，在水液代谢过程中起着重要作用。人体水液代谢是由多个脏腑参与、共同完成的一个复杂生理过程。其中，上焦之肺，为水之上源，以宣发肃降而通调水道；中焦之脾胃，运化并输布津液于肺；下焦之肾、膀胱，蒸腾气化，使水液上归于脾肺，再参与体内代谢，下形成尿液排出体外。三焦为水液的生成敷布、升降出入的道路。三焦气治，则脉络通而水道利。三焦在水液代谢过程中的协调平衡作用，称之为"三焦气化"。三焦通行水液的功能，实际上是对肺、脾、肾等脏腑参与水液代谢功能的总括。

3. 运行水谷

"三焦者，水谷之道路"（《难经·三十一难》）。三焦具有运行水谷、协助输布精微、排泄废物的作用。其中，"上焦开发，宣五谷味，熏肤，充身，泽毛"（《灵枢·决气》），有输布精微之功；中焦"泌糟粕，蒸津液，化其精微，上注于肺脉"（《灵枢·营卫生会》），有消化吸收和转输之用；下焦则"成糟粕而俱下于大肠……循下焦而渗入膀胱焉"（《灵枢·营卫生会》），有排泄粪便和尿液的作用。三焦运化水谷协助消化吸收的功能，是对脾胃、肝肾、心肺、大小肠等脏腑完成水谷消化吸收与排泄功能的概括。

（三） 三焦的生理特性

1. 上焦如雾

上焦如雾是指上焦主宣发卫气，敷布精微的作用。上焦接受来自中焦脾胃的水谷精微，通过心肺的宣发敷布，布散于全身，发挥其营养滋润作用，若雾露之溉，故称"上焦如雾"。因上焦接纳精微而布散，故又称"上焦主纳"。

2. 中焦如沤

中焦如沤是指脾胃运化水谷，化生气血的作用。胃受纳腐熟水谷，由脾之运化而形成水谷精微，以此化生气血，并通过脾的升清转输作用，将水谷精微上输于心肺以濡养周身。因为脾胃有腐熟水谷、运化精微的生理功能，故喻之为"中焦如沤"。因中焦运化水谷精微，故称"中焦主化"。

3. 下焦如渎

下焦如渎是指肾、膀胱、大小肠等脏腑主分别清浊，排泄废物的作用。下焦将饮食物的残渣糟粕传送到大肠，变成粪便，从肛门排出体外，并将体内剩余的水液通过肾和膀胱的气化作用变成尿液，从尿道排出体外。这种生理过程具有向下疏通、向外排泄之势，故称"下焦如渎"。因下焦疏通二便，排泄废物，故又称"下焦主出"。

综上所述，三焦关系到饮食水谷受纳、消化吸收与输布排泄的全部气化过程，所以三焦是通行元气、运行水谷的通道，是人体脏腑生理功能的综合，为"五脏六腑之总司"（《类经附翼·求正录·三焦包络命门辨》）。

第三节 奇恒之腑

脑、髓、骨、脉、胆、女子胞，总称为奇恒之腑。奇恒，异于平常之谓。脑、髓、骨、脉、胆、女子胞，都是贮藏阴精的器官，似脏非脏，似腑非腑，故称。"脑髓骨脉胆女子胞，此六者地气之所生也，皆藏于阴而象于地，故藏而不泻，名曰奇恒之腑"（《素问·五脏别论》）。脑、髓、骨、脉、胆与女子胞，六者主藏而不泻，此所以象地也。其脏为奇，无所与偶，而至有恒不变，名曰奇恒之脏。奇恒之腑的形态似腑，多为中空的管腔性器官，而功能似脏，主藏阴精。其中除胆为六腑之外，其余的都没有表里配合，也没有五行的配属，但与奇经八脉有关。

脑、髓、骨、脉、胆、女子胞六者之中，胆既属于六腑，又属于奇恒之腑，已在六腑中述及。骨和脉将在五体中介绍。本节只叙述脑、髓、女子胞三者。

一、脑

脑，又名髓海、头髓。在气功学上，脑又称泥丸、昆仑、天谷。脑深藏于头部，位于人体最上部，其外为头面，内为脑髓，是精髓和神明高度汇集之处，为元神之府。

（一）脑的解剖形态

脑，位居颅腔之中，上至颅囟，下至风府（督脉的一个穴位，位于颈椎第 1 椎体上部），位于人体最上部。风府以下，脊椎骨内之髓称为脊髓。脊髓经项复骨（即第 6 颈椎以上的椎骨）下之髓孔上通于脑，合称脑髓。脑与颅骨合之谓之头，即头为头颅与头髓之概称。

脑由精髓汇集而成，不但与脊髓相通，"脑者髓之海，诸髓皆属于脑，故上至脑，下至尾骶，髓则肾主之"（《医学入门·天地人物气候相应图》），而且和全身的精微有关。故曰："诸髓者皆属于脑。"（《素问·五脏生成》）

头为诸阳之会，为清窍所在之处，人体清阳之气皆上出清窍。"头为一身之元首……其所主之脏，则以头之外壳包藏脑髓"（《寓意草·辨袁仲卿小男死证再生奇验并详海门人》）。外为头骨，内为脑髓，合之为头。头居人身之高巅，人神之所居，十二经脉三百六十五络之气血皆汇集于头，故称头为诸阳之会。

（二）脑的生理功能

1. 主宰生命活动

"脑为元神之府"（《本草纲目》），是生命的枢机，主宰人体的生命活动。在中国传统文化中，元气、元精、元神，称之为"先天之元"。狭义之神，又有元神、识神和欲神之分。元神来自先天，称先天之神，"元神，乃本来灵神，非思虑之神"（《寿世传真·总论精气神》）。人在出生之前，形体毕具，形具而神生。人始生先成精，精成而脑髓生。人出生之前随形具而生之神，即为元神。元神藏于脑中，为生命的主宰。"元神，即吾真心中之主宰也"（《乐育堂语录》）。元神存则有生命，元神败则人即死。得神则生，失神则死。因为脑为元神之府，元神为生命的枢机，故"刺头中脑户，人脑立死"（《素问·刺禁论》），"针人脑则真气泄，故立死"（《类经·针刺类》）。

2. 主精神意识

人的精神活动包括思维意识和情志活动等，都是客观外界事物反映于脑的结果。思维意识是精神活动的高级形式，是"任物"的结果。中医学一方面强调"所以任物者谓之心"（《灵枢·本神》），心是思维的主要器官；另一方面也认识到"灵机记忆不在心而在脑"（《医林改错·脑髓说》）。这种思维意识活动是在元神功能基础上，后天获得的思虑识见活动，属识神范畴。识神，又称思虑之神，是后天之神，故曰："脑中为元神，心中为识神。元神者，藏于脑，无思无虑，自然虚灵也；识神者，发于心，有思有虑，灵而不虚也。"（《医学衷中参西录·人身神明诠》）情志活动是人对外界刺激的一种反应形式，也是一种精神活动，与人的情感、情绪、欲望等心身需求有关，属欲神范畴。

总之，脑具有精神、意识、思维功能，为精神、意识、思维活动的枢纽，脑主精神意识的功能正常，则精神饱满，意识清楚，思维灵敏，记忆力强，语言清晰，情志正常。否则，便出现神明功能异常。

3. 主感觉运动

眼耳口鼻舌为五脏外窍，皆位于头面，与脑相通。人的视、听、言、动等，皆与脑有密切关系。"两耳通脑，所听之声归于脑。两目系如线，长于脑，所见之物归于脑。鼻通于脑，所闻香臭归于脑。小儿至周岁，脑渐生，舌能言一二字。"（《医林改错·脑髓说》）

脑为元神之府，散动觉之气于筋而达百节，为周身连接之要领，而令之运动。脑统领肢体，与肢体运动紧密相关。脑髓充盈，身体轻劲有力。否则，胫酸乏其功能失常，不论虚实，都会表现为听觉失聪，视物不明，嗅觉不灵，感觉异常，运动功能缺损。

（三） 脑与五脏的关系

藏象学说将脑的生理病理统归于心而分属于五脏，认为心是君主之官，五脏六腑之大主，神明之所出，精神之所舍，把人的精神意识和思维活动统归于心，称之曰"心藏神"。但是又把神分为神、魂、魄、意、志五种不同的表现，分别归属于心、肝、肺、脾、肾五脏，所谓"五神脏"。神虽分属于五脏，但与心、肝、肾的关系更为密切，尤以肾为最。因为心主神志，虽然五脏皆藏神，但都是在心的统领下而发挥作用的。肝主疏泄，又主谋虑，调节精神情志。肾藏精，精生髓，髓聚于脑，故脑的生理与肾的关系尤为密切。肾精充盈，髓海得养，脑的发育健全，则精力充沛，耳聪目明，思维敏捷，动作灵巧；若肾精亏少，髓海失养，脑髓不足，可见头晕、健忘、耳鸣，甚则记忆减退、思维迟钝等。

脑的功能隶属于五脏，五脏功能旺盛，精髓充盈，清阳升发，窍系通畅，才能发挥其生理功能。

心脑相通："心脑息息相通，其神明自湛然长醒"（《医学衷中参西录·痫痉癫狂门》）。心有血肉之心与神明之心，血肉之心即心脏。"神明之心……主宰万事万物，虚灵不昧是也"（《医学入门·脏腑条分》），实质为脑。心主神明，脑为元神之府；心主血，上供于脑，血足则脑髓充盈，故心与脑相通。临床上脑病可从心论治，或心脑同治。

脑肺相系：肺主一身之气，朝百脉，助心行血。肺之功能正常，则气充血足，髓海有余，故脑与肺有着密切关系。所以，在临床上脑病可以从肺论治。

脑脾相关：脾为后天之本，气血生化之源，主升清。脾胃健旺，熏蒸腐熟五谷，化源充足，五脏安和，九窍通利，则清阳出上窍而上达于脑。脾胃虚衰则九窍不通，清阳之气不能上行达脑而脑失所养。所以，从脾胃入手益气升阳是治疗脑病的主要方法之一。李东垣倡"脾胃虚则九窍不通论"，开升发脾胃清阳之气以治脑病的先河。

肝脑相维：肝主疏泄，调畅气机，又主藏血，气机调畅，气血和调，则脑清神聪。若疏泄失常，或情志失调，或清窍闭塞，或血溢于脑，即"血之与气并走于上而为大厥"；若肝失藏血，脑失所主，或神物为两，或变生他疾。

脑肾相济：脑为髓海，精生髓，肾藏精，"在下为肾，在上为脑，虚则皆虚"（《医碥·卷四》），故肾精充盛则脑髓充盈，肾精亏虚则髓海不足而变生诸症。"脑为髓海……髓本精生，下通督脉，命火温养，则髓益之"。所以，补肾填精益髓为治疗脑病的重要方法。

总之，藏象学说认为，五脏是系统的整体，人的神志活动虽分属于五脏，但以心为主导。脑虽为元神之府，但脑隶属于五脏，脑的生理病理与五脏休戚相关。故脑之为病亦从脏腑论治，其关乎于肾又不独责于肾。对于精神意识思维活动异常的精神情志疾病，决不能简单地归结为心藏神的病变，而与其他四脏无关。对于脑的病变，也不能简单地仅仅责之于肾。

二、髓

髓是骨腔中的一种膏样物质，为脑髓、脊髓和骨髓的合称。髓由先天之精所化生，由后天之精所充养，有养脑、充骨、化血之功。

（一）髓的解剖形态

髓，是骨腔中一种膏样物质。髓因其在人体的分布部位不同，又有名称之异。髓有骨髓、脊髓和脑髓之分。髓藏于一般骨者为骨髓。藏于脊椎管内者为脊髓，脊髓经项后复骨（指第6颈椎以上的椎骨）下之骨孔，上通于脑。汇藏于脑的髓称为脑髓。故《医学衷中参西录·脑气筋辨》曰："脑为髓海……乃聚髓之处，非生髓之处。究其本源，实由于肾中真阳、真阴之气酝酿化合而成……缘督脉上升而贯注于脑者也。"脊髓和脑髓是上下升降、彼此交通的，合称为脑脊髓。

（二）髓的生理功能

1. 充养脑髓

髓以先天之精为主要物质基础，赖后天之精的不断充养，分布骨腔之中，由脊髓而上引入脑，成为脑髓。故曰脑为髓海，"诸髓者皆属于脑"（《素问·五脏生成》）。脑得髓养，脑髓充盈，脑力充沛，则元神之功旺盛，耳聪目明，体健身强。先天不足或后天失养，以致肾精不足，不能生髓充脑，可以导致髓海空虚，出现头晕耳鸣、两眼昏花、腰膝酸软、记忆减退，或小儿发育迟缓、囟门迟闭、身体矮小、智力动作迟钝等症状。

2. 滋养骨骼

髓藏骨中，骨赖髓以充养。精能生髓，髓能养骨，故《类经·经络类·人始生先成精脉道通血气行》曰："髓者，骨之充也。"肾精充足，骨髓生化有源，骨骼得到骨髓的滋养，则生长发育正常，才能保持其坚刚之性。若肾精亏虚，骨髓失养，就会出现骨骼脆弱无力，或发育不良等。

3. 化生血液

精血可以互生，精生髓，髓亦可化血。"肾生骨髓，髓生肝"（《素问·阴阳应象大论》），"骨髓坚固，气血皆从"（《素问·生气通天论》）。可见，中医学已认识到骨髓是造血器官，骨髓可以生血，精髓为化血之源。因此，血虚证常可用补肾填精之法治之。

（三）髓与五脏的关系

"肾主身之骨髓"（《素问·痿论》），肾生髓，"肾不生则髓不能满"（《素问·逆调论》）。髓由肾精所化生，肾中精气的盛衰与髓的盈亏有密切的关系。脾胃为后天之本，气血生化之源，"五谷之精液和合而为膏者，内渗于骨空，补益脑髓"（《灵枢·五癃津液别》）。水谷精微化而为血。髓可生血，血亦生髓，故髓的盈亏与脾胃有关。气、血、精、髓可以互生，故髓与五脏皆相关，其中以肾为最。

三、女子胞

女子胞，又称胞宫、子宫、子脏、胞脏、子处、血脏，位于小腹正中部，是女性的内生殖器官，有主持月经和孕育胎儿的作用。

（一）女子胞的解剖形态

女子胞，位于小腹部，在膀胱之后，直肠之前，下口（即胞门又称子门）与阴道相连，呈倒置的梨形。

（二）女子胞的生理功能

1. 主持月经

月经，又称月信、月事、月水。月经是女子生殖细胞发育成熟后周期性子宫出血的生理现象。健康的女子，到了 14 岁左右，生殖器官发育成熟，子宫发生周期性变化，约 1 月左右周期性排血一次，月经开始来潮，直到 49 岁左右为止。《血证论·男女异同论》曰："女子之血，除旧生新……每月则行经一度。"在月经周期还要排卵一次。月经的产生，是脏腑气血作用于胞宫的结果。胞宫的功能正常与否直接影响月经的来潮，所以胞宫有主持月经的作用。

2. 孕育胎儿

胞宫是女性孕产的器官。女子在发育成熟后，月经应时来潮，便有受孕生殖的能力。此时，两性交媾，两精相合，就构成了胎孕。受孕之后，月经停止来潮，脏腑经络气血皆下注于冲任，到达胞宫以养胎。胎儿在胞宫内生长发育，约达 10 个月左右，就从胞宫娩出，呱呱坠地，一个新的生命便诞生了。

（三）女子胞与脏腑经络的关系

女子胞的生理功能与脏腑、经络、气血有着密切的关系。女子胞主持月经和孕育胎儿，是脏腑、经络、气血作用于胞宫的正常生理现象。

1. 女子胞与脏腑

女子以血为本，经水为血所化，而血来源于脏腑。在脏腑之中，心主血，肝藏血，脾统血，脾与胃同为气血生化之源，肾藏精，精化血，肺主气，朝百脉而输精微，它们分司血的生化、统摄、调节等重要作用。故脏腑安和，血脉流畅，血海充盈，则经候如期，胎孕乃成。在五脏之中，女子胞与肝、脾、肾的关系尤为密切。

（1）**女子胞与肝**　肝主疏泄而藏血，为全身气血调节之枢。女子胞的主要生理作用在于血的藏与泄。肝为血海，主藏血，为妇女经血之本。肝血充足，藏血功能正常，肝血下注血海，则冲脉盛满，血海充盈。肝主疏泄，调畅气机，肝气条达，疏泄正常，则气机调畅而任脉通，太冲脉盛，月事以时下。因此，肝与女子胞的关系主要体现在月经方面。女子以血为体，以气为用。经、带、胎、产是其具体表现形式。女子的经、孕、胎、产、乳无不与气血相关，无不依赖于肝之藏血和疏泄功能，故有"女子以肝为先天"（《临证指南医案·卷九·淋带》）之说。

（2）**女子胞与脾**　脾主运化，主生血统血，为气血生化之源。血者，水谷之精气，和调于五脏，洒陈于六腑，女子则上为乳汁，下为月经。女子胞与脾的关系主要表现在经血的化生与经血的固摄两个方面。脾气健旺，化源充足，统摄有权，则经血藏与泄正常。

（3）**女子胞与肾**　肾为先天之本，主藏精，生髓。肾中精气的盛衰，主宰着人体的生长发育和生殖能力。肾与女子胞的关系主要体现在天癸的至竭和月经孕育方面。天癸是促进生殖器官发育和生殖机能成熟所必需的重要物质，是肾中精气充盈到一定程度的产物。因此，女子到了青春期，肾精充盈，在天癸的作用下，胞宫发育成熟，月经应时来潮，就有了生育能力，为孕育胎儿准备了条件。反之，进入老年，由于肾精衰少，天癸由少而至衰竭，于是月经闭止，生育能力也随之而丧失了。

2. 女子胞与经络

女子胞与冲、任、督、带，以及十二经脉均有密切关系，尤其与冲、任、督、带联系最密切。

（1）**女子胞与冲脉**　冲脉上渗诸阳，下灌三阴，与十二经脉相通，为十二经脉之海。冲脉又为五脏六腑之海。"冲脉者，五脏六腑之海也"（《灵枢·逆顺肥瘦》）。脏腑经络之气血皆下注冲脉，故称冲为血海。因为冲为血海，蓄溢阴血，胞宫才能泄溢经血，孕育胎儿，完成其生理功能。故《景岳全书·妇人规上》曰："经本阴血，何脏无之？惟脏腑之血皆归冲脉，而冲为五脏六腑之血海，故经言太冲脉盛，则月事以时下，此可见冲脉为月经之本也。"

（2）**女子胞与任脉**　任有妊养之义。任脉为阴脉之海，蓄积阴血，为人体妊养之本。任脉通畅，月经正常，月经如常，方能孕育胎儿。因一身之阴血经任脉聚于胞宫，妊养胎儿，故称"任主胞胎"。任脉气血通盛是女子胞主持月经、孕育胎儿的生理基础。冲为血海，任主胞胎，二者相资，方能有子。所以，胞宫的作用与冲任二脉的关系更加密切。

（3）女子胞与督脉　督脉为"阳脉之海"，督脉与任脉同起于胞中，一行于身后，一行于身前，交会于龈交，其经气循环往复，沟通阴阳，调摄气血，以维持胞宫正常的经、孕、产生理活动。

（4）女子胞与带脉　"带脉下系胞宫，中束人身，居身之中央"（《血证论·崩带》）。既可约束、统摄冲任督三经的气血，又可固摄胞胎。

（5）女子胞与十二经脉　十二经脉的气血通过冲脉、任脉、督脉灌注于胞宫之中，而为经血之源，胎孕之本。女子胞直接或间接与十二经脉相通，禀受脏腑之气血，泄而为经血，藏而育胎胞，从而完成其生理功能。

［附］精室

女子之胞名曰子宫，具有主持月经、孕育胎儿的功能，是女性生殖器官之一。而男子之胞名为精室，具有贮藏精液、生育繁衍的功能。精室是男性生殖器官，亦属肾所主，与冲任相关。精室包括解剖学所说的睾丸、附睾、精囊腺和前列腺等，具有化生和贮藏精子等功能，主司生育繁衍。精室的功能与肾之精气盛衰密切相关。睾丸，又称外肾，"睾丸者，肾之外候"（《类证治裁·卷之首》）。"外肾，睾丸也"（《中西医粹》）。

复习思考题

1. 如何理解心主神志？
2. 肝对人的情志调节起何作用？
3. 如何理解"心与小肠相表里"？
4. 与情志有关的脏器有哪些？请叙述它们的有关功能。

第四章　中医心理的"精、气、血、神"学说　▷▷▷

【教学目标】

1. 掌握"精、气、血、神"的内涵及意义。
2. 熟悉"精、气、血、神"的临床运用。
3. 了解"精、气、血、神"之间的关系。

精、气、血、神在人体生命活动中占有极其重要的位置，也是中医心理的重要研究基础。《灵枢·本藏》记载："人之血气精神者，所以奉生而周于性命者也。"世界上的物质都是由精微物质构成的，比如基本粒子。当人们关注形态结构时所观察到的即为物质的有形状态；当人们关注机能变化时所观察到的即为物质的无形状态。道教内丹学的精、气、神概念发端于先秦哲学。《周易·系辞上》记载："精气为物，游魂为变，是故知鬼神之情状。"意思是说，精气凝聚而成物形，气魂游散而造成变化，考察物形的变化，就能够知晓"鬼神"的真实状态。自古就有"精气"的概念，还有"精神"的概念，《庄子·列御寇》在描述"至人"的生活状态时使用了"精神"的术语。庄子认为"精神"指的是人的"心志"。战国以来的医家既使用"精气"概念，也使用"精神"概念。如《素问·生气通天论》记载："阴平阳秘，精神乃治；阴阳离决，精气乃绝。"

第一节　精

精，是由禀受于父母的生命物质与后天水谷精微相整合而形成的一种精华物质，是人体生命的本原，是构成人体和维持人体生命活动的最基本物质。如《素问·金匮真言论》记载："夫精者，身之本也。"精的本始含义，是指具有繁衍后代作用的生殖之精，如《素问·上古天真论》说：男子"二八……精气溢泻，阴阳和，故能有子。"此为狭义之精，是中医学精概念产生的始基。从液态精华物质的角度出发，人体之内的血、津液及先天之精、水谷之精、生殖之精、脏腑之精等一切精华物质，均属于广义之精范畴。

"精"的概念和内容相当广泛。早在古代哲学中对它就有多种理解：一种理解认为它是宇宙间的一种灵气。《周易·系辞上》："精气为物，游魂为变。"认为"精气"是构成世界万物的本原。汉王充《论衡·论死》："人之所以生者，精气也。"认为世界上所出现了万物之灵的人类，也是由于精灵之气发展变化的结果。又一种理解则认为它指精神、魂魄。晋陆机《文赋》："精骛八极，心游万忍。"道教吸收传统哲学的观点并进行重组，认为"精"是构成生命之体的始基，是生命活动的动力。再一种理解认为它是指人的精力，即人的生命力。《淮南子·精神训》："形劳而不休则蹶（蹶，颠），精用而不已则竭。"认为劳动而不休息就要困乏，精力用过度了就疲倦。中医学也认为，"精"是构成人体和维持生命活动的一种极为宝贵的精微物质，简言之，人体有营养之精、生殖之精，《素问·金匮真言论》中"夫精者，身之本也""故生之来，谓之精"，即指生命之精；"藏精于心""藏精于脾""散精于肝"等论述，即指营养之精；"二八，肾气盛，天癸至，精气溢泻，阴阳和，故能有子"即指生殖之精。它直接影响人体的生长、发育与生殖，所以中医学有关养生、延年及防治疾病等都非常重视保精的必要性。

《说文解字》中"精，择也，从米，青声"段注："择米也……择米，谓导择之米也。"即"精"的本义是指"挑选出来的优质、上等的米"，它是一个形声字，先撇开其形旁"米"所限定的义域之所，来看看它的声旁"青"字表示的是怎样的一种性状。金文"青"字，字形由上"生"下"丹"两部分组成，从"生"从"丹"，"生"兼表音，是会意兼形声字。"生"的构成，下面像大地的形状，上面是"草木萌生的芽苗"状。《说文解字》："生，进也，草木生出土上。"所以"草木萌芽出土"便是"生"的本义。"丹"字，《说文解字》曰："巴越之赤石也。"本是指红色的矿物，作形旁表示颜色之义。"生""丹"合而为"青"，本义是刚刚萌芽出土的草木的颜色，因为是"刚萌芽"的，所以这种颜色应该是不掺杂任何杂质的、纯粹的颜色。又《荀子·劝学》曰："青，取之于蓝，而青于蓝。"同样说明了它是一种更为纯粹的颜色。这样看来"青"字应该蕴涵着"纯净、纯粹"的含义，所以它加形旁"水"，构成"清"字，表示"水澄澈"。《楚辞·渔父》："沧浪之水浊兮，可以濯吾足。"加形旁"日"，构成"晴"，表示"天气晴朗"；加形旁"糸"，构成"绮"，表示"纯红色的缯"。《左传·定公四年》："绮筏旃旌。"而加形旁"米"，就构成了"精"字，表示"优质、纯净、无杂质的米"，在这个意义上再进一步引申，"精"字就有"纯净、纯粹"之义。《周易·乾》："刚健中正，纯粹精也。""精"字所记录的概念应该具有纯净、纯粹的性质。《管子·内业》："精也者，气之精者也。"就认为精是气中之精粹，即是气中精炼、纯粹的部分。

中医理论中，"精"主要是指构成人体和维持生命活动的精微物质，有"先天精"和"后天精"。"先天精"主要来源于父母的精、血，被视为人体生命活动的原始精微物质，既然是"原始"的，也应该是最纯粹的、没有杂质的；"后天精"主要来源于后天五谷饮食之营养，是通过肺的呼吸调节和脾胃的消化吸收，从而将营养物质中最纯粹的部分转化到人体的各个腑脏而构成的。在中医理论中涉及的"精"的概念也蕴涵有"纯净、纯粹"之义，那么，这一意义就应该是"精"所具有的一种内在性质了。但是，根据上文分析，"清""晴""绮"等字同样有"纯净、纯粹"义，为什么不选择它们，而唯独选择"精"字来表示这种概念呢？这自然是因为"精"字还蕴涵着一层其他的字所不能表达的含义，使其更符合选择的要求。

　　究竟是什么内在的含义呢?《正字通·米部》:"精,目中黑粒有光者亦曰精,今通作晴。"可知,"精"是"晴"的古字,宋玉《高唐赋》:"煌煌荧荧,夺人目精。""精"即"晴",两个不同的汉字记录同一种概念,那么这两个汉字所表示的具体性质也应该是相同的,除了"纯净、纯粹"这一层意义之外,两者所表示的事物的外形都是凝聚的、颗粒状的,而且是发光的,"米"是凝聚成颗粒状的,"眼珠子"当然也是的,优质的米是有光泽的,眼珠子也是闪光的。再来看一个"星"字,《说文解字》:"万物之精,上为列星。"万物中的精华部分变化发展,在天上才分布成为群星。"星"是由"精"变化而来的,两个汉字记录的其实也是同一性质的概念,《文选·张衡〈东京赋〉》:"辨方位而正则,五精帅而来摧。"李善注引薛综曰:"五精,五方星也。""星"和"精"也同样都有"纯净的、纯粹的"内涵,而且"星"也是凝聚的、颗粒状的、发光的有形物质。联系"精""晴""星"三个字来看,"精"和其他同样具有"纯净、纯粹"义的字相比多了一层内涵,即"精"字还能明确地表示出"凝聚的、颗粒状的"外形特征,而且还有"发光"的特征。《吕氏春秋·圜道》:"精行四时。"高诱注:"精,日月之光明也"。王阳明在他的哲学著作《传习录》中说"流行为气,凝聚为精",认为气是流动的、无形的物质,而精是凝聚的、有形的物质。吸收古代哲学思想建立起来的中医理论认为,从阴阳属性来讲,精属阴,称"阴精",《素问·阴阳应象大论》谓:"阴成形。""精"是一种宝贵的、有形的基础物质。又认为从"精"的形态、流行部位、作用来看,"精"可以分为精、血、津、液(汗、涕、泪、唾、涎)、髓,这些都是液体颗粒凝聚成形的物质。

　　联系对"精"字的分析及中医理论中的理解,"精"就具有了"凝聚的、颗粒状的、发光的"外形特征。具有"纯净、纯粹"的内在性质和"凝聚、颗粒、发光"的外形特征的"精",为什么会被中医视为对人体来说极其重要的物质呢?"精"字的声旁"青"字,就上文的分析,本义是刚刚萌芽出土的草木的颜色,蕴涵有"纯净、纯粹"之义。而"青年""青春"等词语和"青"的"生长"义也不无关系。而从"生"构字的大都有"生长、生育"之义,如姓,《说文解字》:"姓,人所生也。"以"生"作为构字部件的汉字,也会有"生长"义,如"隆"就有"成长"义。《汉书·王莽传上》中"臣莽夙夜养育隆就孺子"颜师古注:"隆,长也,成就之使其长大也。"而"生"作为"精"字的一个构字部分,同样使得"精"字与"生长、生育"之义有了联系,《正字通·米部》:"精,精气也。"即指人的生命力。那么"生"的这种意义又来源于何处呢?按上文分析,"生"是一个象形字,下面像大地的形状,上面是"草木萌生的芽苗"状,合而有"生长"之义。从字形来看,这种意义应该主要来自"大地"。因为大地是孕生万物的温床,是生长之源,"生"是一个具有"地"之属性的汉字,那么,以"生"作为构字部分的"精"字也具有"地"之属性,具有化生万物的能力。在古代哲学中也早就用这个字来作为万物生长之源的记录符号,春秋齐《管子·内业》:"凡物之精,化则而生。下生五谷,上为列星。"认为"精"经过变化发展可以生长万物,在地上可以生长为五谷,在天上可以分布成为群星。在道教哲学中也早就有了用"精"字阐述的概念,《太平经·令人寿治平法》就指出"精者受之于地",也认为"精"具有地之属性，地象征生命成长的土壤，精便是生命成长之本源。有"精"才有生命，无"精"则无生命，正如有"大地"的孕育才有生命，离开了"大地"，生命就无法存活一样。中医理论也认为"精"的主要生理功能是主生殖，认为肾中精气充盛，发展到一定阶段，女孩、男孩性功能成熟，就具备了生殖能力；又主生长发育，认为人一生的生、长、壮、老、已的自然规律，与肾中精气的盛衰密切相关。《灵枢·本神》有言："生之来谓之精。"也表达了精乃生命形成的始基之意。

看来，不管是从字形还是从中医理论的角度来看，"精"都具有"生长、生育"的功能。综上所述，"精"具有"纯净、纯粹"的内在性质；具有"凝聚、颗粒状、发光"的外形特征；又具有"生长、生育"的功能。

精的来源，有先后天之分，先天之精是禀受于父母的，它在整个生命活动中作为"生命之根"而起作用，但先天之精需要不断地有物质补充才能保证人的精不亏，才能发挥其功能，这种物质即是后天之精。后天之精是来自饮食的营养物质，亦称水谷精微，有了营养物质的不断补充，才能维持人体生命活动。古人云："肾为先天之本，脾胃为后天之本。"所以说，人脾胃功能的强健，是保养精气的关键，即《内经》所强调的"得谷者昌，失谷亡"。古人云："高年之人，真气耗竭，五脏衰弱，全仰饮食以资气血。"故注意全面均衡营养的饮食，才是保证后天养先天的重要手段。《备急千金要方》记载："饮食当令节俭。若贪味伤多，老人肠胃皮薄，多则不消。彭亨短气。"怎样才算"饮食有方"呢？归纳前人经验，不外乎定时、定量、不偏、不嗜而已。只有在饮食得宜的基础上，才能考虑药物滋补的问题。服用补益药物时，一定要在医生的指导下"辨证施补"，不然可能会适得其反。

"精"的意义，用现代语言说，就是指一种能量源。从食物中，可以有"后天之精"产生并被储存，这就是指食物中提取的能量。"精"本身也是意象，而不是实物。"精液"只不过是包含了"精"比较多的一种液体，并非"精"本身。比如中医认为纵欲是耗费"精"的，有些学西医的人就经常嘲笑中医，说"精液不过是一些蛋白质等构成成分，并不包含很多营养物"。实际上这是一个误会，中医所说的精并非精液，中医认为纵欲耗费"精"，是指整个性活动对身体的综合影响是耗费"精"力的。

总之，精是生命的物质基础，精足则生命力强，能适应外界环境的变化而不易受病。精亏则生命力减弱，适应能力和抗病能力均减退。故《素问·金匮真言论》记载："夫精者，身之本也。"《素问·通评虚实论》云："精气夺则虚。"更进一步阐明精气是人身的根本。

第二节　气

气是中国古代所用的一个基本概念，在中医中有不同分类，如分为阴气、阳气，还可分为元气、宗气、营气、卫气等。中医学的气概念，可能源于古人对人体生命现象的观察。古人通过对人体自身某些显而易见且至关重要的生命现象，如呼吸时气的出入、活动时随汗而出的蒸蒸热气等的观察，产生了对气的朴素而直观的认识，加之在气功锻炼中体悟到的气在体内的流动，逐渐形成了人体之气是人体中的能流动的细微物质的概念。

精与气的概念在中医学中是有严格区别的。精是构成人体的最基本物质，也是维持人体生命活动的基本物质。《灵枢·经脉》说："人始生，先成精。"气是由精化生的运行不息的极细微物质。《素问·阴阳应象大论》说："精化为气。"精为脏腑机能活动的物质基础，气是推动和调控脏腑生理机能的动力。精是人体生命的本原，气是人体生命的维系。

一、气的分类

气的名称很多，可以从以下多个层次进行分类：

人身之气，简称"人气"，是构成人体各脏腑组织并运行于全身的极细微物质。与邪气对应，有正气，正气具有防御、抗邪、调节、康复等作用。根据来源分，以先天之精化生者为元气，由水谷之精化生者为谷气。根据分布部位来分，行于脉中为营气，行于脉外为卫气，谷气与自然界清气相聚于胸中者为宗气，分布于脏腑、经络者称为脏腑之气、经络之气。

1. 元气

元气，是人体最根本、最重要的气，是人体生命活动的原动力。也有称为"原气""真气"，均指先天之气。元气的来源是肾中所藏的先天之精，先天之精化生的元气生于命门。元气充盛与否，不仅与父母的先天之精有关，而且与脾胃运化功能、饮食营养及化生的后天之精有关。元气发于肾，以三焦为通路，运行全身，内而五脏六腑，外而肌肤腠理，无处不到，成为人体最根本、最重要的气。元气的主要功能有两个，一是推动和调节人体的生长发育和生殖机能；二是推动和调控各脏腑、经络、形体、官窍的生理活动。

2. 宗气

宗气是由谷气与自然界清气相结合而积聚于胸中的气，属后天之气的范畴。《灵枢·五味》称为"气海"，又名膻中。脾的运化转输功能和肺主气、司呼吸的功能是否正常，对宗气的生成和盛衰有着直接的关系。宗气的生理功能主要有行呼吸、行血气和资先天三个方面。《读医随笔·气血精神论》说："宗气者，动气也。凡呼吸言语声音，以及肢体运动、筋力强弱者，宗气之功用也。"常言道：气虚，在先天主要责之肾，在后天主要责之脾肺。

3. 营气

营气是行于脉中而具有营养作用的气。由于营气在脉中，营与血关系密切，故常常将"营血"并称。营气与卫气从性质、功能和分布进行比较，则营属阴，卫属阳。营气来源于脾胃运化的水谷精微。营气的生理功能有化生血液和营养全身两个方面。

4. 卫气

卫气是行于脉外而具有保卫作用的气。卫气同样来源于脾胃运化的水谷精微。卫气有防御外邪、温养全身和调控腠理的生理功能。《读医随笔·气血精神论》说："卫气者，热气也。凡肌肉之所以能温，水谷之所以能化者，卫气之功用也。虚则病寒，实则病热。"

5. 脏腑之气

脏腑之气由脏腑之精化生，分为脏腑之阴气与脏腑之阳气。脏腑之精亏虚，主要表现为濡养作用减退，并导致脏腑之气化生不足。脏腑之气不足，主要表现为推动、调控、固摄、防御等作用减退。脏腑阴气不足，则出现因凉润、宁静等作用减退而产生的虚热性病证和虚性亢奋的病证；若是脏腑阳气不足，则出现因温煦、推动等作用减退而产生的虚寒性病证。

6. 经络之气

经络之气是运行于经络系统的极细微物质，是各种刺激、信息的感应、负载和传导者。经络之气透过针灸、推拿、拔罐等方法传导各种信息。

需要注意的是，中医的"气"还有许多含义。例如将致病的六淫称为"邪气"，将体内不正常的水液称作"水气"，将中药的四种性质称为"四气"，将自然界六种不同气候变化称作"六气"等。

二、气与情志

《素问·举痛论》说："怒则气上，喜则气缓，悲则气消，恐则气下……惊则气乱……思则气结。"《三因极一病证方论·七气叙论》也说："喜伤心，其气散；怒伤肝，其气击；忧伤肺，其气聚；思伤脾，其气结；悲伤心胞，其气急；恐伤肾，其气怯；惊伤胆，其气乱。虽七诊自殊，无逾于气。"可见气与情志的关系密不可分。

怒则气上，是指盛怒则肝气上逆，血随气逆，并走于上。临床见气逆、面红目赤，或呕血，甚则昏厥猝倒。《素问·生气通天论》说："大怒则形气绝，而血菀于上，使人薄厥。"《素问·举痛论》说："怒则气逆，甚则呕血及飧泄。"怒则气上，还可导致肝阳上亢。另外，怒伤肝还可表现为肝失疏泄的肝气郁结，出现胸胁胀痛、善太息等症。

喜则气缓，包括缓和紧张情绪和心气涣散两个方面。在正常情况下，适度之喜能缓和精神紧张，使营卫通利，心情舒畅。《素问·举痛论》说："喜则气和志达，营卫通利，故气缓矣。"但暴喜过度，又可使心气涣散，神不守舍，出现精神不集中，甚则失神狂乱等症状。《灵枢·本神》说："喜乐者，神惮散而不藏。"《医醇賸义·劳伤》说："喜则伤心，此为本脏之病，过喜则阳气太浮，而百脉开解，故心脏受伤也。"

悲则气消，是指过度忧悲可使肺气抑郁，意志消沉，肺气耗伤。《素问·举痛论》说："悲则心系急，肺布叶举，而上焦不通，荣卫不散，热气在中，故气消矣。"《灵枢·本神》说："愁忧者，气闭塞而不行。"《医醇賸义·劳伤》说："悲则气逆，膹郁不舒，积久伤肺。"临床见心情沉重、闷闷不乐、精神不振、胸闷、气短等。

恐则气下，是指恐惧过度，气趋于下，同时血亦下行，临床见面色苍白、头昏，甚则昏厥。恐又可使肾气下陷不固，出现二便失禁，或男子遗精、孕妇流产等。恐伤肾精还可见骨酸痿厥等。

惊则气乱，是指突然受惊，使心气紊乱，以致心无所倚，神无所归，虑无所定，惊慌失措，心悸心慌等。

思则气结，是指思虑劳神过度，导致气机郁结，伤神损脾。临床上见纳呆、脘腹胀满、便溏、心悸、失眠、健忘等。

第三节　血

一、血的基本概念

血主要由营气和津液所组成，是运行于脉管之中，外观呈红色、黏稠的液体。《素问·调经论》强调说："人之所有者，血与气耳。"脉是血液运行的管道，血液在脉中循行于全身，所以又将脉称为"血府"。血循脉而流于全身，发挥营养和滋润作用，为脏腑、经络、形体、官窍的生理活动提供营养物质，是人体生命活动的根本保证。血与五脏的关系非常密切。五脏需要血的营养和滋润作用，才能发挥其正常的功能，血也需要五脏的共同作用，才能源源不断地化生和获得补充。

二、血的化生

"心生血"理论的提出，首见于《素问·阴阳应象大论》和《素问·五运行大论》："南方生热，热生火，火生苦，苦生心，心生血，血生脾。"这一理论自《内经》提出后，得到了后世医家的广泛认可和切实应用。明清以前乃至于明清的绝大多数中医著作，凡提到生血，无不论及心的功能。如明代赵献可说："凡治血症，前后调理，须按三经用药。心主血，脾裹血，肝藏血……"清代何炫说："心虚则不能生血，脾虚则不能统血。"血液化生的基础是水谷精微和肾精。水谷精微称为后天之精，肾精称为先天之精。生成血液的基本物质是水谷精微。《灵枢·决气》指出："中焦受气取汁，变化而赤，是谓血。"即是说明中焦脾胃受纳运化饮食水谷，吸取其中的精微物质，即所谓"汁"，其中包含化为营气的精华物质和有用的津液，二者进入脉中，变化而成红色的血液。肾精也是化生血液的基本物质。《诸病源候论·虚劳精血出候》说："肾藏精，精者，血之所成也。"《张氏医通·诸血门》说："精不泄，归精于肝而化清血。"由此可见，精血之间存在相互资生和相互转化的关系，因而肾精充足，则可化为肝血以充实血液。

血液的化生也是在多个脏腑的共同作用下得以完成的，其中脾胃的生理功能尤为重要。营气和津液是血液化生的主要物质基础，而营气和津液都是由脾胃运化传输饮食水谷精微所产生的。心肺的生理功能在血液的生成过程中起着重要作用，脾胃运化水谷精微所化生的营气和津液，由脾向上升于心肺，与肺吸入的清气相结合，贯注心肺，在心气的作用下变化而成为红色血液。肾藏精，精生髓，精髓是化生血液的基本物质之一。肾中精气充足，则血液化生有源，同时肾精充足，肾气充沛，也可以促进脾胃的运化功能，有助于血液的化生。

精化生血的过程，也是一个气化过程，必须在气的作用下才能完成。参与这一气化过程的内脏主要是心肺。心在血液生成过程中的气化作为称为"化赤"，这是由于心在五行属火，其色为赤，在心火的特殊作用下，血液才能变成红色。肺通过吸入自然之精气参与营气的生成，而营气是血液的一个组成部分，所以肺的功能正常与否，可直接影响血液的生成。此外肝主疏泄对气机有重要调节作用，能影响全身的气化功能，对血的化生过程也有一定影响。

三、血的运行

血液在脉管内正常地运行，全身脉管形成一个相对密闭的循环性管道系统。这种管道系统实际上就是通常所说的血脉，血脉属于广义经脉的范畴，其中细小的血脉也称血络。

血属阴而主静，血的运行需要推行的动力，这种动力主要依赖气的推动作用和温煦作用。《医学真传·气血》记载："血非气不运。"如心气推动血液运行，肺气辅心行血，脾气统摄血液，肝气疏泄气机调节血行等。若心气不足，则血行无力；肺气不足，则血失宣散；脾气不足，则脾不统血；肝气失疏，则气滞血瘀。此外，若只有阳气的推动、温煦作用的促进而无阴气的宁静、凉润作用的调控，血液的流动必见过速，脉流薄疾。因此，阴阳二气的协调，方可促使血液运行不息，并保持一定的速度。

血运行于脉道之中，而不至于逸出脉外，需要得到一定的控摄，这种控摄主要依赖于气的固摄作用。总之，气的推动与固摄作用之间、温煦与凉润作用之间的协调平衡是保证血液正常运行的主要因素。

此外，血液的正常运行与心、肺、肝、脾等脏腑的功能也密切相关。

第四节　神

在古代哲学范畴中，神是指调控宇宙万物发生发展变化的一种力量，是宇宙的主宰及规律。《周易·系辞》说："阴阳不测谓之神。"《素问·阴阳应象大论》说："天地之动静，神明为之纲纪，故能以生长收藏，终而复始。"《荀子·天论》说："列星随旋，日月递炤，四时代御，阴阳大化，风雨博施。万物各得其和以生，各得其养以成，不见其事而见其功，夫是之谓神。"

在中医学里，神是人体生命活动的主宰及其外在总体表现的统称。神的内涵是广泛的，既是一切生理活动、心理活动的主宰，又包括了生命活动外在的体现，其中又将意识、思维、情感等精神活动归为狭义之神的范畴。神的概念源于古人对生命的认识。《素问》称心为"君主之官"，并指出"主明则下安""主不明则十二官危"。古人在生殖繁衍的过程中观察到男女生殖之精相结合，便产生了新的生命，认为这即是神的存在。《灵枢·本神》说："两精相搏谓之神。"《素问·六节藏象论》说："五味入口，藏于肠胃，味有所藏，以养五气。气和而生，津液相成，神乃自生。"

一、神的生成

（一）　精气血津液为化神之源

精、气、血、津液是产生神的物质基础，神是不能脱离这些精微物质而存在的。《荀子·天论》说："形具而神生。"《素问·八正神明论》说："血气者，人之神。"神寓于形体之中，脱离了形体组织的神是不存在的。中医学将神分为神、魂、魄、意、志，分别归藏于"五神脏"，如《素问·宣明五气》所说："心藏神，肺藏魄，肝藏魂，脾藏意，肾藏志。"又如《灵枢·本神》说："肝藏血，血舍魂……脾藏营，营舍意……心藏脉，脉舍神……肺藏气，气舍魄……肾藏精，精舍志。"五脏产生的物质基础是五脏所藏的精气。五脏精气充盛，则五神安藏守舍而见神识清晰、思维敏捷、反应灵敏、睡眠安好、意志坚定、刚柔并济。

精气充足，脏腑强健，则神旺；精气亏耗，脏腑衰败，则神衰。中医诊治以望神为首要，结合闻声、切脉，将神的盛衰作为了解脏腑精气充实与否的重要标志，并以此预测疾病的吉凶。

（二）　脏腑精气对外界环境的响应

在自然环境与社会环境的外界刺激下，人体内部脏腑将做出反应，于是便产生了神。心为五脏六腑之大主，极为重要。《素问·六节藏象论》说："心者，生之本，神之变也。"以心为主的脏腑，以精气血为基础，对外界刺激做出应答。一方面，以此主宰和协调人体脏腑形体官窍的生理活动，另一方面，机体与外部环境取得了协调统一，体现了神的存在。

人正常的精神、意识和思维活动，是以心为主的各脏腑功能活动协调整合的结果。外界事物的信息通过感觉入心，通过心的感知活动形成对事物表象的认识，称为意。将感知保存下来，即通过记忆来累计事物表象认识的过程，称为志。在此基础上酝酿思考，反复分析、比较判断的过程，称为思。在此基础上，由近而远地估计未来的思维过程，称为虑。最后，在上述基础上，准确处理事物，支配行为，对事物做出适当反应的措施，称为智。总结为《灵枢·本神》所说："所以任物者谓之心；心有所忆谓之意；意之所存谓之志；因志而存变谓之思；因思而远慕谓之虑；因虑而处物谓之智。"

脏腑精气对外界刺激的响应还可产生不同的情志活动，喜、怒、忧、思、悲、恐、惊七种情志就是人体对外界刺激做出的肯定或否定的情绪体验。脏腑精气的盛衰对不同情志的产生起着决定性作用，如《灵枢·本神》说："心气虚则悲，实则笑不休。"《素问·调经论》说："血有余则怒，不足则恐。"这些都说明了神的生成与脏腑精气的生理作用密切相关。

二、神的作用

神是生命活动的主宰，也是对人的生命现象的总概括，对人体生命活动具有重要的调节作用。

（一）　调节精气血的代谢

神既由精、气、血等作为物质基础而产生，又能反作用于这些物质。神具有统领、调控这些物质在体内进行正常代谢的作用。《类经·摄生类·古有真人至人圣人贤人》说："虽神由精气而生，然所以统驭精气而为运用之主者，而又在吾心之神。"

脏腑精气产生神，神通过对脏腑精气的主宰来调节其生理功能。以五脏精气为基础物质产生的精神情志活动，在正常情况下对脏腑之气的运行起到调控作用，使之升降出入运行协调有序。

心神调节"十二官"功能的途径，《内经》将其称之为"使道"。何为"使道"？王冰注解为："使道，谓神气行使之道也。"根据内经的论述，可以认为"使道"即指经络。神对形的主宰和调节作用的中枢是心，而联络各器官组织的通路是经络。

（二）　主宰人体的生命活动

《素问·移精变气论》说："得神者昌，失神者亡。"神的盛衰是生命力消长的综合体现。《素问·灵兰秘典论》以比拟手法，形象地用"君相臣使"列举了脏腑的职能：心为"君主之官也，神明出焉"；肺为"相傅之官，治节出焉"；肝为"将军之官，谋虑出焉"；胆为"中正之官，决断出焉"；膻中为"臣使之官，喜乐出焉"；脾胃为"仓廪之官，五味出焉"；大肠为"传道之官，变化出焉"；小肠为"受盛之官，化物出焉"；肾为"作强之官，伎巧出焉"；三焦为"决渎之官，水道出焉"；膀胱为"州都之官，津液藏焉"，共十二官之职。心因为藏神而位居五脏六腑之首，具有统帅、核心的地位，主宰人的生命活动，故《灵枢·邪客》称："心者，五脏六腑之大主也。"

三、"五神"说

《内经》用"五行归类"的方法，将神的活动归纳为"五神"，即神、魂、魄、意、志。

（一）　魂

《灵枢·本神》说："随神往来者，谓之魂。"魂在神的指挥下反应快，亦步亦趋。心神为魂之统领，神清则魂守，神昏则魂荡。张介宾说："气之神曰魂。"神与魂的区别在于："神为阳中之阳，而魂则阳中之阴也。"魂是比神层次低的精神活动，与睡梦有着密切的关系，正如张介宾所说："魂之为言，如梦寐恍惚、变幻游行之境皆是也。"从与五脏的关系来看，肝藏魂。

（二）　魄

《灵枢·本神》说："并精而出入者谓之魄。"《灵枢·经脉》也说："人始生，先成精。"由此可见魄是指与生俱来的某些本能活动。张介宾说："魄之为用，能动能作，痛痒由之而觉也。"《五经正义》指出："初生之时，耳目心识，手足运动，啼呼为声，此则魄之灵也。"总之，古人认为魄概括了个体本能的动作和感觉功能。今人在此基础上进一步发展，认为魄包括了人体本身固有的各种生理调节代偿功能，从而更好地阐明了"肺主治节"的机制，并为临床上某些调节代偿功能失调的疾病辨证论治补充了新的内容。从与五脏的关系来看，肺藏魄。

（三）意、志

从广义上，意、志都是指心"任物"后所进行的思维活动。人们对客观事物的认识过程，包括从感觉到思维的发展。认识的开始阶段，心所任之物只是由感官所获得的表面的、个别的现象，即所谓感知觉。感知觉是思维的基础，思维以感知觉为内容。通过思维，心所任之物将升华成本质的、全面的、有内在联系的事物。《灵枢·本神》记载："所以任物者谓之心，心有所忆谓之意。"意是心接受外界事物以后，对其进行追忆的过程。意是初步的思维，尚有不确定性和缺乏完整性。《类经·藏象类》记载："谓一念之生，心有所向而未定者，曰意。"《灵枢·本神》记载："脾藏营，营舍意。"脾气健运，营血充足，才能保证"意"的正常，人的思维才能敏捷。志是在意的基础上加以确认，有相对的完整性和确定性，有更明确的目标，即专志不移之意。《类经·藏象类》记载："意已决而卓有所立者，曰志。"《灵枢·本神》记载："心有所忆谓之意，意之所存谓之志。"志以肾精为物质基础，肾精充足，才能保证意志坚定。从与五脏的关系来看，肾藏志。《灵枢·本神》记载："肾藏精，精舍志。"

总之，五脏与五神的关系是，心藏神、肺藏魄、肝藏魂、脾藏意、肾藏志。所以又把五脏称为"五神脏"。神、魂、魄、意、志是人体的精神意识或思维活动，属于心理活动的重要组成部分。

第五节 精、气、血、神之间的关系

人体是一个有机的整体，从大体上来看，人体可分为"形"与"神"两部分。精气血是人体内的基本精微物质，是产生一切机能和维持生命活动的物质基础，皆属为"形"；而人体生命的主宰及总体包括了精神、意识、思维活动，概称为"神"。无形则神无以附，无神则形无以活；形为神之宅，神为形之主。形神合一是生命存在的根本保证。《灵枢·本藏》记载："人之血气精神者，所以奉生而周于性命者也。"

精气神被称为人身之"三宝"，可分不可离。人的生命来自于精，生命活动的维持依赖于气，生命活动的体现及主宰即是神。《类证治裁·内景综要》记载："一身所宝，惟精气神，神生于气，气生于精，精化气，气化神，故精者身之本，气者神之主，形者神之宅也。"

一、精与气的关系

人体之精在气的推动激发作用下可化生为气。各脏之精化生各脏之气，而藏于肾中的先天之精化为元气,水谷之精化为谷气。精为气化生的本源,精足则人身之气得以充盛,分布到各脏腑经络,则各脏腑经络之气亦充足;各脏之精充足则各脏之气化生充沛,自能推动和调控各脏腑形体官窍的生理活动。故精足则气旺,精亏则气衰。

另外,气的运行不息也能促进精的化生。肾精以先天之精为基础,且赖后天水谷之精的不断充养才得以充盛。只有脾胃之气充足,升降协调,功能正常,才可以运化吸收饮食水谷之精微,以充盈脏腑之精,脏腑之精利用后的剩余部分,流注于肾而充养先天之精,合为肾精。气不但能促进精的化生,而且又能固摄精,使精聚而充盈,不致无故耗损外泄,这是气的固摄作用之体现。

因此,气虚则精化生不足,精不固聚而导致精亏、失精的病证,临床常采用补气生精、补气固精的治疗方法。

二、气与血的关系

气与血是人体内的两大类基本物质。《景岳全书·血证》记载:"人有阴阳,即为血气,阳主气,故气全则神王;阴主血,故血盛则形强,人生所赖惟斯而已。"《素问·调经论》记载:"人之所有者,血与气耳。"气有推动、激发、固摄等作用,血有营养、滋润等作用。故《难经·二十二难》记载:"气主呴之,血主濡之。"

(一) 气为血之帅

气为血之帅,包含气能生血、气能行血、气能摄血三个方面。气能生血,是指血液的化生离不开气作为动力。气充盛则化生血液的功能增强,血液充足;气虚亏则化生血液的功能减弱,易于导致血虚的病变。气能行血,是指血液的运行离不开气的推动作用。《血证论·阴阳水火气血论》记载:"运血者,即是气。"气机调畅,气行则血行,血液的正常运行得以保证。反之,气的亏少则无力推动血行,或气机郁滞不通则不能推动血行,出现血液妄行的病变。气能摄血,指血液能正常循行于脉中离不开气的固摄作用。气能摄血主要体现在脾气统血的生理功能之中。脾气充足,发挥统摄作用使血行脉中而不致逸出脉外,从而保证了血液的正常运行及其濡养功能的发挥。如脾气虚弱,失去统摄,往往导致各种出血病变,临床上称为"气不摄血"或"脾不统血"。

(二) 血为气之母

血为气之母,包含血能养气和血能载气两个方面。血能养气指气的充盛及其功能的发挥离不开血液的濡养。人体脏腑、肢节、九窍等任何部位,血不断地为气的生成和功能活动提供营养,故血足则气旺。血能载气是指气存于血中,依附于血而不致散失,赖血之运载而运行全身。《血证论·吐血》记载:"血为气之守。"说明气依附于血而得以存在体内,并以血为载体而运行全身。

总之,血属阴,气属阳。气血阴阳之间协调平衡,生命活动得以正常进行。反之,则如《素问·调经论》中所说"血气不和,百病乃变化而生"。

三、精气神的关系

精可化气，气能生精，精与气之间相互化生；精气生神，精气养神，精与气是神的物质基础，则神又统驭精与气。气的运行不息能促进精的化生。人体之精在气的推动激发作用下可化生为气，神必须得到精和气的滋养才能正常发挥作用。精盈则神明，精亏则神疲，故《内经》倡导"积精全神"以养生。形是神之宅，神乃形之主，神安则精固气畅，神荡则精失气衰，故有"得神者昌，失神者亡"之说。

总之，精、气和神的辩证关系是对立统一关系。形神合一论是中医心理学的重要理论之一，也是养病防病、延年益寿，以及诊断治疗、推测病势的重要理论依据。正如《素问·上古天真论》记载："故能形与神俱，而尽终其天年。""独立守神，肌肉若一，故能寿蔽天地，无有终时。"

中医精气血神理论是一个蕴含极为复杂的系统，对精气血神的实质研究应当克服思路的局限和方法的单一，要强化对精气血神理论的传统思维方法的革新，更要采取多学科兼容方式，利用现代科技手段进行全面、深入的研究，以便更准确地理解和把握精气血神的实质。

复习思考题

1. 精的汉字原型是什么？
2. 气的分类标准及不同分类的类别是什么？
3. 简述血的化生和运行过程与各脏腑之间的关系。
4. 简述五神与五脏的关系。
5. 论述哲学层面与物质层面的"精气神"的不同含义。
6. 精气血神理论在现代心理学的理论贡献是什么？

第五章　中医心理的气质学说

【教学目标】
1. 掌握中医心理的气质分类。
2. 熟悉中医的气质学说。
3. 了解中西方气质学说的异同。

第一节　中医气质的起源

气质学说是气理论的一项重要内容。

一、气质的定义

在心理学科中，气质是表现在个体心理活动中的一种稳定的心理特征。但在中医学术界，对于"气质"的概念认识不够准确，甚至有点片面性，这种认识多是沿用和附和心理学"气质"的理解。本书有一个新的观点，"气质"这个概念在心理学和中医学的理解有很多不同之处，就像"五脏"在西医学和中医学的意义也不尽相同，若强行把中医学和心理学的"气质"等同起来，必然会引起歧义，也会使原本具有中医特色的气质学说失去中医的韵味。

众所周知，中医学术的发展受到古代哲学思想的渗透和影响，并与各学科相互交叉。气质最初是在中国哲学中被作为一个术语来使用，历史悠久。虽然每个时代的不同学者对此有不同的解释，但他们主要是指人类的身心素质，这种素质基于人的形体。如张载在《正蒙·诚明》中提出："形而后有气质之性，善反之，则天地之性存焉。"他觉得人不仅具有形质而且具有气质，并且在气质之性和天地之性上存在差异。到了明清，王夫之较详细地解释了"气质"的定义，他认为："质是人之形质，范围著者生理在内。形质之内，用气充之，而置天地间，人身以内，人身以外，无非气者，故亦无非理者。"（《读四书大全说》）人性倘若离开了气质，人的形质便没有了先天的理义性，正如清代颜元之《西存编·存性编》谓："人皆可以为尧舜，其灵而能为者，即气质也，非气质无以为性，非气质无以见性也。"

中医气质理论有机地结合哲学思维系统与医学系统，它重点突出人是一个整体，具有有机性，包括形质的统一和功能的统一，从而实现形式与精神的统一。基于此，中医气质学说就是这样派生出来的。《灵枢·天年》曰："血气已和，营卫已通，五脏已成，神气舍心，魂魄毕具，乃成为人。"解释了人是一种把形质和神气结合起来的生命物。

在形质和神气诸因素之间，形神相因，质气互用，"味归形，形归气，气归精，精归化，精食气，形食味，化生精，气生形。味伤形，气伤精，精化为气。"南朝梁代范缜曾经通过用刃和利两种事物来阐述说明形质和神气之间的联系，"神之于质犹利之于刃，形之于质犹刃之于利。利之名非刃也，刀之名非利也。然而舍利无刃，舍刃无利。"（《梁书·卷四十八》）明代张景岳在《类经·针刺类》中说："形者神之体，神者形之用，无神则形不可活，无形则神无以生。"在生理上，"若五脏元真通畅，人即安和"（《金匮要略·脏腑经络先后病》）；在病理上，形神不和，"血气分离，阴阳破败，经络厥绝，脉道不通"（《灵枢·口问》）。可以看出，历朝历代的医学家关于"气质"解说的内容都没有凌越"形性血气"或"形质神气"等内容，都认为形质和神气的联系紧密相连、相互结合。

根据以上对"气质"做出的讨论，可以做出以下解释。

"气质"二字中的"气"包含两层涵义：一是指人的生命功能作用，换言之，神气"气乃神之祖，精乃气之子，气者，精神之根蒂也，大矣哉"（《脾胃论·省言箴》）；二是指气象，一般是指外部表现出来的生理状态。气质的"质"，就是指人的血肉躯体形质，主要指人体内真实存在的脏腑器官。在人体中，"质"决定"气"，"气"促进"质"，"质"为"气"之根本基础，"气"为"质"之辅助作用。因此，根据中医形神相关理论学说，可以做一个总结：气质的根本就是形神合一。心神功能的差异会因形体差异的不同而不同，而个体血肉形质、脏腑器质的盛衰状况也可以通过其外在的生命功能活动，特别是神志活动的表现差异反映出来。因此，上述这种气质理论不仅奠基了中医学阐述人体正常心理、生理活动生命观的基础，同时这种有科学依据的理论也体现了中国古代生命思想的辉煌。

气质的综合表现体现在个体的体质形态特征和行为，心理特征、内部趋势的动态结构和外部稳定性体态行为。气质具有很强的先天遗传性质。不管是西方的《希波克拉底文集》的四液学说，还是东方的《灵枢·阴阳二十五人》中的"阴阳人格体质学说"，都是世界闻名的古代经典气质学说。明代陈自明曾专题讨论过气质及其先天的形成和影响因素，并分别把父母对后代子女的影响分为生理和心理两种情况来论述，该专题收录于他的《妇人大全良方》中。

《内经》的阴阳人格体质学说起源于《内经·灵枢》的"通天篇"和"阴阳二十五人篇"，合为太阴—水形人、少阴—木形人、阴阳和平—土形人、少阳—金形人、太阳—火形人。从太阴至太阳所禀的阴气减少，而阳气增多，它对中国人的影响最大、最系统。这与张介宾《类经·人有阴阳分治五态》中的思想不谋而合："盖以天禀之纯阴者曰太阴，多阴少阳曰少阴，纯阳者曰太阳，多阳少阴者曰少阳，并阴阳和平之人而分为五态也。此虽以禀赋为言，至于血气疾病之变……皆医家不可不察也。"与之相同思想原理的还有《灵枢·阴阳二十五人》的分类，把人体内赋阴阳五行之气的多少轻重和脏腑经络阴阳气血联系起来，再结合人体肤色、体态、心理和行为，还有对自然界东南西北地区和春夏秋冬时间的适应，其中体态包括面部方圆、头形大小、肩背宽窄和四肢长短等，心理包括情绪的缓急、认知的快慢和意志的强弱等，行为则包含内外倾向性、行动迟缓、动作隐现性及表现形式的差异。

接下来，用两个例子来补充示意：太阳之人即火形之人，太阴之人即水形之人。火形之人，一般生长在南方，"强悍而赤红"，即体内赋火，阳气最重，脸型瘦小，皮肤红润光泽，手脚小而有力，肩背肌肉匀称而宽厚。其性"猛烈尚礼"，对春夏季节的适应性较强，对秋冬则忍耐性弱，行为偏外倾性，有快速的认知力，做事气魄强大。容易染狂证。

水形之人，一般生长于北方，体内赋水，阴气最重，与火形之人完全阴阳两极对立。"粗壮而黑勇""纡纡圲然"，即头形大，面颊清瘦不光整，肤色黝黑，肩部距离狭窄，腹部宽厚庞大，臀部尾骨长，四肢好动，行时垂腰。其性"沉稳多智""心和而不发"，行为偏内倾性，行动缓慢，对秋冬季节的适应性较强，对春夏则忍耐性弱。思而不解容易产生抑郁的情感，甚至引发忧郁证。

二、气质的组成因素

每个人身上都会有一种稳定且特殊的素质，那就是气质，而且它会因每个人的形体和相关神气表现不同而产生差异。气质除了有复杂的生理特征，还有个体的身体组织和神经系统的特性。接下来看看气质的组成结构和哪些因素相关。

（一）以身俱来的天赋

通常来说，一个人的气质是与生俱来的，而且还会遗传父母的气质。"人之生也，有刚有柔，有弱有强，有短有长，有阴有阳"（《灵枢·寿夭刚柔》），因此，气质是一种既有内在联系又相对稳定的特性。这样一种人与身俱来对气的禀受被我国古代先人称之为"气禀"。王充在《论衡·命义》中说道："人禀气而生，含气而长，得贵则贵，得贱则贱。"认为气禀能决定一个人的贵贱祸福。北宋二程《河南程氏遗书·卷二十二》认为："人生气禀，理有善恶……有自幼而善，有自幼而恶，是气禀自然也。"朱熹在《朱子语类·卷一百》中说："人性虽同，禀气不能无偏秉。有得木气者，则恻隐之心常多，而羞恶辞逊是非之心，为其所塞而不发。有得金气重者，则羞恶之心常多，而恻隐辞逊是非之心为其所塞而不发。水火亦然。唯阴阳合德，五性全备，然后中正而为圣人也。"以医学观点为基础，解释了气质的禀赋。由此可看出，北宋二程和朱熹更是对气禀形成人的气质之性做出了清楚的论述。现代对于上述的先天禀赋之学说也有研究，科学家欧丁格和西蒙斯在美国的 20 世纪 60 年代做了一个调查研究，发现子女长大后情绪的稳定情况和母亲怀孕时的精神状态有很大关系，例如，若母亲怀孕时精神紧张并伴有焦虑，则其子女的情绪会不稳定，严重者还会出现生理和心理异常。

（二）后天的潜移默化

气质的组成结构中，很多方面的原因都会导致人体的形质和神气的差异，而且这些因素的影响具有持久性，会使个体的气质近朱者赤近墨者黑，比如社会背景下的文化、自然地势环境、社会习俗、个体自身的情志、疾病创伤等。

生活习性方面。个体气质特性的产生会随着不同的生活习性而发生变化。例如，日常生活饮食的偏好也会影响人体五脏六腑之气的盛衰情况从而影响气质。偏好素食的人，皮肤细嫩，性格温和，不争不抢；偏好荤食的人，彪悍鲁莽，"骄惠纵欲，轻人"。经济良好的人，大多是萎靡不振，身体虚弱；家境贫寒的人，大多是坦率开阔，肌肉和皮肤纹理紧凑。

自然地势环境方面。地势有海拔高低之分，同样的，气质的形成过程中也会因地势南北的差异而不同。比如，"山气使人寒，水气使人通"，土生土长的南方人形体偏瘦弱，做事智慧周正；北方人则形体健强，性格豁达。这说的就是生态环境对气质的影响。

教学濡染方面。北宋张载著《经学理窟》："为学大益在自求变化气质。""如气质恶者，学即能移。"指出学习能改变一个人原有的气质，换句话说就是"腹有诗书气自华"。

精神疾病方面。体内阴阳、气血的错杂会影响气质的改变，慢性疾病蔓延发作不愈或受到超过人体生理可以承受范围的精神刺激也会影响机体的正常功能运行。有研究显示，人类第二信号系统的心理活动可以引发机体内在的无穷潜力，从而导致内分泌发生改变，加快新陈代谢速度，增强身体抵抗力。同样的，心情是否愉悦，对此的影响也很大。如心情高兴或激动，能增高血糖，加快碳水化合物代谢速度，加强肌肉活跃性和增加肾上腺素的分泌；相反，由低落情绪引发的大脑皮层紊乱，加上体内一定特殊的条件环境，很容易导致相关机体部分的功能和器质性病变。

同时，个体的生老病死、生命的发展历程、职业习惯和信仰文化等方面都会或多或少对气质的组成结构产生些许影响，在学习气质特性的时候要多全方位地把这些因素考虑进去。

三、中医气质的基础特性

李约瑟在《中国科技史》用"有机性的身心处理方式（organicist psycho-automatic approach）"来阐述中医治疗，他很清楚西方身心医学的范畴领域远不如中医的科学观视野广阔。

（一）整体性

首先是阴阳整体观。现有的人格、气质学说理论有很多，很多心理学流派是借用或者假定一定的其他人格、气质学说来铺垫自己的专业探索。同样的，中医学也是借用阴阳整体论来奠定自己的气质学说基础。中医气质有着渊博的内涵和外延。比如，个性的一些具体形式就包含"固执""坦率""平和"，气质的全部内容就不仅限于此了。人体有着错综复杂的生理和心理结构，不仅有形状分明的脏腑器官组织，还有虚无无形的神、魂、魄、意、志。人体内在机能的盛衰都会受个体体态的影响，因此《内经》里就是通过生命体质阴阳贮蓄能量的多少来给气质分类。

其次是身心互动观。中医气质的关键是以"形神合一"的气质学说为根本思想，重点突出形体神用思想，形和体两者相辅相成。精神活动的物质基础是脏腑气血，然而性格和情绪对人体的健康状况也具有能动性的作用。因此，中医主张整体论治是因为身心互动关系出现问题的话，也会引起相应的身心疾病。

最后是精神整体观。身心整体观由阴阳整体观分化而来，精神整体观又是从身心整体观中分化出来的。可以看出，中医是承认"气质"是以心理活动为主体的心身统一结合体。各种心理特征的总和构成了气质，人体的各种心理活动过程也会受到气质的规定和影响。如果简单地认为构成气质的心理因素如情绪、意志、行为等都是孤立存在的，那就大错特错了。不同的情绪和意志会导致不同的行为，人的行为不是某一单一的心理因素影响导致的，而是所有的心理因素配合得当的结果。拿精神分裂症来举例说明，精神分裂症是丧失了心理因素的统一性而导致精神内部分裂紊乱。丰富多样、统一的有机整体是人正常心理活动的重要前提。中医的五志、七情联系紧密，在一定的条件因素下会导致"狂""癫"等精神紊乱现象，这个时候治疗的重点就是结合整体观念重新协调精神、整合自我。

（二） 恒动性

常言道："江山易改，本性难移。"这体现的就是气质的相对稳定性。正是因为有躯体素质和心理素质之间稳定又差异的统一的联系，才构成了气质。中医学看重先天禀赋的稳定和后天环境变化的动态关系，以不变应万变，尽量去维持动态的、稳定的个性特征。张景岳在论述阴阳五态人也体现了气质具有可变性："此虽以禀赋而言，至于气血之变则亦有纯阴纯阳，寒热微甚，及阴阳和平之异也。故阳脏者宜偏于寒，阴脏者宜偏于阴，或先阳而变为阴者，或先阴而变为阳者，皆医者不可不察也。"

（三） 独特性

俗话说得好："世界上没有两片完全相同的树叶。"虽然每个人的气质特点都会受到父母独特的基因遗传，但气质形成后的特性却和遗传的不尽相同，有一个很关键的因素就是后天环境。环境会影响个体气质的形成，同样的，个体又以自身独特的方式反作用于环境，所以个体不同特征的气质造就了不同的个体差异。个体在病理、生理、心理等方面都具有自身独特性和特殊规律的机制，这就是我们常说的个体差异。中医气质理论最初就致力于回答一个"是什么使我们与别人不同"的问题。既要关心病，也要关心每个人的独特性，这正是应验了古希腊的医学家希波克拉底的一句名言："知道什么人生病，比知道人得了什么病更重要。"基于此，我们提出的"辨质论治"就是遵循以人为中心的原则，临床治疗的时候要注意每个人生理状态、诊断和治疗的独特性和差异性。"质"是气质与体质，"质"是个性化理念，"质"是心身统一体。

（四） 社会性

"人的本质，在其现实性上，是一切社会关系的总和"（《马克思恩格斯全集》第 3 卷），从这句话可以得出，社会、生物和精神属性三方面决定了人的本质。气质中的人格因素反应的是社会性质，就是个人在与他人的交往中学习到的社会经验和行为规范，慢慢形成人格的社会性，也是成就自我个性的全过程。和先天性的体质相比，后天环境如家庭等因素对气质形成的影响更大，张载《张子全书·语录抄》中的"为学大益在自求变化气质"说的就是这个意思。从五态人描述：如阴阳和平之人"居处安静，无为惧惧，无为欣欣，婉然从物，或与不争，与时变化"等就可以看出中医较重视人的社会化过程，即体现了人在社会化过程中的个性特征。

第二节　中医气质的分类

一、中医学人体气质的分类

在《内经》中，根据人体内阴阳之气禀赋的多少，将人的气质划分为太阴之人、少阴之人、太阳之人、少阳之人、阴阳平和之人。同时，以阴阳五行学说为基础，还将人的人格体质划分为金形之人、木形之人、水形之人、火形之人、土形之人，接下来又以五音（角、徵、宫、商、羽）进行比较，将阴阳二十五人中五种类型的某一类型区分出一个具有典型特征的主型和四个具有其他非典型特征的亚型，就可以得出25种不同类型。阴阳五态人和阴阳二十五人对气质进行了丰富又严谨的分类，既包含观察的结论，又蕴含了古代哲学原理的发挥，与西方气质理论不相上下。

太阴之人："其状黝黑色，念然下意，临临然长大，然未偻"；其性情"贪而不仁，下齐湛湛，好内而恶出，心和而不发，不务于时，动而后之"。凡阴气太盛的人，多脸色灰暗发青，瘦骨嶙峋，腿骨细长无力，为使身体平衡，喜将上体前恭。表面看似是谦恭，实为病态之表现也。在性格表现上，多为阴险贪婪之人，表面看好似谦谦君子态，实内心却恶意频频。上述就是太阴之人的特征。

少阴之人："其状清然窃然，固以阴贼，立而躁崄，行而似伏"；其性情"小贪而贼心，见人有亡，常若有得，好伤好害，见人有荣，乃反愠怒，心疾而无恩"。少阴之人，贪图小利，有害人之心，看到别人有了损失，常常像是自己得了便宜，好伤害人，见别人获得了荣耀，自己反倒气恨恼怒，心怀嫉妒，冷酷寡恩。在外貌上貌似清正，而行为鬼鬼祟祟，冥顽不化而又阴险狠毒，站立时躁动不安，走路时身似下伏。这就是少阴之人的特征。

太阳之人："其状轩轩储储，反身折腘"；其性情"居处于于，好言大事，无能而虚说，志发于四野，举措不顾是非，为事如常，自用事虽败，而常无悔"。凡阳气太盛的人，处处好表现自己而扬扬自得，喜欢夸夸其谈，无实际能力而又信口开河，好高骛远，行动办事不分是非，意气用事还自以为是，虽遇失败但不知悔改。在外貌方面，高傲自满，仰腰挺胸，好像身躯向后反张和两腘屈折一样。这就是太阳之人的特征。

少阳之人："其状立则好仰，行则好摇，其两臂两肘，则常出于背"；其性情"提谛好自贵，有小小官，则自高自宜，好为外交，而不内附"。少阳之人，做事精明而喜欢自己抬高自己，如有小小官职，就高傲自得，喜欢在外交际，不愿埋头苦干。在外貌上，站立时喜欢把头仰起，走路时喜欢摆晃身子，两条胳膊常常倒背在背后。这就是少阳之人的特征。

阴阳平和之人，"其状委委然，随随然，颙颙然，愉愉然，暶暶然，豆豆然，众人皆曰君子"；其性情"居处安静，无为惧惧，无为欣欣，婉然从物，或与不争，与时变化，尊则谦谦，谭而不治"。属于阴阳平和气质的人能安静自处，不务名利，心安无惧，寡欲无喜，顺应事物，适应变化，位高而谦恭，以理服人而不以权势压人。基于这种个性心理特点，阴阳和平之人的行为则表现为从容稳重，举止大方，为人和顺，适应变化，态度严肃，品行端正，胸怀坦荡，乐天达观，处事理智，为众人所尊敬。这是阴阳平和人的特征。

以上是《灵枢》对人格的阴阳分类，五种不同属性的人各具有其不同的气质，因此在精神活动表现方面也大不相同。（以上五类人从"阳"到"阴"排列顺序：太阳-少阳-阴阳和平-少阴-太阴）

气质偏阳性的人外在表现大多是行为激进，声音洪亮，言语激亢，感情外露，抬头挺胸；性格方面表现为外向开朗，骄傲蛮横，自我中心意识强，性情刚硬，表里如一。

大凡人的气质偏阴性的，其性格内向沉默，尽心恭维，善妒狠辣，机关算尽，见利忘义，优柔寡断，暗藏内情，鬼鬼祟祟，奸诈狡猾，颔首低眉，面部抑郁。只有阴阳平和之人才能综合二者，取长补短，精神活动表现正常。

上述分类，把人体的形质特色和性情神态完美地结合起来，不仅充分体现了中医学形神统一的辩证思想，而且反映了中医气质学说独特性的内容。

二、中医先天遗传对体质、气质的影响

中医先天遗传主要有胎传、亲赋、素体等窄、中、宽的三类提法来影响体质和气质。

第一类提法是胎传、胎肖、胎侍、胎赋、胎亲等。其涵义较狭窄，主要是指从父母那，特别是母体的垂直遗传。在《名医类案》就专门提到了"胎肖胎忌"，《幼科发挥·胎痰》中记载："一个人胎肖，其肥瘦，长短，大小，妍媸，皆肖父母也。"也说明了形体和体质方面的遗传特征。

第二类提法一般就是资质、资禀、赋气、禀命、禀赋、禀性等。《景岳全书》说："以人之禀赋言，则先天强厚者多寿，后天薄弱者多夭。"

第三类提法一般为素体、素来、素有、素质等，因此才有以下说法："素体阳虚""素体阴虚""素体肾虚"。总的来说，这三类提法综合考虑了遗传和环境对个体体质及疾病的影响，被认为是先天禀赋对体质遗传方面影响的认识和评价。

中医学认为先天遗传主要是从这两个方面来影响气质：体质禀赋在性状遗传方面和天资禀赋在心理行为遗传方面。前者包含高矮、胖瘦、强弱、大小、美丑和方圆等；后者包含行动快慢、智力高下、意志强弱、性格刚柔、情绪躁静、动力类型及表现勇怯等。正如《灵枢·寿夭刚柔》说："人之生也，有刚有柔，有弱有强，有短有长，有阴有阳。"把气质分为体质形态和心理行为两个方面。

第三节　中医心理气质与西方心理气质之异同

一、西方人格与中医气质在概念上的比较

（一）　西方心理学对人格和气质的理解

现代心理学认为人格是具有一定倾向性、稳定的心理特征的总和，是指一个人整体的精神面貌。它包含人的心理倾向、心理特征和心理状态等较多层次，受到后天因素和人的遗传性、环境、学习强化、自我修养、生长发育、身心健康等多种因素的相互作用、相互联结的影响。人格的前提基础是先天遗传因素，但后天的学习教育、周围环境和自身的素质锻炼会决定其发展的趋势和结果。

在现代心理学中，人格概念中个性心理特征范围内的内容就是气质，主要体现在人在进行心理活动时或在行为方式上表现出来的指向性、稳定性、速度、强度及灵活性等动态的人格心理特征，这些心理特征都是稳定与遗传相关的。

（二）　中医气质概念的思想来源

在中医学中，气质还有其他的别称，如气禀、气性、禀性等，是中国传统文化的固有术语，起源于中国古代哲学的气一元论，正如王充在《论衡·无形》写道"气性不均，则于体不同"，指的是个体出生后，由于承受的气不均衡，自然在形体上也不相同。张载也在《正蒙·诚明》中指出"形而后有气质之性"，意思就是人要有了形体之后才有气质的形成。中医学中的气质还包括现代心理学中的气质，性格、态度、智慧及现代神经生理学中的一些内容，是一个人各种心理特征的集合，不同个体心理、行为特征的差异可以用气质来概括和反映。所以，中医气质的概念在理解上与现代心理学中人格概念的理解较为相近。特别注意的是，中医学是从体质与气质关系的层面上再去探讨气质概念。现在看来，气质概念不仅包括心理内容而且包括体质内容，所以宋代之后的医家们用"气质"来论述个体差异的这种做法是不准确的。总之，中医气质概念源于形神相关的思想，主要内容是身心素质特征，包括现代心理学中人格概念的内容，并与人的体质息息相关。

二、中医气质学说和西方人格学说的分类特点

（一）　中医气质学说的分类

中医气质学说的理论基础是阴阳五行的自然哲学。《内经》中关于气质学说的分类主要有以阴阳立论的"五态人"分类法和以五行立论的"阴阳二十五人"分类法，两种分类方法朴素直观地把握了人的心理和生理差异，相得益彰。中医学最重要的气质模型当属五态人格，即《灵枢·通天》按照每个人体内阴阳之气蕴含的多少、禀赋的不同，以及性格和外观的差异，将气质分为太阴、少阴、太阳、少阳和阴阳和平

五种类型。再者，《灵枢·阴阳二十五人》以五行学说为基础，将人体气质分为 25 种类型。由上可以得知，中医气质类型分类方法的特点就是体现了中医阴阳五行的自然哲学观点。

（二） 西方人格心理流派的特点

目前西方主要的人格心理学流派有精神分析学流派、人本主义流派、行为主义流派、社会学习理论流派、认知学流派、特质学派及生物学流派等。西方人格心理学流派的特点就是流派多、分类方式多、人格模型多，而且各流派之间的主要理论也大相径庭。各流派之间难以统一，对人格心理学和心身医学的发展都产生了较大的影响，相反，中医人格心理学说的内容就有很强的综合性和临床实用性。

三、中西医关于人格生理基础的研究比较

（一） 中医对气质生理基础的描述

中医主要是依据中医学"司外揣内"的诊断学原理来描述气质生理基础。

中医从整体观出发，对人格的内部形态结构与外部形态结构都进行了详尽的描述，但对气质生理基础的微观方面了解不多，《灵枢·通天》中说："有太阴之人，少阴之人，太阳之人，少阳之人，阴阳和平之人，凡五人者，其态不同，其筋骨气血各不等。"另外，从个体的形体、动作习惯、生理和病理特点到性格、气质等心理特征，对五态类型人进行了生动具体的描述，如《灵枢·通天》记载少阳之人"其状立则好仰，行则好摇，其两臂两肘则常出于背。"而依据五行立论为分类基础的《阴阳二十五人》也写道："土形之人……其为人黄色，圆面，大头，美肩背，大腹，美股胫，小手足，多肉，上下相称，行安地，举足浮。"这些都是不同类型人的形体特征。心理特征产生的基础就是生理功能与一定的形态结构之间伴有密切的关系，导致个体容易表现出某种心理特征；而随着心理特征长期地显示出来，其又会对形态结构与生理功能产生影响，从而表现出相对应的行为特点。总而言之，中医学"司外揣内"的诊断学原理通过形态、机能和心理素质间紧密的联系很好地体现出来了。

中医的特点是重整体轻微观，所以中医在诊治方面具有整体观的优势，但如果一味地重视这种自然哲学观念，只看到"人是一个有机整体"和"人与自然界的统一性"这些方面，则很难做到深入、具体地诊治。中医学想要走向世界，想要得到恪守"实证"信念的现代科学观点的普遍认同，最大的绊脚石就是中医学思想虽然合理，但很难用科学的方法来检验。

（二） 西医对人格生理基础的认识

在还原论的指导下，人格生理在西医中倾向于生理的微观基础研究。分子生物学在这几年发展得很迅速，对于心身相关问题的研究，西方医学相信由于具有不同的生物学基础，因此不同的人格特征会与不同的疾病相连。正如 Zuckerman 说过的那样："人格

特质是行为机制和生化物质活动的综合体，神经化学物质的作用才是人格的生理基础，而非神经活动类型。"神经递质与人格这方面专业领域的知识有很多。Zuckerman 在 1979 年提出活动和探索行为与高水平的多巴胺分泌有关，而高水平的去甲肾上腺素则对建立与环境互动或与他人交往的积极结果的预期有很大帮助，这就是感觉寻求理论。另外，以感觉寻求理论为理论基础，Cloninger 在 1993 年提出了神经递质三维度人格模型理论。该理论认为有 3 种重要的神经递质（多巴胺、血清素、去甲肾上腺素）与 3 种人格特质分别对应。这几年来，尽管科学家在这方面又展开了大量的探索，但是仍然有一些问题未得到解决，比如神经递质与人格类型，只证明了其存在相关关系，是否存在因果关系还是一个未知数；各个人格理论之间神经递质的研究结果存在交叉，甚至矛盾之处；从单一神经递质的测量结果可以看出，不但不能反映不同人格基础的生理基础全貌，更不能反映心身疾病发病的人格特异性。

因此，还需要从生命整体系统性的角度继续探讨研究人格的神经生物基础理论和心身疾病发病的人格特异性的相关性，来予以整合和澄清，在此方面借鉴中医学整体系统的观点可能会对其发展产生新的启示。

四、中西医关于不同人格特征对心身疾病产生不同影响的论述

（一）中医气质学说的核心是"形神合一"的整体观

"形神合一"的整体观是气质学说的核心，基于此，中医学对心身疾病的认识开启了中医的医学模式。

从"形神合一"和整体观的思想出发，中医学认识到疾病发生发展的影响因素有外界邪气、个体身体素质及心理状态等，不同的气质个性也会导致不同疾病的发病倾向。《素问·阴阳应象大论》中说"怒伤肝""喜伤心""思伤脾""忧伤肺""恐伤肾"，这不仅明确地说明理论个体心理活动和发病机制的联系，还解释了七情和气质对生理活动的影响，例如凡气质偏阴的人考虑估计太多，凡气质偏阳的人情绪易爆易怒，这两种类型的人都容易伤及对应的内脏。中医体质学说和气质学说都强调个体的差异，个体差异会导致个体对疾病的易感性。在《内经》中，《灵枢·五变》有记载："一时遇风，同时得病，其病各异。"讨论的就是个体"易感性"的问题。出现这种现象是因为"人之生也，有刚有柔，有强有弱，有短有长，有阴有阳"。因此，中医气质学说与体质学说息息相关并注重个体心理活动的独特性，而且对于气质对疾病发生、发展的影响和对某些疾病的易感性也做出了相关研究。这种心身关系的讨论和研究对后世医家来说是很有必要的。

（二）西医不同人格特征对心身疾病的影响

西医觉得心身疾病的影响与神经化学物质的微观层次变化和个体不同的人格特征是存在关联的。

自从美国学者恩格尔 1977 年提出由传统的生物医学模式向生物-心理-社会医学模式转变以来，西方医学就开始把关注点投向心理因素对健康的影响，另外，心理学界也

开始看重不同人格特征对身体疾病影响的研究，如癌症与 C 型性格、心脑血管疾病与 A 型性格分别存在很强的相关，这些都是通过行为医学和现代临床心理学的研究表明的。

　　人格可能会直接通过内分泌和免疫系统作用及相应健康行为的间接作用来影响个体健康，但具体是哪种或是其他影响途径还有待研究。换句话说，不同的人格特征想要与健康和疾病产生联系，所依靠的分子生物学基础是不一样的。所以，为了更好地有目的地预防和治疗心身疾病，应该更进一步去了解人格的神经化学物质微观层次的变化，但由于人格生理基础的复杂性、整体性和系统性，并不能根据单一神经递质的测量结果去确定不同人格心身疾病的生理基础。这种尝试用一种化学递质或某种危险因素来囊括一切因素的思想，违背了人格的生理特点和心身疾病的发病规律。所以，为了更准确无误地阐述与人格相关的心身疾病的生理变化基础，应该站在生命体系统性和整体性的层次上探讨心身疾病，而这有可能在一定程度上可以和中医"形神合一"的整体观思想取长补短。

五、中西医在心身疾病诊治上的比较

（一） 辨证论治是中医气质学说在心身疾病诊治上的优势

　　内容具有综合性和很强的临床实用性是中医气质学说最突出的特点。中医气质学说为辨证论治提供"因人制宜"的基本模式，对气质体质等个性差异的辨证分析主要体现在诊断的个性化，而针对不同个体积极的治疗或调节，突出的就是治疗的个性化。正是因为中医辨证施治把形神相互关系、气质与体质因素引入辨证施治的理论体系中，来展示疾病的性质并指导临床诊断治疗，所以中医辨证施治极具科学性，成为中医学的精华。因此，对不同气质类型的辨别及对气质与病变关系的辨别，体现于中医辨证论治当中的"证"。在《灵枢·通天》中就有具体的说明："古之善用针灸者，视人五态乃治之，盛者泻之，虚者补之。"比如对气质偏阴类型的人，多"缓筋而厚皮，不之疾泻，不能移之。"综上所述，中医气质类型学说在不断临证过程中，形成了具有中医特色的、强大实用性的理论体系，这个理论体系不仅包括生理特点和病理特点，而且还包括形体行为、个性特点及相应的诊治原则。

　　由于中医"阴阳五态"人格心理类型论的指导基础是整体观念，在气质类型的分类及相应的气质诊断描述上都是采用较直观笼统的方式，主要还是依靠主观经验来进行诊断治疗，客观性和标准性不强，所以尽管中医气质理论有重要的临床应用价值，它的应用和发展都有局限性。

（二） 规范化、客观化是西医在心身疾病诊治方面的特点

　　中西医心身医学的治疗原则都是心身同治，但两者在诊治方法上还有很大不同。西医对心身疾病的诊断方法包含躯体和人格心理特征两方面的诊断、相关心理行为量表客观化的测量，以及躯体因素与心理因素相关关系的分析三个方面。治疗方法主要有心理治疗、精神药物治疗和躯体疾病治疗，三者相互配合、综合防治。尤其在心理治疗方面，多种心理治疗方法和行为矫正方法都有比较好的治疗效果。以上这些都体现了西医

在诊治方面规范化、客观化的特点。

西方医学与中医几千年的历史相比，临床经验比较不足，因为西方医学是从近代才开始关注某些疾病的人格特点、人格和疾病的关系，以及开始从心身同治的角度关注某些疾病在临床上的治疗。另外，虽然中西医心身医学的治疗原则都是心身同治，但西医经常是把心理和身体分开治疗，心理治疗由相应的心理治疗师或心理咨询师负责，身体治疗则由临床医生负责，所以治疗效果也会受影响。这一点和中医的治疗思想大有不同，中医讲究心身合一的思想紧密贯穿预防、诊断、治疗全程。

六、中医气质学说的意义

《内经》的气质学说主要是通过辨别分析个体差异，观察不同气质类型人的发病特点、病机倾向、治疗特点等方面，运用于医疗实践，为临床辨证论治及治未病战略提供"因人制宜"的基本模式。

（一）疾病的发生

疾病发生的原因分为内在原因和外在原因，其根本原因在于内在原因。整体观的思想让中医学认识到疾病的发生发展与外界邪气、人的身体素质及心理状态都存在很大的关联，机体能否发病、发病时容易感受何种性质的邪气及产生何种疾病的决定性因素就是个体存在的差异性。中医学重在强调个体的心理状态对疾病产生的影响或决定性作用，即"三因致病，重在七情"的发病学观点。已有研究观点表明，不同疾病会随着个体气质类型的不同而产生不同的发病倾向。虽然已经做了大量研究，但还存在一些未解的问题，比如不同的气质类型与不同疾病易感性的关系，不同气质类型特征与各种疾病、证之间的相关性等。

（二）疾病诊断和防治的指导

《内经》认为气质诊断可以作为治疗的主要依据，发挥气质在临床诊疗中的积极作用，正所谓"气质不同，治法有异"。《灵枢·通天》记载："古之善用针艾者，视人五态乃治之。"还对五态类型人的气血阴阳盛衰差异进行了丰富的论述，"别五态之人奈何？"及"治人之五态奈何？"等针对性的问题，认为治疗原则的采取要充分考虑个体五态气质类型的情况。如"太阴之人，多阴而无阳，其阴血浊，其卫气涩，阴阳不和，缓筋而厚皮，不之疾泻，不能移之"。

辨清气质还有一个重要的作用就是未病先防。通过了解患者的气质类型和把握个体的气质特征，可以尽早诊断出个体气质的特殊性及病理趋势，采取适宜恰当的保健方式和预防措施，这可以达到治"未病"的目的。因此，中医学强调"因人而异，辨质论治"，即中医气质学说为临床辨证论治提供"因人制宜"的基本模式。一个人的体质和心理组成气质的全部，气质是心身统一体，完美地体现了由诊断的个性化到治疗的个性化的医疗理念。

第六章　中医心理的情绪学说 ▷▷▷▷

【教学目标】

1. 掌握中医情志的概念和内涵及情志发生的生理基础。

2. 熟悉七情对气血的影响、致病特点及所致五脏疾病。

3. 了解中医情志学说的源流、影响情志致病的因素、情志相胜治疗方法及七情在妇人疾病发生的特殊地位。

第一节　中医"七情"概述

一、中医情志学说的概念

中医学的七情是指人的喜、怒、忧、思、悲、恐、惊，内容与现代心理学的基本情绪相近（喜、怒、哀、惧、惊、厌），是人对外部环境刺激变化产生的涉及心理、生理的复杂反应。它具有特有的情志内部体验、情志外显表情和相应的生理和行为变化。它发生在一定的情境之中，其反应和表达方式与个体心理、生理状态有关。

中医情志学说是中医心理学的重要内容，在中医基础理论指导下研究情绪、情感的活动规律，揭示其生理基础及情绪和疾病的相互关系和作用规律。中医情志学说研究的对象是七情，七情最早是南宋陈无择在《三因极一病证方论》中提出建立的，一直为后世医家所遵循。七情分属五脏，以喜、怒、思、（忧）悲、（惊）恐为代表，称为五志。情志是人对外界事物的自然应答反应，属正常反应；但若外界刺激过于强烈或持久，导致情志失调，超过人的自我调节能力，就会成为致病因素，影响气血运行，导致气机紊乱，脏腑功能失调，甚渐积损成衰。

相对于中医情志在中医学发展的位置，现代情绪心理学是研究情绪和情感活动规律的心理学分支学科。19世纪末，美国心理学家詹姆斯和丹麦生理学家兰格同时提出，情绪是对外界事物所引起的身体生理变化的感知（情绪的外周学说，参见傅小兰主编《情绪心理学》）。其后，在情绪心理学领域中形成了众多的流派。1972年，美国心理学家斯特隆曼出版《情绪心理学》一书，全面系统地介绍了西方国家情绪心理学的研究成果，就情绪的内部生理、外部行为、主观体验、认知调控、面部表情、情绪发展及异常情绪等做了全面描述。

情绪和情感既有区别又互相联系。情感作为一个感情性反映的范畴，着重于表明情绪过程的感觉方面，也就是情绪过程的主观体验方面。与情感相比，情绪着重于表现情感的过程，着重于描述情感过程的外部表现及其可测量的方面。有些心理学家对"情绪"和"情感"不加区分，在同等意义上使用这两个概念。因此，情绪心理学亦可以称为情感心理学。

因此，中医情志学说偏于现代情绪心理学的情感方面，重于情感变化导致的气血变化对人体生理、病理的影响。

二、中医情志学说的源流

中医情志学说的形成经历了漫长的历史过程，从先秦始至现代，可分为六个时期。

1. 萌芽于先秦时期

先秦诸子文献中散见情志的论述，如《山海经》记载了38种疾病，其中提到了狂、痴等疾病。《庄子·齐物论》有："喜怒哀乐，虑叹变热。"《吕氏春秋》："大喜、大怒、大忧、大恐、大哀，五者接神则生害矣。"论述"五情致病"。《荀子·天论》："形具而神生，好恶、喜怒、哀乐臧焉，夫是之谓天情。"提出六情观。《礼记·礼运》："何谓人情，喜、怒、哀、乐、惧、爱、欲，七者弗学而能。"提出七情与生俱来。这一时期，先哲们对情志的认识虽然是局部的，但已经论及情志的生理、病理、发病等方面，对中医情志学说的形成有重要的启迪作用。

2. 奠基于秦汉时期

秦汉时期奠定了中医情志学的基础。中医经典著作《内经》较系统地论述了情志的生理基础及病理变化，《内经》162篇中，涉及情志致病的达129篇。《难经》根据《内经》分别论述了喜、怒、思、悲、恐等情志变化与五脏关系及临床脉证。《伤寒论》开启了情志辨证论治的先河，异常情志常作为辨证依据，并记载了百合、奔豚、脏躁、惊悸等多种情志内伤所致的疾病，创立了一系列治疗情志病的方剂，如甘麦大枣汤、百合地黄汤。《史记》载西汉淳于意病案资料中有情志致病或因病见情志异常的记录。此期，医家从生理、病因、病机、致病特点、临床脉证、治法用方等方面对情志做了较全面的阐释，初步奠定了中医情志学说的基础。

3. 成长于隋唐时期

隋·巢元方《诸病源候论》载证候1739个，其中涉及心理证候的达106个。唐·孙思邈认为长时期不良心理情绪的刺激，如抑郁、多欲、喜乐过度等，都会导致心理失衡，甚使机体产生病理性损害，他说："七气者，寒气、热气、怒气、恚气、喜气、忧气、愁气，此之为病，皆生积聚。"同时，他指出情志过激是妇人月经失调及难产的重要原因。

4. 成熟于宋金元时期

宋金元时期是中医情志学说走向成熟的阶段。南宋·陈无择在《三因极一病证方论》中明确提出了"七情"概念："喜、怒、忧、思、悲、恐、惊，七情。"突出强调了情志因素在疾病发生过程中所起的重要作用，标志着中医的"七情学说"成熟。金·刘完素提出了"五志过极皆为热甚"的论点，重视六欲七情与疾病的联系，认为亢盛的情欲属于阳，若情欲过度，则易于化热。金·张子和在《儒门事亲》中总结七情致病的规律，提出"五志所发，皆从心造"的观点，凡见情之变，皆当以"平心火为主"；另外他吸取情志"五行相胜"理论，擅长运用"以情胜情"治疗情志疾病。金·李东垣在《脾胃论》提到："凡怒、忿、悲、思、恐、惧，皆损元气。夫阴火之炽盛，由心生凝滞，七情不安故也。"在《内外伤辨惑论》中特别指出："喜怒过多……耗伤元气，脾胃虚衰，元气不足而心火独盛。"强调了情志内伤、损伤脾胃是疾病发生过程中的重要因素。朱丹溪在《格致余论》中指出"相火"多起于情志妄动，并在《丹溪心法》中提出"七情之病皆从火化"的论点。

5. 完善于明清时期

中医情志学说在明清臻于完善。明·万全《幼科发挥》记载的118个医案，和情志相关的有24例。江瓘《名医类案》的总医案有2384例，七情致病达196例。王肯堂《证治准绳》记载50多种情志所致疾病，涉及内外妇儿各科。秦景明《脉因证治》记载了约117种和情志相关的疾病。戴思恭对因七情伤气而郁结不舒、痞闷壅塞的诸气病证，重视详审病因，明辨何经，然后根据病变之上下、脏气之不同而随经给药。李梴《医学入门》中重点对七情脉理及暴喜、暴怒、积忧、过思等情志疾病做了论述。张景岳在《类经·会通类》中首列"情志九气"，对《内经》有关情志所伤论述进行归纳综合分析，并提出了"情志病"这一病名；他还阐释《内经》"移精变气"和"祝由"的理论，明确提出"以情病者，非情不解"及"若思郁不解致病者，非得情舒愿遂，多难取效"的观点。林佩琴《类证治裁》和沈金鳌《杂病源流犀注》明确指出精神治疗在情志病中的重要地位。陈实功《外科正宗》对情志因素导致外科病的机理做了全面论述。清代医家傅山十分重视心理因素在妇科疾病的发病及病机变化中的作用，并由此形成了以调肝为主治疗妇科疾病的学术思想，其代表作《傅青主女科》中论证者有77条，而和精神因素有关的达22条之多。引人注目的是清代医家张履和根据《内经》有关理论，结合自己的临床经验，著成《七情管见录》，专论七情致病，对于系统研究七情致病的理法方药具有重要参考价值。

6. 不断发展于现代

20世纪80年代以来，有关七情学说的研究日益增多，对中医情志理论的研究逐渐深入。对情志的研究，或在整理、发掘古籍的基础上，对七情的概念进行规范，将七情理论系统化，构建中医情志学的理论框架，提出众多新的见解和主张。如李峰认为人体调节应激反应的核心是肝，疏肝解郁等中医疗法调节应激反应的作用，对于许多疾病的预防和治疗具有重要的价值。乔明琦提出多情交织共同致病首先伤肝的假说，多种情志刺激交织组合共同为病是当今社会条件下情志致病的基本方式，情志刺激首先影响肝的疏泄功能。汤朝晖认为"思所伤"是七情致病的主导环节，在研究和治疗情志病时对思所伤要充分重视。

运用现代科学技术，通过动物实验等揭示中医情志病变的发病机制，取得了一系列研究成果。如动物模型的制作，"怒伤肝"模型，用夹尾法、捆绑法、模具法、束缚水浸法、旋转法、光电刺激等；"恐伤肾"模型，用惊吓法或用药物造模（肾上腺素皮下注射）；"肝气郁证"模型，束缚大鼠四会，限制自由活动，同时放入自由活动大鼠造模笼内。发展对愤怒、抑郁和焦虑情绪大鼠模型的评价方法，包括旷场试验、攻击行为测试、糖水偏好试验、强迫游泳试验、悬尾试验、高架十字迷宫和明暗试验等。

近年，有学者提出"中医情志学"的学科概念，出版《中医情志学》专著，构建了中医情志学学科理论框架，详细阐述了情志的概念、理论基础与理论、情志活动、情志心理、情志生理、情志的发展分化与交流、情志病理、情志病证及其防治原则等，展现了中医情志学学科理论的概貌和构成该学科知识的各个层面和侧面。有学者出版《现代中医情志学》专著，阐释中医情志学的基本内容和假说、情志病证的预防、情志病证的诊疗技术和方法等，提出"脑-脏整体调节"的创新理论假说，认为情志的产生是脑-脏整体调节的结果。

从中国历代医家对情志的论述和临床医案的记载来看，中医情志学说重在治疗情志对机体产生的异常影响及如何调节情绪；而西方的情绪理论较多地强调情绪过程，强调动机、驱动力及认识作用。综合中医情志学说发展的历史进程，中医情志学说有以下特点：一是明确七情产生的生理基础，即七情和五脏的配属关系；二是体质对个性情绪特征起决定作用，不同的体质有相应的情绪偏向性；三是以阴阳五行为基础，提出情志相胜的治疗法则；四是认为情志对气血的运动变化是影响脏腑功能的基础，脏腑功能出现异常所致的气血运动失常也可导致情绪的改变；五是中医历代医家特别重视情志变化在女子疾病发生、发展变化中的作用。

第二节　七情生理基础

从中医学的角度来说，七情皆动心而应于五脏，各情志据其性质分属于五脏。五脏所化生的精、气、血是产生情志活动的物质基础；情志活动是脏腑精气的外在表现。故《灵枢·本神》曰："肝藏血，血舍魂，肝气虚则恐，实则怒；脾藏营，营舍意……心藏脉，脉舍神，心气虚则悲，实则笑不休……肾藏精，精舍志。"不仅阐明了精、气、血是五神的物质基础，也强调了五脏的生理功能正常是维持精神情志活动的基本保障。

一、七情以精、气、血为物质基础

精是人体生命的本源，是构成人体并维持生命活动的最基本物质，它既决定着人体生、长、壮、老、已的生命过程，影响着人的生育功能，又能滋润濡养人体全身脏腑组织器官。同时，还与人的精神、意识、思维活动及情志变化息息相关。精有广义、狭义之别，亦有先天、后天之分。狭义之精，主要指生长、生殖之精，因其与生俱来，秉受于父母，藏于肾，故又名"先天之精"。广义之精，包含了先天之精和后天之精。由饮食水谷所化生的精微物质，包括气、血、津、液、髓等精微物质，为"后天之精"。《内经》云："生之来谓之精，两精相搏谓之神。""人始生，先成精，精成而脑髓生。""头者，精明之府，头倾视深，精神将夺矣。"说明精足、髓充不仅是维持正常生命活动不可或缺的条件，也是机体产生精神、情志活动的物质基础，故有精、气、神为"人身三宝"之说。精与神之间具有双向调节的作用，神藏于心，可调节精的化生和功能活动；神又由精气血所化生，故精足则神旺，精亏则神怯。如《素问·宣明五气》中的"精气并于心则喜，并于肺则悲，并于肝则忧，并于脾则畏，并于肾则恐"（并，相从之意），即说明若精气亏虚，气血发生偏聚，可影响脏腑的生理功能，引起相应的情志变化。此外，《诸病源候论·卷一·风惊候》引养生方云："精藏于玉房，交接太数，则失精。精失者，令人怅怅，心常惊悸。"《清代名医医案精华·马培之医案》中指出："久病遗泄，肾水不足，神不内守，闻声惊惕。汗出津津，津液蒸变为痰。肺气不展，胸膺窒塞，咽干喉际作痛，鼻有秽气，痰凝为粒，咳之不爽，肺燥气伤。""久病滑泄，下元根蒂已亏，冲阳上僭，自少腹盘旋而上，横绕腰间，上冲脑顶，遍身惊惕。"皆揭示了房劳伤肾、肾精亏损与情志病变的关系。

气是推动人体生命活动的原动力，具有推动、温煦、气化、固摄、防御五大功能。其中，气化作用与精神、情志活动的关系最为密切。人体的气化作用是通过气机的升降出入来实现的，而气机的升降出入又直接影响着精神、情志活动的产生及变化。故《素问·举痛论》从病机学角度提出："百病生于气，气和则神安。"《丹溪心法·六郁》强调："气血冲和，万病不生，一有怫郁，诸病生焉。"临床上，无论气虚、气郁，还是气逆，皆可引起情志的异常变化。例如，禀赋薄弱、心胆气虚者，往往易惊善恐，不敢独卧；肝失疏泄、气郁化火、逆而上冲者，每见心烦、易怒等。故《医方论·越鞠丸》曰："凡郁病必先气病，气得流通，郁何之有？"

气血是构成人体和维持生命活动的重要物质。《医宗必读》曰："气血者，人之所赖以生者也。"《景岳全书·血证·论证》曰："人有阴阳，即为血气，阳主气，故气全则神王；阴主血，故血盛则形强，人生所赖惟斯而已。"杨上善《黄帝内经太素》指出："血者，神明之气，而神非血也。"血液由水谷精微所化生，在心肺之气的共同作用下，内濡五脏六腑，外润四肢百骸、皮肉筋骨，使各组织器官发挥其正常的功能活动，并维持正常的精神及心理状态。故《灵枢·平人绝谷》云："血脉和利，精神乃居。"《证治汇补·卷之五·惊悸怔忡》则指出："人之所主者心，心之所养者血。心血一虚，神气失守……此惊悸之所以肇端也。"

二、七情和五脏的配属关系

情志活动是内脏功能活动的表现之一，《素问·阴阳应象大论》指出，"肝生筋……在志为怒""心生血……在志为喜""脾生肉……在志为思""肺生皮毛……在志为忧""肾生骨髓……在志为恐"，又云："人有五脏，化五气，以生喜怒悲忧恐。"然而，五脏化五气，离不开气的温煦、推动，血的营养、濡润，精的补充、支援，一旦脏腑功能紊乱，精气血不足，或气机升降出入失调，则会引发多种情志病变。如《备急千金要方·卷十三》云："心实热惊梦喜笑，恐畏悸惧不安。""心气不足，善悲愁恚怒，衄血，面黄，烦闷，五心热，或独语不觉，喉咽痛，舌本强，冷涎出，善忘，恐走不定。"《杂病源流犀烛·卷六》云："惊者，心与肝胃病也。""悲者，心肝两虚病也。凡人心气虚，神失所守，肝虚又不能生之，则志不能伸，已无畅遂之致，而金来乘木，肺气复与相并，肺本主悲，故遂生悲病也。""恐者，心肾肝胃病也。心藏神，神伤则心怯而恐。肝者，肾之子，水强则胆壮，水衰则血虚，故易恐。而恐者，又肾之情志，故心肝胃三经，皆有恐病，其原莫不由于肾也。""喜者，心肺二经病也。凡人心有所乐则动，动而其气达于外为喜。其气，即肺气也，肺气舒豁，喜迺以成，然是喜也。""怒者，肝胆病也。""忧者，肺与脾病也。肺居华盖之顶，下通心肝之气，心有所愁苦而不乐，则上搏乎肺而成忧，故忧为肺病。肺与脾同称太阴，同行气以给众脏，肺既成忧病，则闭结不解，气固于内而气不通，气不通，则大小便闭而伤脾，故忧又为脾病。""思者，脾与心病也。"

　　肝藏血，主疏泄，性喜条达而恶抑郁。当肝之疏泄不及时，易使肝气抑郁不畅，气机郁结，每见精神抑郁，闷闷不乐，胁肋胀痛，嗳气，咽中如有炙脔，不欲饮食，女性患者则可出现心中懊侬、月经不调、痛经、闭经等；若肝气升发有余，疏泄太过，或肝郁化火，乘脾犯胃，则见面红目赤，急躁易怒，眩晕，头胀头痛，甚则呕血、咳血，昏厥不醒人事。故《灵枢·本神》指出："肝藏血，血舍魂，肝气虚则恐，实则怒。"又谓："胆病者，善太息，口苦，呕宿汁，心下澹澹，恐人将捕之。"《症因脉治·卷三·痹证论》亦云："逆春气，则肝气怫郁，恼怒伤肝，则肝气逆乱，惊动魂魄，则肝气不宁，皆成肝痹之，症也。""肝痹之症，即筋痹也。夜卧则惊，多饮数小便，腹大如怀物，左胁凝结作痛。"

　　心为五脏六腑之大主，精神之所舍，心主血脉。若心气不足，心神失养，则见精神恍惚，语无伦次；或因心神不安而常怀恐惧，或见悲伤欲哭等。故《灵枢·本神》云："心藏脉，脉舍神，心气虚则悲，实则笑不休。"《素问·调经论》亦云："神不足则悲。"《金匮要略·五脏风寒积聚病》则指出："心气虚者，其人则畏。"《沈注金匮要略》认为："心气虚，则神识不敛，其人善畏。"若心血不足，神不守舍，则见多梦易惊、怵惕不安等，如《诸病源候论·卷三·虚劳惊悸候》曰："心藏神而主血脉，虚劳损伤血脉，致令心气不足，因为邪气所乘，则使惊而悸动不定。"《景岳全书·不寐》亦指出："营主血，血虚则无以养心，心虚则神不守舍，故或为惊惕，或为恐畏，或若所系恋，或无因而偏多妄思，以致终夜不寐，及忽寐忽醒，而为神魂不安等证。"

　　脾为后天之本，气血津液生化之源，主运化水谷及水湿，系气机升降之枢纽，主藏意。若脾虚不能运化水谷精微，气血不能上奉于心，心神失养，则见精神恍伤，心神不宁，多疑易惊，悲忧善哭，或喜怒无常，脾失健运，气机郁滞，痰气交阻，则见精神抑郁，胸部闷塞，胁肋胀满，咽中如有物梗阻，吐之不出，咽之不下等。故《灵枢·本神》曰："脾愁忧而不解则伤意，意伤则悗乱，四肢不举，毛悴色夭。""脾藏营，营舍意，脾虚则四肢不用，五脏不安；实则腹胀，经溲不利。"

　　肺主气而司呼吸，为五脏之华盖，位居上焦，在五行属金，主治节而为相傅之官，气为血之帅，肺朝百脉，主藏魄。肺气虚不能治节，可出现"百脉一宗，悉致其病"的百合病，临床常表现为悲忧不解，精神恍惚不安，"意欲食复不能食，常默然，欲卧不能卧，欲行不能行，饮食，或有美时，或有不用闻食臭时，如寒无寒，如热无热，口苦，小便赤，诸药不能治，得药则剧吐利，如有神灵者，身形如和，其脉微数"（《金匮要略·百合狐惑阴阳毒病》）。魏念庭《金匮要略方论本义》指出："百合病者，肺病也。肺主气，肺病则气病，气病则脉病，可以递言也。百脉一宗，言周身之脉，皆一气为之宗主而已。气既病，则脉焉有不悉致其病者乎。"

肾为先天之本，"肾藏精，精舍志"（《灵枢·本神》）。若先天禀赋不足，或后天调摄失宜，房劳伤肾，则见记忆力减退、思维混乱、语无伦次等，故《灵枢·本神》又云："肾盛怒不止则伤志，志伤则喜忘其前言。"《备急千金要方·卷十九》亦云："肾热，好怒好忘，耳听无闻，四肢满急，腰背转动强直。"

三、以心神（脑）为主导

中医学认为，心是五脏六腑的主宰，七情中的任何一种情志变化，都可以影响到心，然后再引起其他脏腑的功能变化。换言之，人的精神、意识、思维活动及情志变化等同归于心，故曰"心藏神"；同时，神又一分为五，即神、魂、魄、意、志，并分属于五脏，即心藏神，主喜；肝藏魂，主怒；肺藏魄，主悲；脾藏意，主思；肾藏志，主恐等。人身之神，唯心所统，故心主神明。虽然情志活动由五脏精气所化生，但因心为五脏六腑之大主，精神之所舍，心神接受内外环境的刺激后做出反应，产生情绪的变动和情感的好恶，故《灵枢·本神》云"所以任物者谓之心"，也就是说，在情志活动产生和变动的整个过程中，起决定作用的仍是心神。因而《灵枢·口问》云："悲哀愁忧则心动，心动则五脏六腑皆摇。"《素问·举痛论》亦指出："悲则心系急，肺布叶举，而上焦不通，营卫不散，热气在中，故气消矣……惊则心无所依，神无所归，虑无所定，故气乱矣……思则心有所存，神有所归，正气留而不行，故气结矣。"《医醇賸义·卷二·劳伤》则系统阐述了心神在七情所伤时的主导作用，认为："然七情之伤，虽分五脏，而必归本于心。喜则伤心，此为本脏之病，过喜则阳气太浮，而百脉开解，故心脏受伤也。至于怒伤肝，肝初不知怒也，心知其当怒，而怒之太过，肝伤则心亦伤也。忧伤肺，肺初不知忧也，心知其可忧，而忧之太过，肺伤则心亦伤也。思伤脾，脾初不知思也，心与为思维，而思之太过，脾伤则心亦伤也。推之悲也、恐也、惊也，统之于心。何独不然？故治七伤者，虽为肝、脾、肺、肾之病，必兼心脏施治，始为得之。"

《内经》中将脑作为"奇恒之腑"，指出"脑为髓之海"（《灵枢·海论》），"诸髓者皆属于脑"（《素问·五脏生成》），并对其功能做了初步的论述："头者，精明之府。头倾视探，精神将夺矣。"（《素问·脉要精微论》）张隐庵对此的注释是："诸阳之神，上会于头；诸髓之精，上聚于脑，故头为精髓神明之府。"明代李时珍明确提出了"脑为元神之府"的观点。《医学入门》则将"血肉之心"与"神明之心"加以区分。"神明之心"，主司人的精神、意识、思维及情感变化等，指大脑的功能而言。现代研究表明，情志活动与大脑额叶及边缘系统的杏仁核和海马回关系较为密切。强烈的或长期而反复存在的精神紧张、焦虑、忧愁和烦恼等情绪波动，可使大脑皮层兴奋和抑制过程失调，产生一系列躯体症状或疾病；而躯体性疾病给身体带来的痛苦和不适，也会通过神经系统、内分泌系统和免疫系统的相互影响、相互作用，产生相应的精神及心理变化。

四、体质决定个体情绪特征

1. 体质（先天禀赋）对个体情志的影响

同一种过激的情志作用于不同的个体，会产生不同的病理反应，这除了与刺激的强度、持续的时间有关之外，还与人的体质尤其是先天禀赋有关。正如《灵枢·本神》所说："肝气虚则恐，实则怒……心气虚则悲，实则笑不休。"《素问·调经论》曰："血有余则怒，不足则恐。""神有余则笑不休，神不足则悲。"《灵枢·论勇》中也已认识到，不同的体质对外界刺激的反应及因此产生的内心体验、情绪状态也各不相同。"勇士者"因其"目深以固，长衡直扬，三焦理横，其心端直，其肝大以坚，其胆满以傍"，当受到外界刺激而产生怒的情志变化时，往往表现为"怒则气盛而胸张，肝举而胆横，眦裂而目扬，毛起而面苍"等情感高涨或爆发的亢奋状态；而"怯士者"，因其"目大而不减，阴阳相失，其焦理纵，髑骺短而小，肝系缓，其胆不满而纵，肠胃挺，胁下空"，受到外界刺激后，"虽方大怒"，但"气不能满其胸，肝肺虽举，气衰复下，故不能久怒"。另外，《灵枢·行针》指出："重阳之人，其神易动，其气易往也。""多阳者多喜；多阴者多怒。"说明体质因素与情志所伤密切相关。

《灵枢·行针》根据阴阳气的多寡，将人划分为重阳、重阴两大类。前者的情绪、性格特征为热情爽朗，快人快语，步态轩昂，充满活力，易于冲动，即所谓"熇熇蒿蒿，言语善疾，举足善高，心肺之脏气有余，阳气滑盛而扬，故神动而气先行"；而后者的情绪、性格则内向深沉，易抑郁。《灵枢·通天》将人分为太阴之人、少阴之人、太阳之人、少阳之人、阴阳和平之人，指出："凡五人者，其态不同，其筋骨气血各不等。"其中，太阴之人，"贪而不仁，下齐湛湛，好内而恶出，心和而不发，不务于时，动而后之"，其安静沉着，注意力稳定难转移，善于忍耐，情绪反应慢且不外露，易因忧思不解而致病。少阴之人，"小贪而贼心，见人有亡，常若有得，好伤好害；见人有荣，乃反愠怒，心疾而无恩"，其反应迟缓，情绪体验深，持久不外露，善于观察细节，嫉妒心强。太阳之人，"居处于于，好言大事，无能而虚说，志发于四野，举措不顾是非，为事如常自用，事虽败而无常悔"，其精力充沛，性情急躁，情绪易爆发、易冲动，刚愎自用，交际广泛，但好高骛远，自制力差。少阳之人，"谍谛好自贵，有小小官，则高自宜，好为外交而不内附"，其行为特征是灵活敏捷，适应性强，但注意力易转移，情绪体验不深刻且易外露，足智多谋，处事讲求实惠，交际虽广，但缺乏知己，常因喜怒不节而致病。阴阳和平之人，多心境安宁而无所畏惧，不计个人名利，没有过多的欲望，为人随和，善于适应时势的变化，顺从事物的发展现律，为人谦和，以德服人，即"其状委委然，随随然，颙颙然，愉愉然，暶暶然，豆豆然，众人皆曰君子"，"居处安静，无为惧惧，无为欣欣，婉然从物，或与不争，与时变化，尊则谦谦，谭而不治，是为至治"。

不同气质的人对应激事件的反应程度和缓解能力不同，对身心健康的影响自然亦有不同。例如，自我要求高、进取心及责任心强的人，容易出现焦虑；胆小懦弱的人，易生恐惧；缺乏自信、性格内向的人，易忧愁悲戚，罹患抑郁症。故《素问·经脉别论》

云："凡人之惊恐恚劳动静，皆为变也。是以夜行则喘出于肾，淫气病肺。有所堕恐，喘出于肝，淫气害脾。有所惊恐，喘出于肺，淫气伤心……当是之时，勇者气行则已，怯者则着而为病也。"

性格是个性中较稳定的、起核心作用的心理特征，是个人对客观现实的态度及习惯化的行为方式。现代研究表明，性格缺陷等易患素质是发生心身疾病的内在基础。在复杂多变的社会环境（包括家庭、学校、工作岗位）和一切人际关系中所发生的各种生活事件作用于性格缺陷素质者，易使其产生心理矛盾、精神紧张和情绪压抑，进而导致心身疾病的发生。《灵枢·阴阳二十五人》中根据五行学说将人分为木形之人、火形之人、土形之人、金形之人、水形之人五种基本类型。然后，在基本类型的基础上根据五音、阴阳同性、心理状态等再划分出五种子类型，称为"阴阳二十五人"。其中，木形之人的性格特征是有才智，工于心计，操劳于事；火形之人，则多有气魄，具有敏锐的观察能力，但性情浮躁，少信用，多忧虑；土形之人，通常心情安定，乐于助人，不争名逐利，容易与人相处；金形之人，多坚韧刚毅，性情急躁；水形之人，"背延延然，不敬畏，善欺给人"。《理虚元鉴·原序》更是明确阐述了不同的性格特征所导致的情绪、情感变化对脏腑功能的不同影响："人之禀赋不同，而受病亦异。顾私己者，心肝病少；顾大体者，心肝病多。不及情者，脾肺病少；善钟情者，脾肺病多。任浮沉者，肝肾病少；矜志节者，肝肾病多。病起于七情，而五脏因之受损。"

2. 气血阴阳盛衰对情志的影响

人的有些情绪情感是与生俱来的，有些复杂情绪情感则需要在社会环境中经过体验、学习而逐渐产生。由于"小儿腑脏嫩弱"（《诸病源候论·卷四十七·腹胀候》），血气未充，由脏腑之气所化生的五志，亦未达到成熟、完善，加之终日在父母亲情的呵护之下，故婴幼儿时期的情志病变相对较少见，有亦较为单纯，主要为惊恐所伤。但是，由于脏腑柔弱，调节能力差，故一旦七情过激，则易形成以卒伤为特征的情志病。如《诸病源候论·卷四十五·惊痫候》云："惊痫者，起于惊怖大啼，精神伤动，气脉不定。因惊而发作成痫也……故养小儿常慎惊，勿闻大声。每持抱之间，常当安徐，勿令怖。又雷鸣时常塞儿耳，并作余细声以乱之。"万密斋则指出："小儿神气衰弱，忽见非常之物，或见未识之人。或闻鸡犬吠，或见牛马禽兽，嬉戏惊吓，或闻人之呼叫，雷霆、锐爆之声，未有不惊动者也，皆成客件惊痫之病。盖心藏神，惊则伤神；肾藏志，恐则志失。大人皆然，小儿为甚也。"强调："小儿嬉戏，不可妄指它物，作虫作蛇；小儿啼哭，不可令人装扮欺诈，以止其啼，使神志昏乱，心小胆怯成客件也。"

儿童期，包括学龄前期和学龄期。在经历了婴儿期五脏的变蒸之后，儿童的生理和心理已日渐成熟，但他们还是会有这样或那样的心理问题。如适应不良行为，是指青少年在成长期间出现的对于解决成长中的矛盾或人生课题时所产生的不适应行为，通常伴随着情绪情感的相关问题，如考试焦虑、自卑感、神经质等。这些不适应行为如果得不到及时的疏导和纠正，就有可能发展成心理疾病。

进入青春期，五脏系统的发育得到成熟与完善，人的精神世界也变得日益丰富。由于此时气血旺盛，充满生机和活力，故对各种情志刺激的反应迅速，其情绪具有明显的两极性，既容易狂热，也容易消沉。如不注意培养自我调节、自我控制的能力，就会影响身心健康。例如，性情急躁、容易冲动者，易为高血压、冠心病等埋下祸根；性格内向、多愁善感者，易患溃疡病、肺结核等；而固执偏激心胸狭窄者，则易患神经衰弱等。

从个体发育、生理功能和心理状态来看，人到中年已进入成熟稳定期。但是，由于人到中年，在家庭和社会上都承担着较大责任，诸事劳形，万事累心，因此，也是身心负担最为沉重的时期。紧张的工作、繁重的家务、对子女成长的担心、复杂的人际关系等，都容易造成中年人的心理压力和紧张状态，如不能及时排解，极易产生不良情志状态，如焦虑、失望、忧郁等。而进入由中年向老年过渡的更年期后，由于生理和心理功能的逐渐衰退，易使人陷入对身体健康状况的过度担忧和对胜任工作、妥善处理人际关系的能力缺乏信心的不良情绪中，因而易产生多种疾病。

衰老，是不可避免的自然规律。《养老奉亲书·戒忌保护第七》云："人，万物中之一物也，不能逃天地之数。若天癸数穷，则精血耗竭，神气浮弱，返同小儿，全假将护以助衰晚。"由于"尊年之人，一遭大惊，便致冒昧，因生馀疾"，故凡"遇水火兵灾，非横惊怖之事必先服侍老人于安稳处避之，不可喧忙惊动"。现代社会中，人到老年，退休居家，社会交往减少，活动天地变小，最易产生郁闷、孤独之感。另外，因老年人生物学上的衰老，尤其是视觉、听觉等生理功能的衰退，对外界感知能力下降，容易使其产生"每况愈下，力不从心"的感叹，这种消极的心态常导致悲、忧、焦虑、怨天尤人等不良情志，不仅诱发或加重宿疾，亦可引起新病。《灵枢·天年》曰："六十岁，心气始衰，苦忧悲，血气懈堕，故好卧。"在一定程度上揭示了年龄与情志病变的关系。

3. 性别差异对情志的影响

男女有别，其生理功能的盛衰过程不同，对情志刺激的反应性亦有区别。女子通常偏重情感，故《金匮要略》将脏躁、咽中如有炙脔（梅核气）等与精神、情态刺激密切相关的病证置于妇人杂病篇进行讨论，目的是强调女性对此类疾病的易感性；其关于"妇人之病，因虚、积冷、结气……奄乎眩冒，状如厥癫；或有忧惨，悲伤多嗔，此皆带下，非有鬼神"的论述，则进一步强调了精神因素在妇人杂病发病过程中所占的重要地位。《备急千金要方·卷二·求子第一》也指出："女人嗜欲多于丈夫，感病倍于男子。加以慈恋爱憎，嫉妒忧恚，染著坚牢，情不自抑，所以为病根深，疗之难瘥。"《广嗣纪要·寡欲篇第一》在分析婚后无嗣的病因、病机时指出："盖男子之形乐者，气必盈。志乐者，神必荡。不知安调则神易散，不知全形则盈易亏，其精常不足。不能至于溢而泻也。此男子所以贵清心寡欲养其精也；女子之性偏急而难容，情媚悦而易感。难容则多怒而气逆，易感则多交而沥枯，气逆不行，血少不荣，则月事不以时也。此女子所以贵平心定气养其血也。"《证治汇补·卷之二·内因门》曰："男子属阳，得气易散；女子属阴，得气多郁。故男子气病少，女子气病多。况娇美从妒，性偏见鄙，或媚妻婢妾，志念不伸，恚愤疑忌，抑郁无聊，皆足致病。"揭示了性别与情志病变易感性的关系。而在现代社会中，由于在社会、家庭中的地位及所扮角色的不同，两性之间对生活中应急事件的反应有差异。

第三节　情志与疾病的关系

一、影响情志致病的因素

1. 情绪的状态

（1）持续时间　《养生论》云："世常谓一怒不足以侵性，一哀不足以伤身，轻而肆之……君子知形恃神以立，神须形以存，悟生理之易失，知一过之害生。"这是说人须明肆意情绪对人体的危害，不可认为一次放任的情绪对自己的身体没有伤害，须谨慎控制情绪，莫使一次的肆意变成多次，以累积成伤。如《灵枢·本神》曰："盛怒而不止则伤志。"《备急千金要方·卷二十七·养性序》云："久谈言笑，伤也。"这里的"不止""久"，皆强调情志刺激时间的过长。各种不良的情绪状态若持续存在，会导致气机郁滞或逆乱，引起胁病、胃脘痛、梅核气、奔豚、疝气、癥瘕、积聚、消渴、惊悸等多种病证。

现代研究证明，长时间的紧张、焦虑和忧郁，可使交感肾上腺髓质系统兴奋，导致胃肠道缺血，是胃肠黏膜糜烂、胃溃疡、胃出血的诱因。

（2）持续强度　情志刺激的强度，是七情致病的重要条件。喜、怒、忧、思、悲、恐、惊，是人体对外界刺激产生的情感反应，乃"人之常性"，如《济生方》云："忧、思、喜、怒之气，人之所不能无者，过则伤乎五脏。"也就是说，如果人体对外界事物的刺激所产生的情感反应适度，是脏腑生理功能正常的表现。《医醇賸义·卷二·劳伤》曰："夫喜、怒、忧、思、悲、恐、惊，人人共有之境。若当喜而喜，当怒而怒，当忧而忧，是即喜、怒、哀、乐，发而皆中节也。"但七情过用，则会损伤脏腑。故《灵枢·百病始生》指出，"喜怒不节则伤脏"，这里的喜怒，包括各种情志的失调及过用。当刺激过于强烈、突然，超出了机体所能耐受的限度及心神的调节能力时，则会导致疾病。故《淮南子·精神训》云："人大怒破阴，大喜坠阳，大忧内崩，大怖生狂。"《灵枢·本神》也指出："肺喜乐无极则伤魄，魄伤则狂，狂者意不存人。"说明即使是喜这种积极愉快的内心体验，若超出了一定的限度，也会成为重要的致病因素，如《儒林外史》中的范进中举就是一个极典型的例证。《备急千金要方·卷二十七·养性序》："深忧重恚伤也，悲哀憔悴伤也，喜乐过度伤也，汲汲所欲伤也，戚戚所患伤也。"《杂病源流犀烛·卷六·惊悸悲恐忧思喜怒源流》："怒者，肝胆病也。怒本情之正，惟发不中节，则肝胆之气横逆，而二经遂伤。且木盛克土，久必伤脾，怒所以为病也。"皆阐述了情志过激而致病的机制。既然强烈突然的变化是情志所伤的重要条件，所以在治疗和预防情志病变时，必须注意"七情勿使过用"，如《寿亲养老新书》强调："亲故相访，量力谈笑，不可过度耳。"《备急千金要方·卷二十七·道林养性第二》亦云："莫忧思，莫大怒，莫悲愁，莫大惧，莫跳踉，莫多言，莫大笑；勿汲汲于所欲，勿悁悁怀忿恨，皆损寿命。若能不犯者，则得长生也。"

2. 外部环境

外部环境主要包括自然环境、人工环境及人为的紧张环境（如空气污染、噪音等）和社会文化环境。生态环境的优劣及变化直接影响着人类的心理及精神健康。

（1）自然环境　应于情绪对机体的影响。《金匮要略·脏腑经络先后病》云："夫人禀五常，因风气而生长，风气虽能生万物，亦能害万物，如水能浮舟，亦能覆舟。"强调了人与自然息息相关的整体联系。季节的更替，天气的变化，不仅影响着人体气血的盈亏及敛散，也不可避免地影响着人的精神、情志活动。古代医家对此早有论述，如宋·陈直《养老奉亲书·秋时摄养第十一》云："秋时凄风惨雨，草木黄落。高年之人，身虽老弱，心亦如壮，秋时思念往昔亲朋，动多伤感。"忧郁悲伤，气机不利，则诱发痰喘、风眩、痹癖等宿疾。《清代名医医案精华·叶天士医案》中风案云："今年风木司天，春夏阳升之候，兼因平昔怒劳忧思，以致五志气火交并于上，肝胆内风鼓动盘旋。上盛则下虚，故足膝无力。""离愁菀结，都系情志中自病。恰逢冬温，阳气不潜。初交春令，阳已勃然变化，内风游行扰络，阳但上冒，阴不下吸，清窍为蒙，状如中厥，舌喑不言。""嗔怒动阳，恰值春木司升，厥阴内风乘阳明脉络之虚，上凌咽喉，环绕耳后清空之地，升腾太过，脂液无以营养四末，而指节为之麻木。""今岁正月春寒，非比天暖开泄，此番病发，必因劳恐触动情志，至于呕逆，微冷倏热。"吐血案亦云："半月前恰春分，阳气正升，因情志之动，厥阳上燔，致咳震动络中，遂令失血。"说明季节气候等自然环境的变化合精神、情志的变化而致病。精神病专家通过调查研究发现，一年中，以 3～5 月为精神病复发率最高的时期，其中，尤以 4 月为顶峰。中医学认为，肝属木，主疏泄，性喜条达，肝气通于春。春回大地，万物复苏，草木吐绿，人体阳气受外在季节气候因素的刺激，容易激发各种各样的情绪变化。而精神病患者对气温、湿度、气压等气象因素的反应十分敏感，表现出烦躁不安、急躁易怒、躁动不宁或呆滞木然等。

自然灾害和情志致病有密切关系。灾害发生时所产生的内心恐惧、受灾后对生活前景的忧虑（现代心理学称为创伤后应激障碍）都会影响人们的健康。有人在我国河北省张北尚义地区发生里氏 6.2 级地震 3 个月后，对受灾最重的两个自然村中 335 名 18～60 岁的村民，采用 WHQQL-BREF 等工具进行生活质量及相关因素调查。发现地震后受灾群体生活质量所受的影响，在生理、心理及环境纬度上与对照组有显著差异，而受损最严重的是环境纬度。

（2）社会环境　社会环境包括经济状况、收入水平、居住条件、营养水平、就业条件等。人的社会性，是人与其他动物最本质的区别。作为一个生物学个体，而且是社会个体，每时每刻都必然与这些社会因素发生着这样或那样的联系。社会环境的改变不仅会引起人们生活状况的改变，也会引起疾病尤其是精神情志类疾病的发生。《寿世传真·修养宜宝精宝气宝神第三》云："人生世间，自幼至壮至老，如意之事常少，不如意之事常多。虽大富贵人，天下之所仰羡以为神仙，而其不如意事各自有之，与贫贱者无异，特所忧患之事异耳，从无有足心满意者。故谓之缺陷世界。"既谓之缺陷世界，就必然伴随着这样或那样的问题，当然也包括因种种不如意而导致的情志疾病。故徐文弼又云："为官卑，则恨不亨大位，及位高而陷祸叵测，回想卑官而享安稳之福，真仙境也；布衣粝食，举家安泰，惟恨不富，及至金多而经营劳困，惊惶忧恐，回想贫穷无事时，一家安泰，真仙境也。"形象地揭示了社会环境对心理健康的影响。

随着当今社会科学技术的高速发展、人口剧增及都市化发展，诸如环境污染、人口密度过高、资源短缺与匮乏等问题越来越多地困扰着现代人。大量事实表明，一个人若经常处于居住拥挤、噪音及空气污染严重的环境中，常会产生压抑、烦躁、易怒、失眠等临床症状，甚至出现人格变态。例如，大量精神紧张、焦虑、颓废者及精神分裂症患者出现于人口稠密地区，尤其是住房拥挤的家庭中；而因购票困难、列车超员，长时间在空气不流通的环境下乘车旅行等，可诱发"旅途精神病"，表现为言语混乱、眼神迷茫、焦虑、恐怖、狂乱、谵妄、时间定向障碍等。

每个人都生活在一定的社会文化环境之中，特定的文化背景及其变化，也必然对个体产生特定的影响。例如，出国留学的人群中，有不少人因国外的生活方式和习惯、语言等文化差异而造成种种的不适应或应激状态，即所谓"文化休克现象"。另外，从我国的现状来看，目前20岁以下的青少年大多是独生子女，在生活上，由于他们得到的是无微不至的关怀，甚至是溺爱，易于养成以自我为中心、缺乏责任感和对家长过度依赖；在学习上，则因家庭、学校、社会对升学率的片面追求，使他们在思想上承载着过多的压力，因而容易出现焦虑、抑郁等多种心理障碍。

（3）人际关系　《灵枢·逆顺肥瘦》曰："圣人之为道者，上合于天，下合于地，中合于人事。"说明古人已经认识到，疾病的发生不仅与生物性因素相关，亦与社会因素（包括人际关系）有密切的联系。因此，养生防病，须"合于人事"；治疗疾病，尤其是精神情志病变时，亦须注意"人事"对疾病发展转归的影响。《理虚元鉴·卷上·四难》在论及虚劳病难治之因时曾指出："一家中如父母慈，兄弟友，夫妇挚而有别，童仆勤而不欺。此四者在人而不在己，在本家而不在医师，故曰难也。夫治劳之浅者，百日收功；稍深者，期年为限；更深者，积三岁以为期。其日逾久，则恩勤易怠，其效难期，则厌弃滋生，苟非金石之坚，难免啧室之怨。一着失手，满盘脱空，虽非医师之过，而为医者，亦不可不知也。"这段论述强调了良好的人际关系是虚劳病康复的重要条件。若患病日久，亲属生厌，人际关系失调，则会造成患者的心理压力，产生焦虑、悲伤、烦闷等不良情绪，进而加重病情或诱发危症，不可不慎。如果与邻居、同事、家人之间关系不融洽，极易引发精神情感障碍，导致疾病。例如，闲居在家的老年女性易患抑郁症，究其原因，除了与肝肾亏虚、精血衰耗等生理功能减退有关外，亦与其在社会及家庭中的地位、周边的人际关系密切相关。

二、七情致病一般特点

七情调和，则身体安康。如《素问·移精变气论》："往古人居禽兽之间，动作以避寒，阴居以避暑，内无眷慕之累，外无伸宦之形，此恬憺之世，邪不能深入也。"此说明，恬淡则气血调和，疾不能深入；反之，情志异常变化的累积可导致疾病的深入发展。七情损伤脏腑，首先是损伤脏腑气机，而气机升降失司，又可使相关脏腑发生一系列病理改变。所以《灵枢·寿夭刚柔》指出："忧恐忿怒伤气，气伤脏，乃病脏。"气机升降失常，气血紊乱，脏腑失养，则使诸病丛生。概而言之，"忧恐喜怒，五脏空虚，血气离守"（《素问·疏五过论》）；分而言之，"怒则气上，恐则气下，思则气结，悲则气消，害则气缓，惊则气乱"。

1. 喜则气缓

喜为心志，心神愉悦时则表现为喜。《素问·举痛论》云："喜则气缓。"其"缓"字，包括缓和紧张情绪和心气涣散两个方面。在生理状态下，喜是一种积极的情志，可以使人心情舒畅，气机调和，营卫畅达，愉悦而高效地学习、工作和生活。尽管喜乐的表现形式及程度因人而异，但都具有缓和紧张情绪、促进营卫气血和调通畅的作用。故《素问·举痛论》云："喜则气和志达，营卫通利。"喜而有节，在欢乐中保持平和的心态，有利于健康长寿。

若猝逢意外快事、喜庆团圆或朝思暮想、梦寐以求的夙愿终于实现时，往往导致喜志过用，大喜尤其是突然狂喜，不能自控者，则会使心气散乱弛缓。轻则运气无力，心神失养，出现心悸怔忡、乏力、精神不能集中、失眠等，甚则使心神浮越，神不守舍，以致时喜时泣，哭笑无常，象如神灵所作；若暴乐暴喜，阳气不收，则致昏厥、癫狂之疾。故《素问·阴阳应象大论》曰："暴喜伤阳。"《素问·疏五过论》云："暴乐暴苦，皆伤精气，精气竭绝，形体毁沮。"《灵枢·本神》亦云："喜乐者，神惮散而不藏。"费伯雄《医醇賸义·卷二》则指出："过喜则心气大开，阳浮于外，经脉弛纵。"当以建极汤益气宁心安神。由于多笑则神伤，神伤则悒悒不乐，恍惚不宁；多笑则脏伤，脏伤则脐腹痛，久为气损。"大呼大笑，耗人元气"（《老老恒言》），"是以善摄生者……宜抑喜以养阳"（《备急千金要方·卷二十七·养性序》）。尤其注意忌过喜、狂喜，以免导致气耗神散。

2. 怒则气上

怒，是遇到不符合情理的事情而气愤不已或情绪激越的表现。七情之气致病，惟怒最甚，故《老老恒言》曰："怒心一发，则气逆而不顺，窒而不舒。伤我气，即足以伤我身。"《摄生三要·养气》亦云："嗔心一发，则气强而不柔，逆而不顺，乱而不定，散而不聚矣。"

肝藏血，主疏泄，体阴而用阳，性喜条达，恶抑郁，在志为怒。若事悖己愿，郁怒伤肝，疏泄不及时，则木郁土变，则见胁肋胀痛或窜痛，郁闷不乐，急躁易怒，女性患者可见经期紊乱、乳房胀痛等；横逆乘脾犯胃，可致食少呕恶，肠鸣腹泻；若郁怒伤肝，持续不解，蕴郁化火，则头晕、耳鸣、烦躁、口苦、不寐、胸胁满痛。如费伯雄所云："怒甚则胁痛，郁极则火生，心烦意躁，筋节不利，入夜不寐。"若"其拂逆而心相背，受其污辱而气相犯"（《养生四要·慎动第二》，以致暴怒、证怒者，其气逆不下，血随气逆，火载血上，错经妄行，越出上窍，则使呕血、中风、暴聋、暴盲、昏厥等危症丛生。故《内经》云"大怒则形气绝，而血菀于上，使人薄厥"（《素问·生气通天论》）；"怒则气逆，其则呕血及飧泄，故气上矣"（《素问·举痛论》）；"暴怒伤阴"（《素问·阴阳应象大论》）。万密斋在《保命歌括·卷之八》阐释大怒而导致吐血的机制时指出:"人怒则火起于肝,血随火上,故暴吐血。"肺主一身之气,主宣发,亦主肃降,郁怒伤肝,肝气上逆犯肺,肺失清肃之权,则见咽痛声暗、咳引胁痛、呛咳不已;气滞痰凝,结于咽喉,则见咽中如有炙脔;积聚于颈项可致瘿瘤;若木火刑金,肺络受损,则致咳吐鲜血,或痰中带鲜红血丝等。若郁怒伤肝,肝郁化火,肝火横逆犯胃,胃气上逆动膈,则出现呃逆不止,声短而频,食不下,胃脘胀痛,故《古今医统大全·呃逆》云:"凡有忍气、郁结、积怒之人,并不得行其志者,多有咳逆之证。"

正因为怒志致病的病理变化多,临床表现复杂,危急重症多,故孙思邈《备急千金要方·卷二十七·养性序》强调:善养生者,当"忍怒以全阴"。唐容川在《血证论·卷六·劳复》中也特别指出:"怒复者,怒气伤肝,相火暴发,而血因奋兴。"并感叹到:"吾临血证多矣,每有十剂之功败于一怒。病家自误,医士徒劳。"

3. 忧则气郁

忧,指忧虑担心,是预感到不顺心的事件有可能发生,而表现出的一种忧心忡忡、难以排解的低落消沉情绪状态,常与愁同时存在。忧则气郁,肺气不利,则胸闷、短气,善太息,临床可表现为终日愁眉苦脸,郁郁寡欢,闷闷不语,意志消沉,独坐叹息。甚则悲伤欲哭,脘腹胀满,按揉则舒,频繁嗳气,或伴呕吐等。故《医醇賸义·卷二》云:"忧愁太过,忽忽不乐,洒淅寒热,痰气不清。"

人体之气机,贵舒而不欲郁。气为血之帅,气行则血行,故气舒则周身血脉畅利;郁则百脉愆和,凡过度忧虑者,易使气机变滞。故《灵枢·本神》曰:"愁忧者,气闭塞而不行。""愁忧而不解则伤意,意伤则悗乱,四肢不举。"元·李鹏飞《三元参赞延寿书·地元之寿·忧愁》认为,"忧伤肺气,闭塞而不行",若"遇事而忧不止,遂成肺劳,胸膈逆满,气从胸达背,隐痛不已","当食而忧,神为之惊,梦寐不安","女人忧虑,思想哭泣,令阴阳气结,月水时少时多,内热苦渴,色恶,肌体枯黑"。张景岳则认为,忧不仅伤肺,亦伤脾,因"母子气通也"。

4. 思则气结

人们要认识客观事物,处理问题,就必须进行思考,也就是说,思是人类正常的心理活动之一,是集中精力运用智慧考虑问题时的精神状态,如《养生四要·慎动第二》所云:"人之思者,谋望之事未成,探索之理未得,乃思也。"思为脾志,发于脾,但成于心,"思则心有所存,神有所归,正气留而不行,故气结矣"(《素问·举痛论》)。可见,思与心藏神的功能是密不可分的。"思虑"的主要表现为:精力高度集中于某一事物,苦思其想,难以排解,对其他事物视而不见,充耳不闻,总则达到废寝忘食的程度。思在《内经》中有时称为"思虑",如《灵枢·本神》云:"心怵惕思虑则伤神。"思属于较为高级的认识过程,是由近及远、由外至内、由具体到抽象,通过反复推敲、斟酌,把握从未感知过的新形象和新概念的过程,故《灵枢·本神》云:"因志而存变谓之思,因思而远慕谓之虑。"

因思则心存不放,念久难释,故易使气机蛮滞不行,即所谓"思伤脾"(《素问·阴阳应象大论》),"思则气结"(《素问·举痛论》);"其病也,为不嗜食,口中无味,为嗜卧，为躁扰不得眠，为心下痞，为昏瞀，为白淫，女子不月，为长太息，为健忘"（《养生四要·慎动第二》）。临床上，百合病、脏躁、梅核气、郁证、胁痛、胃脘痛、月经不调、痛经、闭经等，多与思虑气结有关。故《医醇賸义·卷二》云："思虑太过，心烦意乱，食少神疲，四肢倦怠。"《三元参赞延寿书·地元之寿·思虑》亦云："思虑则心虚，外邪从之。喘而积气在中，时害于食……思虑伤心，为吐衄，为发焦。""谋为过当，食饮不敌，养生之大患也。"此外，若思慕女色，所愿不遂，气机郁结，日久化火，火热下扰精室，则遗精；结于宗筋，则致强中。

5. 悲则气消

悲即悲伤，是受到生活中不良事件的刺激而产生的痛苦情绪。万密斋《养生四要·慎动第二》认为："人之悲者，或执亲之丧，而惨切于中，或势位之败，而慨叹于昔，乃悲也。悲则哽咽之声不息，涕泣之出不止，而气消矣。其病也，为目昏，为筋挛，为肉痹，为胸中痛。男子为阴缩，为溺血；女子为血崩。"肺在志为悲，若过度悲伤，可使上焦心肺之气不得宣通，营卫之气不得布散，肺气不利，则喘息、胸闷、胸痛；哀号哭泣，使肺气受损，则见意志消沉、语声低怯、四肢无力。故《素问·举痛论》云："悲则心系急，肺布叶举，而上焦不通，营卫不散，热气在中，故气消矣。"临床上可见于因悲伤情志刺激而引发的心绞痛等。《素问·痿论》言"悲哀太甚，则胞络绝，胞络绝则阳气内动，发则心下崩数溲血也"，提示悲伤太过则耗气，气虚不能摄血，可致崩漏、尿血等多种疾患。《医醇賸义·卷二》亦云："悲则气逆，膹郁不舒，积久伤肺，清肃之令不能下行。"则见气短、喘息、胸痛等证。《保命歌括·卷七》则指出："悲气所至，为阴缩，为筋挛，为肌痹，为脉痿，男为数溲血，女为血崩，为酸鼻辛颏，为目昏，为少气不能舒息，为泣则臂麻。此皆肺病，乃悲则气消之症。"

6. 恐则气下

恐，即恐惧，是人们突然受到来自外界的强烈刺激所产生的一种紧张情绪和心理活动表现，有时则是因脏气不足而致的一种极度不安的心理体验。如万密斋所云："人之恐者，死生之际，躯命所关，得丧之时，荣辱所系，乃恐也。恐则神色俱变，便溺遗失而气下矣。"恐与惊虽属同类，却有所不同，因恐为自知，惊则往往难以预测。如《景岳全书·杂证谟》所言："盖惊出于暂，而暂者即可复；恐积于渐，而渐者不可解，甚至心怯而神伤，精却则阴痿，日消月缩，不亡不已。"惊与恐又有一定的联系，惊为恐之因，恐为惊之果，二者常相继出现。例如，在遭受突然事件的刺激时，可表现为不由自主的尖叫，颜面失色，冷汗出，肢体活动失灵，甚则神昏僵仆，大小便失禁等。而受到惊吓刺激之后，亦常产生心中惴惴不安，如人之将捕，夜寐易惊，心悸气短等症。

恐为肾志，肾藏精，开窍于前后二阴。恐惧过度则伤肾，肾气不固，气泄于下，而表现为肢冷、汗出、大小便失禁，甚则导致痿软、晕厥、滑精等症。故《灵枢·本神》云："恐惧而不解则伤精，精伤则骨酸痿厥，精时自下。"《灵枢·经脉》曰："肾足少阴之脉……气不足则善恐，心惕惕如人将捕之。"《素问·举痛论》亦云："恐则精却，却则上焦闭，闭则气还，还则下焦胀，故气下行矣。"因突发事件而致不能自我排解的惊恐，则会使胆气虑，神魂不安，心虚烦闷，冷汗不止，瘫软无力等，甚则使人精神失常。故《三元参赞延寿书》云："恐惧不解则精伤，骨酸瘘疭，精时自下，五脏失守，阴虚气弱不耐。""因事而有大惊恐，不能自遣，胆气不壮，神魂不安，心虚烦闷，自汗体浮，食饮无味。""大怖生狂。""大恐伤肾，恐不除则志伤，恍惚不乐。"《医醇賸义·卷二》亦云："恐则气馁，骨节无力，神情不安。"《景岳全书·阳痿》："凡惊恐不释者，亦致阳痿……又或于阳旺之时，忽有惊恐，则阳道之痿，亦其验也。"指出惊恐伤肾，肾失封藏，宗筋不举，精关不同，可致阳痿、早泄等。而张从正则认为："恐气所至，为破䐃脱肉，为骨酸痿厥，为暴下绿水，为面热肤急，为阴痿，为惧而脱颐。此皆肾病，乃恐则气下之症。"

7. 惊则气乱

惊，是指突然受到外界突发事件的刺激，如骤遇险恶、目击异物、耳闻巨响等，使心无所伤，神无所归，虑无所定而惊慌失措者。如《济生方》云："或因事有所大惊，或闻虚响，或见异象，登高涉险，惊作心神，气与涎郁，遂成惊悸。"《保命歌括·卷之七》指出："惊气所至，为潮涎，为目瞏，为口呿，为痴痫，为不省人，为僵仆，久则为痿痹。此心病也……心主惊，乃惊则气乱之症。"惊恐皆为肾志，肾主封藏，开窍于二阴。过度惊恐，使肾气受损时，封藏失职，则见大小便失禁，或遗精、滑精等。心为五脏六腑之大主，精神之所舍，卒受惊吓，神不归宅，则见慌乱无措，心悸不宁；或因神无所附，而见沉默呆痴，语无伦次，哭笑无常的癫证；亦可见狂言骂詈，躁扰不宁的狂证。故《素问·经脉别论》指出："惊而夺精，汗出于心。"《素问·举痛论》亦云："惊则心无所依，神无所归，虑无所定，故气乱矣。"若孕妇受到强烈的惊吓，则会惊动胎气，引起胎动不安，或令子病颠疾，故《素问·奇病论》称颠疾为胎病，认为"此得之在母腹中时，其母有所大惊，气上而不下，精气并居，故令子发为颠疾也"。

三、情志变化对气血的影响

1. 情志变化对气的影响

气是一切生理活动的动力。人体之气，是不断运动着的具有很强活力的精微物质。"天主生物，故恒于动，人之有生，亦恒于动"（《格致余论·相火论》）；流溢恒动之气，升降出入，无处不到，内而脏腑，外至肌肉皮毛，共同完成人体脏腑组织的生理活动。

情志刺激对气机的影响，虽然有气上、气下、气郁、气结、气缓、气消、气乱之分，但归纳起来不外乎气逆、气郁、气下三种基本形式。

（1）气逆 是指因情志刺激导致气机逆乱，当降不降者。例如，《素问·生气通天论》所说的"大怒则形气绝，而血菀于上，使人薄厥"，类似于情志刺激而致的脑血管意外。郁怒伤肝，肝郁化热，火热上逆犯肺，肺失清肃，可见咳嗽、气急，咳则连声，甚则咳吐鲜血，或痰中带血丝，胸胁串痛，性急易怒，烦热口苦，面红目赤，脉弦数等。故《素问·调经论》云："血并于上，气并于下，心烦惋善怒。血并于下，气并于上，乱而喜忘。"情志怫郁，肝气横逆犯胃，胃气上逆，则见呕吐吞酸，嗳气频作，呃逆不止，或呕吐鲜血。诚如张景岳所云："气逆作呕者，多因郁怒，致动肝气，胃受肝邪，所以作呕。"《症因脉治·卷二·衄血论》亦云："或恼怒伤肝，肝火易动，阴血随火上升，错经妄越，则内伤衄血之症作矣。"惊惕恐惧，精失于下，气逆于上，可致胸闷、喘促、气急，故《素问·经脉别论》云："有所堕恐，喘出于肝……有所惊恐，喘出于肺。"

（2）气郁　指气机郁结而言。凡忧、愁、思、虑，皆可使气机不畅而致郁，甚则气结。如《素问·举痛论》云："思则心有所存，神有所归，正气留而不行，故气结矣。"《灵枢·本神》曰："愁忧者，气闭塞而不行。"《诸病源候论·卷十三·结气候》则指出："结气病者，忧思所生出。心有所存，神有所止，气留而不行，故结于内。"张景岳认为，情志活动中的恼怒、思虑、悲忧等精神因素，易使气机郁结而致病。故郁证应包括"五气之郁"与"情志之郁"，而情志之郁中又有怒郁、思郁、忧郁之不同。肝主疏泄，性喜条达，忧思过度或愤懑、恼怒等精神刺激，均可致肝失条达，气机不畅，而表现为精神抑郁，情绪不宁，胸胁胀满疼痛等；脾主运化水谷和水湿，是气机升降的枢纽，若长期忧思不解，则致脾失健运，中焦痞塞，而见脘闷纳呆，体倦乏力等。华佗《中藏经·卷中·论气痹第三十四》云："愁忧思喜怒过多，则气结于上，久而不消则伤肺，肺伤则生气渐衰，则邪气愈盛。"李用粹《证治汇补·卷之一》亦指出："七情不快，郁久成病，或为虚怯，或为噎膈，或为痞满，或为腹胀，或为胁痛，女子则经闭堕胎，带下崩中。"

津液的生成、输布与排泄，离不开气机的升降出入。人有七情，病生七气，若气机郁结，每易酿生痰浊。故赵献可在《医贯》中提出："七情内伤，郁而生痰。"《症因脉治·卷二·内伤痰症》曰："七情所伤，易成郁结，肺气凝滞，脾元不运，思则气结，闷郁成痰，皆郁痰之因也。""怫郁气逆，伤其肺道，则痰凝气结"，可致内伤胸痛。《金匮翼·卷三·痰膈》亦云："因七情伤于脾胃，郁而生痰，痰与气搏，升而不降，遂成噎膈。""治喜怒忧思悲恐惊之气，结成痰涎，状如破絮，或如梅核，在咽喉之间，咯不出，咽不下，此七情所为也。"总之，郁病虽多，皆因气不周流，也就是说，气郁乃诸郁之源，故朱丹溪指出："治郁之法，顺宁为先。"

（3）气下　是惊恐影响气机的反应。临床可表现为晕厥、大小便失禁、早泄、滑精等。故《素问·经脉别论》云："疾走恐惧，汗出于肝。"《素问·本病论》曰："遇惊而夺精，汗出于心。"《灵枢·本神》亦云："恐惧而不解则伤精，精伤则骨酸痿厥，精时自下。"若卒受惊恐，肾气下泄，精血不能上充元神之府，髓海空虚，则致昏仆、不省人事。

2. 情志变化对血的影响

情志所伤，气病居多，但因气为血之帅，气行则血行，气滞则血瘀，气逆则血上，气陷则血脱，故情志致病时常影响到血分而导致血病。另外，血是精神情志活动的物质基础，"血者，神气也"（《灵枢·营卫生会》），"血气者，人之神"（《家问·八正神明论》），因此，情志活动异常，未有不影响神明之府、扰及血分者。比如，愤怒时面红耳赤，怒目圆睁，是血随气逆所致；而恐惧时，面色苍白，肢冷汗出，则是恐则气下，血不上荣之征。《金匮要略·五脏风寒积聚病》在论及因血气虚少而致的精神错乱证时，也曾指出："邪哭使魂魄不安者，血气少也；血气少者属于心；心气虚者，其人则畏，合目欲眠，梦远行而精神离散，魂魄妄行。"

（1）出血　如暴怒伤肝，肝火横逆犯胃，灼伤阳络，或郁怒伤肝，肝郁化火，损伤胃络，可见吐血鲜红或紫暗，脘胁胀痛，口苦心烦；灼伤肺络，则为咳血；上窜清窍，迫血妄行，则为鼻衄。故《素问·举痛论》云："怒则气逆，甚则呕血。"《证治准绳·女科·鼻衄》云："凡鼻衄虽多因热而得，此疾亦有因怒气而得之者。"清·高秉钧指出，鼻衄"有因七情所伤，内动其血，随气上溢而致者"（《疡科心得集·辨鼻渊鼻痔鼻血论》）。唐容川《血证论·卷一·脏腑病机论》则认为："肝为风木之脏，胆寄其间。胆为相火，木生火也。肝主藏血，血生于心，下行胞中，是为血海。凡周身之血，总视血海为治乱。血海不扰，则周身之血无不随之而安。肝经主其部分，故肝主藏血焉。至其所以能藏之故，则以肝属木，木气冲和条达，不致遏郁，则血脉得畅。设木郁为火，则血不和。火发为怒，则血横决，吐血、错经、血痛诸证作焉。"因其治疗血证"每有十剂之功，败于一怒"的体验，故强调"失血之人，戒劳更要戒怒"（《血证论·卷六》）。

情志刺激，气机逆乱，血行失于常度，不仅能使血出上窍，证见吐血、衄血、咯血，亦可因郁怒伤肝，气逆于上，不能摄血，血因之下行而引起便血、尿血、崩漏等。故《景岳全书·血证》云："怒气伤肝，血因气逆而下者，宜化肝煎、枳壳汤之类主之。"《傅青主女科·上卷·郁结血崩十》则指出："妇人有怀抱甚郁，口干舌渴，呕吐吞酸，而血下崩者。人皆以火治之，时而效，时而不效，其故何也？是不识为肝气之郁结也。夫肝主藏血，气结而血亦结，何以反致崩漏？盖肝之性急，气结则其急更甚，更急则血不能藏，故崩不免也。"若思虑劳心，热乘下焦，灼伤膀胱血络，则尿血。

（2）瘀血　忧愁思虑，气机郁结，血行不畅时，可导致多种疾病的发生。例如，情志抑郁，气滞心脉，可致心胸疼痛，病无定处；若肝气郁结，横逆犯胃或乘脾，则见胃痛连胁，痛处不移、拒按，且每因情志不舒而痛作；临床可兼见胸闷胁胀，嗳气频作，纳呆，恶心，肠鸣便溏，或腹壁络脉暴露，面色黧黑，头颈、胸腹红丝缕缕，唇色紫暗，舌质暗红，脉弦涩等气滞血府之象。故陈无择在论及瘀血胁痛时指出："因大怒，血著不散，两胁疼痛，皆由瘀血在内。"《症因脉治·卷三·内伤腹胀·气结腹胀》云："或因恼怒伤肝，肝气怫郁，或因思虑伤脾，脾气郁结，郁怒思虑，则气血凝结而腹胀之症作矣。"气机郁结，血行不畅，女性患者常出现月经不调、崩中、漏下、痛经、闭经等。如《清代名医医案精华·王九峰医案》："心境不畅，肝不条达，脾失斡旋，气阻血滞，痞满生焉。五志不和，俱从火化，火烁真阴，血海渐涸，故月事不以时下，必致血枯经闭而后已。"

四、七情所致五脏疾病

（一）　喜和心病

喜伤证候

（1）定义　指由于过度喜乐，导致神气失常，以喜笑不休、精神涣散等为主要表现的情志证候。

（2）临床表现　喜笑不休，心神不安，精神涣散，思想不集中，甚则语无伦次，举止失常，肢体疲软，脉缓等。

（3）病机　喜为心志，适度喜乐能使人心情舒畅，精神焕发，营卫调和。然喜乐无制，则可损伤心神，使心气弛缓，神气不敛，故见肢体疲软，喜笑不休，心神不安，精神涣散，思想不集中等症；暴喜过度，神不守舍，诱发痰火扰乱心神，则见语无伦次，举止失常等症。

（4）辨证要点　有导致喜悦的情志因素存在，以喜笑不休、精神涣散等为主要表现。

（二）　怒和肝病

怒伤证候

（1）定义　指由于暴怒或过于愤怒，导致肝气横逆、阳气上亢，以烦躁多怒、胸胁胀闷、面赤头痛等为主要表现的情志证候。

（2）临床表现　烦躁多怒，胸胁胀闷，头胀头痛，面红目赤，眩晕，或腹胀、泄泻，甚至呕血、发狂、昏厥，舌红苔黄，脉弦劲有力。

（3）病机　怒为肝志，怒则气上。大怒不止，可使肝气升发太过，阳气上亢而成本证。肝气郁滞而欲发，则见胸胁胀闷，烦躁易怒；肝气上逆，血随气涌，故见面红目赤，头胀头痛，眩晕，甚至呕血；阳气暴张而化火，冲扰神气，可表现为发狂，或突致昏聩；肝气横逆犯脾，则见腹胀、泄泻；舌红苔黄，脉弦劲有力，为气逆阳亢之征。

（4）辨证要点　有导致愤怒的情志因素存在，以烦躁易怒、胸胁胀闷、面赤头痛等为主要表现。

（三）　悲和肺病

1. 悲伤证候

（1）定义　指由于悲伤过度，使气机消沉，伤及肺脏，而以情绪悲哀、神疲乏力等为主要表现的情志证候。

（2）临床表现　善悲喜哭，精神萎靡，疲乏少力，面色惨淡，脉结等。

（3）病机　悲则气消，悲哀太过，则神气涣散，意志消沉，故见悲哀好哭，精神萎靡，疲乏无力，面色惨淡等；气消则血行不畅，故见脉结。

（4）辨证要点　有导致悲伤的情志因素存在，以情绪悲哀、神疲乏力等为主要表现。

2. 忧伤证候

（1）定义　指由于忧愁过度，导致脾肺之气机抑郁，以忧愁不解、胸闷气短、倦怠乏力等为主要表现的情志证候。

（2）临床表现　郁郁寡欢，忧愁不乐，表情淡漠，胸闷腹胀，善太息，倦怠乏力，脉涩等。

（3）病机　肺在志为忧，忧则气沉，忧愁过度，必伤于肺，因脾肺有母子之气相遇，也有伤于脾者。忧愁过度，气机沉郁，情志不舒，则见郁郁寡欢，忧愁不乐，表情淡漠，善太息等；肺气郁闭不宣，脾气不运，则腹部胀满，倦怠乏力等；脉涩为气滞不宣之象。

（4）辨证要点　有导致忧愁的情志因素存在，以忧愁不解、胸闷气短、倦怠乏力等为主要表现。

（四）思和脾病

思伤证候

（1）定义　指思虑过度，导致心脾等脏腑气机紊乱，以倦怠少食、健忘、失眠多梦等为主要表现的情志证候。

（2）临床表现　倦怠少食，面色萎黄，头晕健忘，失眠，多梦，心悸，消瘦，脉沉结。

（3）病机　脾在志为思，思虑太过则气结不散，脾胃不得正常受纳、运化而倦怠少食。思虑过度，暗耗心血，血不养神，则有头晕、健忘、失眠、多梦、心悸等症。心脾两虚，气血不足，则面色萎黄、消瘦等；中焦气结，中气失运，故脉沉结。

（4）辨证要点　有思虑过度的情志因素存在，以倦怠少食、健忘、失眠、多梦等为主要表现。

（五）恐和肾病

1. 恐伤证候

（1）定义　指由于恐惧过度，使气机沉降，伤及肾脏，而出现以恐惧不安为主要表现的情志证候。

（2）临床表现　恐惧不安，心悸失眠，常被噩梦惊醒，甚则二便失禁，或为滑精、阳痿等。

（3）病机　恐则伤肾，恐则气下，肾气不固，神气不宁，故见恐惧不安，心悸失眠，甚至出现二便失禁、滑精、阳痿等症。

（4）辨证要点　有导致过度恐惧的情志因素存在，以恐惧不安为主要表现。

2. 惊伤证候

（1）定义　指由于受到过度惊骇，导致气机逆乱，而出现以胆怯易惊、惊悸不宁、坐卧不安、失眠多梦为主要表现的情志证候。

（2）临床表现　胆怯易惊，惊悸不宁，坐卧不安，失眠多梦，或见短气，体倦自汗等。

（3）病机　惊则心无所倚，神无所归，虑无所定，气机逆乱，故见患者胆怯易惊、惊悸不宁、坐卧不安、失眠多梦等症；短气、体倦自汗等症则系过度惊吓导致气虚所致。

（4）辨证要点　有导致过度惊骇的情志因素存在，以胆怯易惊、惊悸不宁、坐卧不安、失眠多梦为主要表现。

五、情志疾病的五行相胜治疗方法

情志的五行相胜治疗，是中国历代医家在长期医疗实践中总结出来并行之有效的心理疗法。秦汉之际《素问·阴阳应象大论》有"怒伤肝，悲胜怒""喜伤心，恐胜喜""思伤脾，怒胜思""忧伤肺，喜胜忧""恐伤肾，思胜恐"的论述。三国时期有华佗以刺激郡守盛怒吐黑血数升而病愈的情志治疗方法（《三国志·华佗传》）。金元时期张从正《儒门事亲·九气感疾更相为治衍二十六》记载："悲可以治怒，以怆恻苦楚之言感之。喜可以治悲，以谑浪亵狎之言娱之。恐可以治喜，以迫遽死亡之言怖之。怒可以治思，以污辱期罔之言触之。思可以治恐，以虑彼志此之言夺之。"

其治疗的基本原则是依据中医阴阳五行学说，按五脏配属五行的相克关系进行治疗。肝属木，情志主怒；心属火，情志主喜；脾属土，情志主思（忧）；肺属金，情志主悲；肾属水，情志主恐（惊）。木克土，怒胜思；土克水，思胜恐；水克火，恐胜喜；火克金，喜胜悲；金克木，悲胜怒。如果患者表现为"喜"太过，就用"恐吓"的方法治疗；如果患者表现为"忧思"的症状，就用"喜事"开发诱导之。总之，要具体情况具体分析，审时度势，随机应变，善思用智，制订出符合患者病情的"情志相胜"治疗方案。

1. 怒胜思法

思为脾志，在五行属土。思维是人类认知事物的过程及其能力的反映，其本身并不带有情感色彩。如对某些事物或事件无法理解，或对其结果无从预料，就会产生思虑或担忧等情绪，因此《内经》每有"怵惕思虑""忧思"等描述。在日常生活中，当某些萦绕心际之事久不决，或因案牍劳神而思虑过度，常可出现饮食乏味，脘腹闷胀，甚而纳呆厌食，四肢怠惰等思伤脾、脾失健运之类的症状；有些长期从事脑力劳动工作的人，由于工作过度紧张，还可伴有失眠、健忘、心悸等心神失养之证，《针灸甲乙经》认为这是"思发于脾而成于心"的缘故。肝志为怒而主疏泄，一般说来，怒有助于肝气升发，可以宣泄某些恶劣情绪的羁绊，重建心理上的平衡。所谓"怒胜思"，从五行而言，为木克土的关系；从脏腑生理机能而言，肝气疏泄有助于运脾，以宣散气结。因此，临床应用本法时，多采取故意违逆患者的心意，或夺其所爱等方法以激发其怒，令患者之气结得以宣泄，即可矫正其"思则气结"的病理改变。《医方考·情志门第二十七》中载："一女子，母甚是相爱，既嫁而母死，遂思念不已，精神短少，恹恹嗜卧，诸药不应。其夫延韩世良治之，韩曰：此病得之于思，药不易愈，当以术治之。乃贿一巫妇，授以秘语。一日，夫谓妻曰：汝之念母如此，不识彼在地下，亦念汝否，吾当他往，汝盍求巫妇卜之？妻欣诺，遂召巫至。焚香礼拜，而母灵降矣，一言一默，宛然其母之生前也。女遂大泣，母叱之曰：勿泣，汝之生命克我，我遂早死。我之死，皆汝之故，今在阴世欲报汝仇，汝病恹恹，实我所为，我生则与尔母子，死则与尔寇仇矣。言讫，女改容大怒，诟之曰：我因母病，母反我害，我何乐而思之！自是而病愈矣。此亦以情疗之也。"

2. 思胜恐法

恐为肾志，在五行属水。恐惧是一种面临突发事件或异常情况时所产生的不安全感或畏惧的心理反应。若事过境迁，这种惊恐害怕的心态多可随之而解，不足为患。如猝然惊吓不已，严重者可出现二便失禁，遗精滑泄等"恐则气下"之类的病状。若长期置身于紧张恐惧的氛围中，机体则始终处于应激状态，生理机能就会受到影响或损害。患者既可有坐卧不安，闻响则惊恐不安等情态流露，也可同时伴有骨酸痿软，形瘦羸瘠，乃至于不孕、不育等伤肾失精的临床表现。这些病症的治疗，仅仅依赖于药饵调理而不设法解脱其恐惧心理，往往难以奏效。因此临证还要配合以"思胜恐"等心理治疗。医生如能针对其恐惧畏怯心理产生的原因，采取诱导方式开启其思，结合广其见闻、坚其定识等方法，大多可帮助患者逐渐摆脱惊恐畏怯的心理状态。《续名医类案·惊悸》："卢不远治沈君鱼，终日畏死，龟卜筮数无不叩，名医之门无不造。一日就诊，卢为之立方用药，导谕千万言，略觉释然。次日侵晨又就诊，以卜当十日死。卢留宿斋中，大壮其胆，指菁山叩问谷禅师授参究法，参百日，念头始定而全安矣。戊午过东瀛吴对亭大参山房，言及先时恐惧状，盖君鱼善虑，虑出于肝，非思之比。思则志气凝定，而虑则运动展转，久之伤肝，肝血不足，则善恐矣。情志何物？非世间草木所能变易其性，惟参禅一着，内忘思虑，外息境缘，研究性命之原，不为生死所惑，是君鱼对症之大药也。"

3. 恐胜喜法

喜为心志，在五行属火。"喜则气缓"，主要指过喜令人心气涣散，神不守舍，多表现为注意力不能集中，心神恍惚，甚或嬉笑不休，状若癫狂。此类病症多属实证。临床药物的治疗多以清心泻火为主，恐则气怯，骤然施予平素畏惧之事物景观，恰似以水折火，故有"恐胜喜"之治法。《儒林外史》范进中举，喜极癫狂，以其平素颇畏岳丈之威，遂收当头棒喝而获神志清爽之效。以对岳丈之恐制中举之喜癫，颇合中医五行相克之道。早在先秦《素问·阴阳之象大论》中曾记载："心……在声为笑，在变动为忧……在志为喜。喜伤心，恐胜喜。"《冷庐医话》医案："明末高邮袁体庵，神医也。有举子举于乡，喜极发狂，笑不止，求体庵诊之。惊曰：'疾不可为矣，不以旬数矣，宜急归，迟恐不及矣。道过镇江，必更求何氏诊之。'遂以一书寄何，其人至镇江而疾已愈，以书致何。何以书示之曰：某公喜极而狂，喜则心窍开张，不可复合，非药石之所能活，故以危言惧之以死，令其忧愁抑郁，则心窍闭，至镇江当已愈矣。"

4. 喜胜悲忧法

忧为肺志，悲亦同类。"悲则气消"是指过度悲忧而使肺气消耗，治节失职。悲忧多由痛失亲朋，或失意挫折，或久病缠身而悲观失望所致。常有形容惨戚，忧愁沮丧，或无端泪涌，或长吁短叹，或垂头丧气，或悲观厌世等情态流露。久之则可导致毛发枯萎，形体憔悴。当以各种令患者喜闻乐见之事陶情悦志，使悲哀者重展笑颜，使失意者豁达开朗，使忧郁者振作精神，即为喜胜悲忧之法。据《儒门事亲·内伤形》中载："息城司候，闻父死于贼，乃大悲哭之，罢，便觉心痛，日增不已，月余成块，状若覆杯，大痛不住，药皆无功。议用燔针炷艾，病人恶之，乃求于戴人。戴人至，适巫者在其旁，乃学巫者，杂以狂言以谑病者，至是大笑不忍，回面向壁。一二日，心下结块皆散。戴人曰：《内经》言，忧则气结，喜则百脉舒和。又云喜胜悲。《内经》自有此法治之，不知何用针灸哉？适足增其痛耳。"

5. 悲胜怒法

肝志为怒，大怒则肝气横逆，气血并走于上，表现为烦躁冲动，面赤头痛，眩晕耳鸣，甚而吐血，晕厥等症状，悲则气消，可顿挫其亢奋升发之势而建肃降之功，故曰："悲胜怒。"于嗔怒之际，医生应晓之理，动之以情，尽宽慰劝解之能事，令其感动而泣，则悲气多可随之而泄。《医方考·情志门第二十七》指出："情志过极，非药可愈，须以情胜。《内经》一言，百代宗之，是无形之药也。明者触类而通之，则术在我矣。"《筠斋漫录》中医案："杨贲亨，明鄱阳人，善以意治病。一贵人患内障，性暴多怒，时时持镜自照，计日责效，屡医不愈，召杨诊之。杨曰：目疾可自愈，第服药过多，毒已下注左股，旦夕间当暴发，窃为公忧之。贵人因抚摩其股，日以毒发为悲，久之目渐愈，而毒亦不发。以杨言不验，召诘之。杨曰：医者意也，公性暴善怒，心之所属，无时不在于目，则火上炎，目何由愈？我诡言令公凝神悲其足，则火自降，目自愈矣。"

六、七情在妇人疾病发生的特殊地位

（一）妇人情志病发生的特点

情志病的发生，女子较男子发病为甚，一般始发病于14岁。唐·孙思邈《备急千金要方·卷第二·妇人方上·求子第一》："十四岁以上，阴气浮溢，百想经心，内伤五脏，外损姿颜。"男女在杂病方面发病没有什么不同，但由于情志方面缠绵纠结，所致疾病多难治疗。"其杂病与丈夫同，则散在诸卷中，可得而知也。然而女子嗜欲多于丈夫，感病倍于男子，加以慈恋、爱憎、嫉妒忧恚，染着坚牢，情不自抑，所以为病根深，疗之难瘥。"此论历代医家多从，亦可知古代医家临证对女性情志因素致病的治疗颇感棘手。如南宋《女科万金方·薛氏家传女科歌诀》："大凡女子，禀受偏执，若欲治病，先戒性急。或因怒气，或为忧郁。忧郁生痰，痰因火致。怒气伤血，血伤失色。"说明女子戒急制怒在预防疾病发生的作用。又如明代薛己《女科撮要》："其气愈滞，其性愈执，为多忿，为多郁，为多所好恶，而肝脾不得其平，矧且益之，经乳胎产，变态百端，良由是尔。"说明女子性易偏执，产生愤怒、抑郁情绪，从而导致肝脾气机运行失常，并导致经孕产乳多方面的疾病。如清·吴谦《医宗金鉴·妇科心法要诀·调经门·内因经病》："妇人从人不专主，病多忧忿郁伤情，血之行止与顺逆，皆由一气率而行。”说明妇人忧思、愤怒、郁气可引发气的升降出入变化，从而引发气血运行的异常。

（二）妇人情志异常导致的疾病

1. 妇人七情致病种类

总体而言，七情不舒，气血不和，周流受滞，则生百病。①七情致痰。此种痰“状如破絮，或如梅核在咽喉之间，咯不出，咽不下。”此种痰为气郁水滞所成，着而不去，上下不得。②七情致泄泻。此种泄泻，为七情病甚，以致脏腑气机壅塞不通，正气耗散，水谷不能运化而致泄泻。③七情可致胎动不安。气血和，则胞胎固；气血因情志而逆乱，胞胎则易受损。④七情可致妊娠心腹痛。七情致中焦气机升降失和，出现腹满、呕逆、腹泻。⑤七情可致产后血晕。产后诸脉空虚，气血受激后易于蒸腾，人素易于发怒，则气则逆上，则头目眩晕。⑥七情失和可致产后下痢。⑦七情可致妊娠吐血。妊娠吐血者，为忧、思、惊、怒，皆伤脏腑。⑧七情伤可致卒中。⑨七情伤可致晕厥。为因情志所致气机逆乱、心神失主而设。

具体而言，不同情志所致妇人疾病的特点如下：

（1）怒　女子自二七天癸至后，任脉通，太冲脉盛，月事以时下。若怒不能自制，则易导致经行异常。

1）气逆于上，临证表现多端：怒则气逆，随气机逆行之部位，表现为各相应部位的临床表现。如“恚怒则气逆，气逆则血逆，逆于腰腿，则遇经行时腰腿痛重，过期即安也。逆于头、腹、心、肺、背、胁、手足之间，则遇经行时，其证亦然。若怒极则伤肝，而有眼晕、胁痛、呕血、瘰疬、痈疡之病，加之经血渗漏于其间，遂成窍穴，淋沥无有已也。凡此之时，中风则病风，感冷则病冷，久而不愈，变证百出，不可言者。”即病于随气血所逆之处，症状轻者仅不舒、疼痛，重者甚至结积成块。

2）肝气上逆可致血证：肝气上逆，迫血妄行，可导致多部位的出血证候。如鼻衄，《妇人大全良方·卷之七》：“夫妇人鼻衄者，由伤动血气所致也……凡鼻衄，虽多因热而得此疾，亦有因怒气而得之者。”怒则气逆于上，逆于鼻，气血壅盛过度而血溢脉外而鼻衄。如呕血，《妇人大全良方·卷之七》：“夫妇人吐血者，皆由脏腑伤损所致……又怒则气逆，甚则呕血；然忧思、惊恐、内伤气逆上者，皆吐血也。”证见“肝部弦，气口濡”。如血崩，《妇人大全良方·卷之二十二》：“血崩不是轻病，况产后有此，是谓重伤。恐不止，咸酸不节，而能致之多。因惊忧恚怒，脏气不平。”

3）怒可致痔疾：怒则气急，心火炽盛，影响到下焦气血运行，气血瘀阻，致痔疾。如“仆尝治一妇人，久病心焦多怒，遂成痔疾，状如莲子，热肿而痛”（《妇人大全良方·妇人痔方论第十三·鳖甲散》）。

4）怒可致妊娠大小便不通：怒则气逆，或充斥于膀胱，腹痛腹胀，四肢浮肿，喘息气急，大便困难。如“治胎前诸疾。或因怒，中气充子脏，或充脬脉，腹急肚胀，腰腹时疼，不思饮食，四肢浮肿，气急时喘，大便忽难，小便忽涩，产门忽肿。”（《妇人大全良方·妊娠大小便不通方论第三·当归散》）

（2）忧思　忧思则气结，郁而不行，可致多种气滞血瘀的疾病，随病所在，表现各异。

1）忧思气结而经闭：思则气结，忧思容易损伤心神，而心主血脉，所以心神伤可致阴血暗耗以致匮竭，终导致闭经。如"有室女童男，积想在心，思虑过度，多致劳损，男子即神色失散，女子则月水先闭。"（明·宋林皋《宋氏女科撮要》）

2）忧思气结而心腹刺痛：忧思气结，气滞则血液运行迟缓成瘀，结于心腹则刺痛难忍。如"若经候顿然不行，脐腹疗痛，上攻心胁欲死。或因不行，结积渐渐成块，脐下如覆杯，久成肉癥，不可复治。由惊恐、忧思，意所不决，气郁抑而不舒，则乘于血，血随气行，滞则血结。以气主先之，血主后之，宜服桂枝桃仁汤。不瘥，宜地黄通经丸。已成块者，宜万病丸。"（《妇人大全良方·卷之一·调经门》）忧思气结致经闭后，气滞血结，甚结成积块。

3）忧思致淫浊：思虑过极，致脾运化水湿失常，清浊相混，而成白浊。"若因思虑过当，致使阴阳不分，清浊相干而成白浊者，然思则伤脾故也"（《妇人大全良方·卷之一·妇人白浊白淫方论第十八》）。

4）忧劳致蓐劳：产后气血津液两伤，宜自将养为上。反操劳忧虑，致气血失和受损致劳。如"妇人因产理不顺，疲极筋力，忧劳心虑。致令虚羸喘乏，寒热如疟，头痛自汗，肢体倦怠，咳嗽痰逆，腹中绞刺，名曰蓐劳。"（《妇人大全良方·卷之十一·产后蓐劳方论第四》）

（3）恐惊

1）惊可致儿癫疾：胎儿在母体时，母亲受到惊吓，气上而不得下，壅滞而得癫病。如"心气大惊而癫疾"（《妇人大全良方·卷之十·气质生成章第七》）。

2）惊致经乱：经行之时，若受惊可致经停、痨瘵等疾，或生虚热，或生疼痛。如"若遇经脉行时，最宜谨于将理。将理失宜，似产后一般受病，轻为宿疾，重可死矣。盖被惊则血气错乱，经脉斩然不行，逆于身则为血分、痨瘵等疾。若其时劳力，则生虚热，变为疼痛之根。"（《妇人大全良方·月经绪论第一》）

2. 妇人疾病所致情志异常

情志不得调摄失制可致妇人发生疾病，相反，若疾病致气血运行失常，也可导致异常的情志发生。

（1）疾病致喜　骨蒸之疾犯心可致喜，如"夫骨蒸劳者，由热毒气附骨，故谓之骨蒸也。亦曰传尸……女人以血气为本，无问少、长，多染此病。内既伤于脏腑，外则损于肌肤，日久不痊，遂致羸瘦……心既受病，往往怔悸，或喜或嗔，两颊常赤，唇色如朱，乍热乍寒，神气不守。"（《妇人大全良方·卷之五·妇人骨蒸方论第二》）

（2）疾病致怒　①骨蒸之疾犯肝可致怒。"肺既受已，次传于肝；肝既受病，两目昏暗，胁下妨痛，不欲见人，常怀忿怒"（《妇人大全良方·卷之五》）。②女劳传肝可致怒。"木气不充，故多怒，鬓发焦，筋痿"（《妇人大全良方》）。忧思伤心血耗竭而经闭，致脾土失母（火生土）之生养，运化乏力，继而肺金失脾土化源，肺金不足则肾水无源，最后致肝木不充，易怒。此为女劳终末阶段，救治困难。③劳蒸伤肝而致怒。

《妇人大全良方·卷之五》:"眼昏泪下,时复眩晕,躁怒不常,其蒸在肝。"蒸病以潮热、虚弱、消瘦为常见证候,多见于虚劳,当病邪日久,传及肝木,肝失所养,则易烦躁、恼怒。

(3)疾病致忧思　妊娠后渐阻滞中焦气机,脾胃升降失职,继而致脾气阻滞,多思,乏力嗜睡。如"妊娠阻病,心中愦闷,见食呕吐,恶闻食气,肢节烦疼,身体沉重,多思嗜卧,面黄肌瘦"(《妇人大全良方·卷之十二·妊娠恶阻方论第二》)。

(4)疾病致惊

1)血虚易惊:七宝散"疗初产后,服之调和血气,补虚安神,压惊悸""疗血虚多惊,及产后败血诸疾"(《妇人大全良方·卷之十九·产后脏虚心神惊悸方论第二》)。"妇人所禀血气不足,不耐寒暑,易冒疾伤,月水不调;久而心虚,状若心劳,四肢易倦,筋骨少力,盗汗易惊"(《妇人大全良方·卷之五·妇人血风劳气方论第三》)。心主血脉,心主神,血舍神,血亏不能养心,则心虚胆怯易惊。

2)风入五脏致惊:如排风汤"治男子、妇人风虚湿冷,邪气入脏,狂言妄语,精神错乱,及风入五脏等证……诸有此疾,令人心惊,志意不定,恍惚多忘,真排风汤证也"(《妇人大全良方·卷之三·妇人中风方论第一》)。

(5)疾病致悲　①心风致悲。《灵枢·本神》:"心藏脉,脉舍神,心气虚则悲。"如"治男子、妇人风虚湿冷,邪气入脏,狂言妄语,精神错乱,及风入五脏等证……面赤翕然而热,悲伤,此心风也"(《妇人大全良方·卷之三·妇人中风方论第一》)。②脏躁致悲。脏躁,多情志不舒或思虑过度,肝郁化火,伤阴耗液。如"妇人脏躁,喜悲伤欲哭,象如神灵所作,数欠伸,甘麦大枣汤主之"(《金匮要略·妇人杂病脉证并治》)。

七、情志致病与治病的当代心理学阐释

中医心理中的一些跟情志有关的治疗方法,实际上跟当代心理治疗方法有着异曲同工之妙。比如,《内经》有"惊则平之"之论,平者常也,使之习以为常,见怪不怪,这类似于现代行为疗法中的系统脱敏法。《儒门事亲》中记载,一妇人因在旅馆时"夜值盗劫人烧舍"而"惊堕床下",自后闻响则惊倒不知人。张子和采用平治法,先在其前以木击几,后以椎击门,再后暗遣人击背后之窗,使妇人逐步适应,治愈其病。而行为疗法中的厌恶疗法在中医心理治疗中亦有应用。《世医得效方》记载,一个酒鬼(酒精成瘾)的家人将酒鬼捆绑在一根柱子上,放一坛酒在其口边,"(酒鬼)急欲就饮,坚不与之",一会酒鬼吐出一块瘀血,家人将瘀血放入酒中蒸煮,看到煮后血块的恶心样子,酒鬼"自后虽滴酒不能饮也"。

当代心理学认为情绪和认知是紧密联系在一起的,认知活动(如对客观事物的评价)在情绪的产生和情绪引起的疾病中有着重要作用。而中医心理学中亦有众多认知活动改变情志的记述。《内经》认为行动受心理主使,那么一定的行动会有对应的心理活动,如节奏性柔和而缓慢的动作会产生愉悦之情,从而达到以行治心的目的。调心、调息、调身,须做到恬淡虚无,不思声色,不思荣辱等。《名医类案》记载一个案例:邝

子元仕途不顺，"遂成心疾，每疾作，辄昏聩如梦，或发谵语"，后一老和尚劝其淡泊功名利禄，静心调养。于是他"独处一室，扫空万缘，静坐月余，心疾如失"，通过改变对名利的认知从而改变心态，达到了治疗身体疾病的目的。

中医心理学对心理疾病的治疗有着众多的认知因素，如所谓的"直知治"，"以知见事实，则可以释惑去疑；又则易于生情，悦人心怀"。通过认知上的澄清疑惑使人豁然开朗，心情愉悦。同时，有所谓"知治"或"理治"，知事物之源，知事物相生相尅，则可以理制情节欲，及有远识，不为情欲所惑。《内经》曰："告之以其败，语之以其道，示之以其所便，开之以其所苦，虽有无道之人，恶有不听令者乎？"通过提高患者认知能力，让其明白疾病产生的原因，从而能使其制情节欲，不受过激情志影响。而传统的"祝由治"更是直接从认知的角度来调整情志，"先知其病之所从生者，可祝而已"。祝，告也，由，病之所以出也。"详告以病之所由来，使病人知之，而不敢再犯"，通过对患者进行开导与病因的解释，使患者"豁然意解，沉疴顿愈"。

当代心理学对 A 型性格导致有关的身心疾病有众多的论述和相关研究，不良性格特点对人身心健康的不利影响在中医心理学亦有阐述。如"志闲少欲""好利人""恬淡虚无""缓其心""少其虑"等。《证治百问》中谈道："人之性情最喜畅快，形神最宜焕发，如此刻刻有长春之性，时时有生长之情，不惟却病，可以永年。"性格乐观，朝气蓬勃，热爱生活和工作可祛病延年。

另外，心理暗示与安慰剂效应在当代心理治疗中已有非常明确的结论，即心理暗示或安慰剂可以起到一定的治疗作用（并非是治疗手段本身产生的效果，因此效果并不稳定，因人而异，因治疗者而异，无法作为规律进行重复）。而中医心理中亦有众多关于心理暗示或安慰剂起作用的记载。诊治患者在谈笑中进行，暗示患者其病可治、易治，病不重。名医的威望令人信赖，可使患者产生自我心理暗示疾病将要好转。如《浙江通志》记载："郭琬，字宜生……专治妇人胎产诸证奇验……既精其理，而又以诚心应物，举辄愈，故妇人郭宜生来，自喜得生，疾已减十四矣。"

总之，中医心理学的情志致病与治病有众多和现代心理治疗方法与原则相一致之处，对其中的原理和临床效果尚有待用现代心理学的手段进行探索和验证，"洋"为"中"用，推动中医心理学的国际化。

第七章　中医心理的析梦学说 ▷▷▷

【教学目标】

1. 掌握中医心理的析梦学说。
2. 熟悉析梦的起源。
3. 了解析梦学说对心理的影响。

第一节　析梦的起源

我们知道，梦都是发生在睡眠中的，而人的一生有 1/4~1/3 的时间是在睡眠中度过的，因此做梦是每个人经常遇到的现象。那么，梦究竟是如何产生的呢？梦到底有没有什么预示作用呢？梦对人类的身心健康又能起到什么作用呢？围绕这些问题，数千年来古今中外的人们一直试图去了解并揭示其本质，因此逐渐产生了各种析梦学说。

在原始社会，由于当时的人类对大自然的认知水平不高，对发生在自己身边的很多自然现象无法得到合理的解释，因而充满了神秘感；加之当时所处的生存环境较为恶劣，为了生存所需，他们必须不断地提高自己的适应能力。在此过程中，人们就把经常遇到的一种现象，即在睡眠中发生的梦与自然现象联系起来。他们认为，梦也许与身边的自然现象有着密切的关系，或者有一种超自然的力量在左右着他们的梦，进而认为梦中所出现的情景是来自于身体同时又超出身体的一种"无形力量"所作用的结果。因此，人们开始运用这种观念来解释梦境和梦象，并且经过长期的观察、实践、总结，认为梦有可能会产生某些特殊的作用。比如，梦中的某些情景与随后发生的某些现实生活状况有些相似，据此便推测梦可以预卜未来；由于当时医疗水平极低，人们自然将梦象与身体健康状况联系起来，从中分析疾病症状及其预后转归等。这种对梦进行解释的观点虽说在当时有一定的合理性，但也充满了迷信色彩。一言以蔽之，当时的人们虽然在现实生活中发现有许多梦境与曾经发生的或之后发生的一些情景、人或事似乎有一定的联系，但是又无从解释，甚至唏嘘不已，于是自然就把目光转向了一些"超自然"的力量。

在适应、改造大自然的过程中，人类的认知能力得以不断加强，对很多自然现象有了一定的认识，其中对梦的认识也越来越多，因而人们对梦的解析也越来越丰富了，形成了很多析梦观点。这些析梦观点在当时大部分是围绕着梦能预知未来吉凶以及对身体健康状态的分析这两方面来进行阐述的。

依据有关资料记载，人类对梦的认识起源于对未来及身体健康预测的一种探索，同时随着人类认知水平的不断提高及为了能适应日常生产生活的要求，在随后对梦的探讨中，也会一直围绕着人类生产生活所需要的天文、地理、医学等方面进行，以期更好地满足当时人们的需要。

对梦进行阐释解析的过程，就其称谓而言，我国古代始称"占梦"，随后又有"解梦""圆梦"之说。我国很早就开始了对梦的解析，据传在黄帝时代就有析梦现象——占梦活动出现。"梦"的文字特点也反映了当时对梦的认识。根据早期的文字——甲骨文"梦"字的写法，文字学家分析，该字在写法上所蕴含的含义揭示了梦是人入眠后产生的一种现象。此外，还有很多对梦象进行解析的卜辞出现。随着历史的发展及人类认知水平的不断提高，人们逐渐开始研究诸如梦是如何产生的、梦的作用、梦能预示什么等问题，并因此留下了很多析梦观点。尤其是到了周朝时期，几乎是无梦不占，甚至开始委派官员专门负责占梦活动，在宫廷中设有专门负责占梦的职务。此外，通过大量的占梦实践活动，人们也逐渐认识到梦与疾病有一定的联系。通过梦与疾病的病因病机及疾病的转归关系来分析，人们认识到精神因素（情志）在梦的发生过程中起到了很重要的作用。

随着社会的发展，在文化、思想等方面形成了诸子百家学说，对梦的认识达到了百家争鸣的程度，因而有关析梦的理论也得到了极大的发展。著名的中医典籍《内经》结合中国古代的哲学思想以及中医思维对梦进行了解析，占有极其重要的地位。随着各方面的不断发展，对梦的研究也毫不例外地达到了空前的程度，并且提出了一些治疗梦疾的药物。此时期的阴阳、儒、墨、名、法、道德等六家，对梦学均有研究，并提出了相关观点。这些说明彼时对梦的研究达到了较高的程度，进一步为中国古代析梦理论奠定了基础。

后世的各个流派则在此基础上对梦做了进一步的阐释。人们对梦的认识更加丰富，尤其是通过梦与疾病之间的关系进行解析更是有其独到之处。

对梦与疾病相关关系的研究做出较大贡献的医家有张仲景等人。张仲景在前人的基础上将中医的辨证论治应用于梦证的研究，从而形成了中医梦证理法方药的初步理论体系。

随后，有医家从梦的成因方面进行阐释，如严用和认为机体状况与梦密切相关、清代医家王清任认为梦与血瘀密切相关等。(《中医释梦》，柴文举、蔡滨新，2003年学苑出版社)

在西方，刚开始人们也是认为梦与某种超自然的神力相联系的。随着历史的发展，人们的认识水平不断提高，各种有关析梦的观点也逐渐出现。比如，古希腊哲学家柏拉图认为："梦是人类日常生活的继续。梦是创造的源泉。"

及至近现代，精神分析大师西格蒙·德弗洛伊德对梦进行了详细的阐释，认为："梦的本质是一种被压抑的、被压制的愿望被伪装起来的满足。"20世纪50年代以后，很多梦学研究者对梦的解析又有了不同的看法。一些学者把梦与心理割裂开来，也有一些学者提出了"梦是有心理感觉的"。这些观点只是各家之言，并未得到一致的公认。

现代睡眠之父纳撒尼尔克莱特曼则把梦的研究带入科学殿堂。

第二节　析梦的各家学说

　　古今中外，对梦的解析产生了很多理论，形成了各家学说。其中，有两本巨著最具代表意义。一部是我国春秋战国时期的巨著《内经》，对梦的研究已有广泛认识，分别从梦的形成、梦的分类、阴阳与梦、五行与梦、五脏六腑与梦的关系等方面进行了较为系统而详尽的阐述。另外一部即西方心理学家弗洛伊德的著作《梦的解析》，在对于梦的阐释方面占有极其重要的地位。他在书中指出，梦是一种精神活动，"其动机常常是一个寻求满足的愿望"。梦是因愿望而起，它的内容是"愿望的达成"（弗洛伊德，《梦的解析》）。除此以外，析梦的各家学说还有很多，远不是这两部著作所能概括的。

　　中医对梦的研究渊源已久。《内经》形成了梦学初步理论体系。东汉张仲景在不断总结前人经验的基础上，将辨证论治应用于梦证的诊疗，最终发展了有关中医梦证的理法方药理论基础。后世的医家们也经过不懈努力，对中医梦学做了大量的研究，不断完善梦学理论，流传下来许多极富价值的有关梦学的医学典籍及理论。

　　在诸子百家中，除了前文所提及的一些诸子析梦观点外，还有很多析梦理论。比如《庄子》中有大量关于梦象的阐述，其认为"真人无梦"。

　　对于因何成梦，即梦因的解析，各析梦观点主要是从外因及内因两方面进行阐述。外因方面，有从饮食起居入手的，如医家危亦林提出个人的具体饮食起居情况与梦的发生密切相关的观点；有从外邪六淫入手的，如刘完素从火热入手，认为六气皆能化火，五志过极皆可化火，郁热可致梦呓、多梦；葛洪在《肘后备急方》中提出并讨论了"卒魇"这一病证，认为卒魇是因外邪纠缠魂魄，魂魄不得归身而致梦。

　　内因方面，各医家主要从五脏六腑及情志变化入手。如徐春圃在《古今医统大全》中说梦因脏腑虚实而发；而张景岳则认为梦的发生与脏腑功能、外邪及情志因素密切相关，并提出魂魄扰动心神是梦的机制之一。

　　此外，很多医家从梦的病因病机及治疗方面做了大量相关阐述。比如医家昝殷提出多梦则梦者阴盛阳虚，少梦则梦者阳盛而阴虚；医家孙思邈还在梦因方面提出了"肝伤善梦"和饮食不当致梦的观点，同时还认为梦象在一定程度上具有诊断作用等。

　　就梦的分类而言，不同历史时期有不同的分类。如《周礼》将梦分为6种：正、噩、思、悟、喜、惧梦；隋代的杨上善则把梦分为3种：徵梦、想梦、病梦；等等。（《中医释梦》，柴文举、蔡滨新，2003年学苑出版社）。

　　我国有着历史悠久的灿烂文明，既有诸子百家的学术齐鸣，也有历朝历代的不断发展，对于梦的认识也就丰富多彩，观点也是多种多样，这里仅列举了部分有关析梦的观点。其实，从古到今，我国人民和历代医家在不断地探索梦的实质、分析研究梦学的过程中，留下了丰富的梦学理论，在梦病的病因病机、辨证论治以及梦的分析等方面留下了宝贵经验，创立了独特的理论。我们应该取其精华、弃其糟粕，吸收其合理部分，将中医析梦理论发扬光大。

第三节　析梦对心理的影响

古今中外，很多学者都对梦进行了阐释，留下了很多观点或理论，其中也涉及很多关于梦对身心影响的观点。有认为梦能反映身体病变者，如"脏腑功能失调，其梦可反映"；也有言梦能体现人的心理变化者，认为梦能调节心理、消除消极因素使之趋于平衡状态，从而提高睡眠质量；还有提出梦具有启迪灵感、刺激创造功能并增强记忆者；更有认为梦能反映人格特点者等。那么，梦究竟对人体尤其是身心有哪些影响呢？

1. 梦能反映心理状态

梦在一定程度上反映的是梦者当前的心理状态及身边所发生或关心的事物，所谓"日有所思，夜有所梦"，从梦境中可以看出梦者的心理状态。梦境中对现实生活的反映形式多样，有直接反映者，亦有间接修饰而来者。如明代医家张景岳的"梦造于心"观点，说明了梦境能反映梦者一定的心理状态。

2. 梦可恢复心理平衡

对于梦的研究，很多学者曾致力于其与健康状况的联系，既包括身体方面，也涵盖了心理精神方面，比如梦对于心理平衡的作用。弗洛伊德认为：愿望是造成梦的唯一精神动力，愿望得到精神上的满足，从而缓解由于愿望未实现而带来的心理压力。从某种程度而言，梦能满足欲望，调节心理平衡。荣格也认为：梦有补偿作用。我国古代典籍中也有类似的记载。这些都说明梦对恢复心理平衡是有益的。

3. 梦能够给人类带来灵感

有观点认为，睡梦中有知识在大脑中被整合，从而增强印象，启发思维。从梦中获得灵感的现象在科学家、艺术家身上屡见不鲜，或许这种现象用古人常说的"日有所思，夜有所梦"做出解释可能更为贴切。

4. 其他

梦具有一定的预示性，尤其是对身体疾患的提示或预示。

除了梦本身所具有的上述作用外，析梦也能对人的心理产生很重要的影响。对梦境进行适当的解释可以改变梦者的各种不良情绪，使梦者达到某种心理满足，从而增强信心，身心愉悦，充满正能量。析梦同时又具有心理治疗作用，尤其是对于有些矛盾冲突大、难以自拔、影响身心健康的人而言，正确而有效的析梦可以起到了解内心矛盾、治疗心理疾病的作用。

必须指出的是，对于梦的认识，要以科学的态度去对待，不能迷信于其中，要探讨其本质，做到客观正确的认识。中医析梦的目的在于既要继承与发扬祖国传统文化的精神，造福人类；也要通过析梦使人类更好地认识自己，塑造自己，完善自己，使身心更健康。

第八章　中医心理诊断　▷▷▷▷

【教学目标】

1. 掌握中医心理诊断的内涵及意义、中医心理疾病的病因病机。
2. 熟悉阴阳论病理观、五行论病理观。
3. 了解望、闻、问、切的内涵及其心理诊断中的应用。

第一节　中医心理诊断的内涵与意义

一、中医心理诊断的内涵

中医心理诊断与中医其他临床诊断一样，是建立在整体、恒动和辨证的基础之上的。

中医诊断疾病有两个步骤：一是"诊"，即诊察，指以望、闻、问、切四诊等方法收集有关疾病的信息；二是"断"，即判断、断定，指综合分析四诊收集的有关信息，对疾病的病因、病性、病位、病机、病势做出辨别，此即"辨证"。中医心理诊断，是指通过四诊及其他方法收集有关疾病的心理方面的信息，加以综合分析，对患者的心理品质与水平及引起患者心理变化的外在环境刺激因素等做出判断。

患者的心理品质包含的内容很广，如感知觉、思维、意识、记忆、意志行为、情绪状态、个性气质、性格、能力等。心理品质水平指关于上述方面以往、现在所具有的程度。中医尤其重视患者情志状态的属性及水平。如《素问·征四失论》指出："诊病不问其始，忧患饮食之失节……不先言此，卒持寸口，何病能中。"强调了诊察病前情志失节情况的重要性。

中医心理诊断与传统的中医诊断均运用四诊的手段，但二者有所区别，主要从中医的疾病观来讨论。中医自古以形神相即的观点看待疾病，并将所有疾病都放到心身一体的模式中加以认识。根据这种观点，疾病一般可分为三大类：①以心理障碍为主要表现；②心身障碍均重；③以躯体障碍为重。中医诊断的目的是求得这些不同类疾病的"证候"，而证候往往表现为一组症状，心理现象的变动只是这一组症状中的一部分。中医心理诊断正是要把握这一部分有关心理方面的信息，对其属性、水平予以恰当的评价，同时对心理与生理、病理的关系予以评价，故中医心理诊断是一种对心理品质及水平的综合评判。

二、中医心理诊断的意义

中医心理诊断具有重要的临床应用价值。随着医学模式的转变，人们逐渐重视心理因素在疾病诊断中的作用。就心身疾病的诊断而言，医生不但要做出躯体生理、病理方面的诊断，还要做出精神状态、个性类型的诊断，找出心理因素在疾病发生、发展、转归中的作用规律。就心理疾病的诊断而言，更要对患者的精神心理状态进行恰当评判。就心理卫生和心理治疗而言，只有把握了患者的心理品质及水平，才能有效防治心理疾病。

中医心理诊断并不是只在乎每一疾病种类或应用范围应该有怎样的心理诊断，其更注重每一疾病种类或应用范围具有共同意义的问题，即患者心理品质及水平与患者生理、病理变化之间的关系，认为外在的心理活动（行为）变化与内在的脏腑气血阴阳变化密切相关，故多把心理诊断作为诊断躯体疾病的一种手段。因为，情志活动与脏腑相关，所以临床上可据情志活动的品质及水平来了解病位、判断病情。

第二节　阴阳论病理观

中医心理病理，是指以中医理论研究心理因素的致病机理。一般而言，就是要研究何种心理因素会致病，其致病的性质、病理变化机制、个性心理特征的差异在情志致病中的意义，以及各种情志疾病病理过程的特点等。

阴阳是中国古代文明中对蕴藏在自然规律背后的、推动自然发展变化基础因素的描述，是各种事物孕育、发展、成熟、衰退直至消亡的动力，是奠定中华文明逻辑思维基础的核心要素。阴阳学说则是以自然界运动变化的现象和规律来探讨人体的生理功能和病理变化，从而说明人体的组织结构、功能活动及其相互关系的学说。如《素问·阴阳应象大论》指出："阴阳者，天地之道也，万物之纲纪，变化之父母，生杀之本始，神明之府也，治病必求于本。""善诊者，察色按脉，先别阴阳。"这些都说明阴阳是天地自然的法则，是一切事物的纲领，是变化的起源，是生长、毁灭的根本，是化育万物生机的府舍。治病必须从阴阳这个根本上去加以考虑。而关于诊断者，观察患者的色泽、切按脉搏，首先要辨明疾病属阴还是属阳。阴阳学说认为，人体的健康、疾病和死亡都与阴阳的动态平衡、失衡与离决等密切相关。如《素问·生气通天论》指出："阴平阳秘，精神乃治，阴阳离决，精气乃绝。"即是说，阴气和平，阳气秘藏，精神就会旺盛而人体健康。如果阴阳不能平秘而相互离决，人的生命也就终结了（死亡）。说明健康和死亡是阴阳运动变化的结果，而人体之所以产生疾病，是因为阴阳双方失去了动态平衡的结果。

一、阴阳论病理观用以阐释心理疾病的病因病理

导致心理疾病的病因较为复杂，一般是由躯体的、心理的和社会环境诸多因素在不同时间和不同程度上相互作用引起的。躯体因素指的是个体的体质因素，是心理疾病的

生理始基。社会环境因素往往通过个体的心理因素和情绪反应起作用。因此，心理因素与社会环境因素是不能分割的综合性因素，常称为心理社会因素。在心理疾病的发病中，不良的社会环境因素起着不良外部致病因素的作用，不良的心理因素起着促发疾病的"扳机"作用。不良的心理因素主要有内伤七情和不良人格。

二、体质的阴阳属性决定心理疾病的发病与否及发病的趋向性

体质，是指人群中的个体在其生长、发育过程中，年龄、体态、脏腑、气血等在形态、结构、功能、代谢、对外刺激的反应等方面所形成的个体差异性。正常人群中，体质有三种类型，即偏阴质、偏阳质和阴阳平和质。这三种类型一般称之为体质的稳定性，具有遗传性的特点。中医心理学认为，生物躯体因素是心理疾病的生理始基。所谓生理始基，是发病前的生理特点，即"邪之所凑，其气必虚"之中的"虚"。它是心理疾病躯体症状的生物学基础，决定着个体对某些病因和疾病的易感性或易罹性，以及疾病传变转归中的某种倾向性。

一般而言，偏阴质体质特点是体内阳气不足而阴气有余，故指具有抑制、偏寒、多静等特点的体质类型。临床特征：①形体适中或偏胖但较弱，容易疲劳。②面色偏白而欠华。③性格内向，喜静少动，或胆小易惊。④食量较小，消化吸收功能一般。⑤平时畏寒喜热或体温偏低。⑥唇、舌偏白偏淡，脉多迟缓。⑦精力偏弱，动作迟缓，反应较慢，性欲偏弱。这种体质特点的人在心理疾病的发病中，易罹患抑郁性精神心理疾患。

偏阳质体质特点是体内阴液不足而阳气有余，故指具有亢奋、偏热、多动等特点的体质类型。临床特征：①形体适中或偏瘦，但较结实。②面色多略红或微苍黑，或呈油性皮肤。③性格外向，喜动好强，易急躁，自制力差。④食量较大，消化吸收功能健旺，大便易干燥，小便易黄赤。⑤平时畏热喜冷，或体温略偏高，动则易出汗，喜饮水。⑥唇、舌偏红，苔薄而黄。⑦精力旺盛，动作敏捷，反应灵敏，性欲较强。这种体质特点的人在心理疾病的发病中，易罹患亢奋性精神心理疾患。

阴阳平和质是功能较为协调的体质类型。临床特征：①身体强壮，胖瘦适中。②面色与肤色虽有五色之偏，但都明润含蓄。③食量适中，二便通调。④舌红润，脉象缓匀有神。⑤目光有神，性格开朗、随和。⑥夜眠安和，精力充沛，反应灵活，思维敏捷，工作潜力大。⑦自我调节和对外适应能力强。这一类型体质的人精神情志非常稳定，一般不太容易罹患精神情志疾病。

每个人都有自己特有的体质特点，这一特点不同程度地体现在健康和疾病的过程中。

三、人格气质的阴阳属性决定心理疾病的发病与否及发病的趋向性

现代心理学认为，人格受人的意识倾向性制约，有好坏之分。不良人格是指一个人的人格中倾向于增强心理应激反应的不良因素或心理特点，正是这些因素和特点促使个体对某些疾病具有易感性，不利于个体心身健康，甚至会导致疾病的发生。不良人格是个体所形成的、特有的、根深蒂固的、缺乏弹性的行为模式，常呈现出固定的适应不良

行为方式的反应，如情绪不稳定、情感淡漠、易激惹等。

对于人格的分类，《内经》中根据个体体内阴阳的多少、强弱等分别分为勇怯、刚柔、苦乐以及阴阳二十五人等。如《灵枢·论勇》将人格分为"勇士"与"怯士"两类，阳气（正气）充足、身体壮实的阳刚之人多勇敢而称之为"勇士"，而阳气较弱、正气不足、身体虚弱之人多怯弱而称之为"怯士"。《灵枢·寿夭刚柔》则以刚柔为尺度进行划分，并将个体体质形态性格分阴阳，将人格分为"刚""柔"两类。不同人的性格有刚柔，刚者为阳，柔者为阴；体质有强弱，强者为阳，弱者为阴。《素问·血气形志》则从人体阴阳气血之多少来判断其形体和精神状态的苦乐与犯病的关系，从而将其分为"形乐志苦""形乐志乐""形苦志乐""形苦志苦""形数惊恐"等五类。《灵枢·通天》中又根据每个人所禀赋天地阴阳盛衰的不同而将人格区分为太阴人、少阴人、太阳人、少阳人和阴阳平和之人等五种形态类型，借以说明各类人在性格品质、心理素质、外形特征等方面都存在一定的差异，由此进一步说明各类人的生理（心理）、病理特点。

四、七情与体内阴阳的关系及其在心理疾病发病中的意义

七情是指人的喜、怒、忧、思、悲、恐、惊七种情志变化，是机体的精神意识和思维活动的一个组成部分。七情是人体对客观事物和现象所做出的七种不同的情志反应，属正常的精神活动范围。正如《素问·气交变大论》所说："有喜有怒，有忧有丧，有泽有燥，此象之常也。"说明人有时高兴，有时发怒，有时忧愁，有时悲伤，就像自然界气候时而下雨、时而干燥的变化一样，是一种正常的现象。在个体能正常调节的情况下，七情一般不会使人发病，只有突然、强烈，或长期、持久的精神情志刺激，超过了个体自身心理生理活动的调节范围与耐受能力，使人体内的气机紊乱，脏腑阴阳气血失调，正不胜邪，才会导致心理疾病的发生。由于七情致病是直接影响有关脏腑的气机、阴阳气血而发病，病自内生，故又称之为"内伤七情"。

关于七情与体内阴阳的关系，《素问·阴阳应象大论》指出："故喜怒伤气，寒暑伤形。暴怒伤阴，暴喜伤阳。"即是说，情志不节可以损伤人体之气机，寒暑外侵会损伤形体，大怒会伤人之阴气，大喜会伤人之阳气。阴阳二气一旦受伤，既可以出现躯体方面的病变，也可以出现心神（心理）方面的病变。所以，《灵枢·本神》说："心怵惕思虑则伤神，神伤则恐惧自失……脾愁忧不解则伤意，意伤则悗乱……肝悲哀动中则伤魂，魂伤则狂忘不精……肺喜乐无极则伤魄，魄伤则狂……肾盛怒而不止则伤志，志伤则喜忘其前言……恐惧而不解则伤精。"原文所指出的怵惕思虑、忧愁不解、悲哀动中、喜乐无极、盛怒不止均属于过激的七情所致情志疾病之病因。

第三节　五行论病理观

五行是中国古代的一种物质观，认为大自然由木、火、土、金、水五种要素所构成，这五个要素的盛衰使大自然产生变化，不但影响人的命运，而且使宇宙万物循环不

已。五行学说认为，宇宙万物都由木、火、土、金、水五种基本物质的运行（运动）和变化所构成。它强调整体概念，描绘了事物的结构关系和运动形式。如果说阴阳是一种古代的对立统一学说，那么五行学说则是一种原始的普通系统论。

五行学说之所以能概括宇宙间的万事万物，其主要的思维方法是按照"五行"的特性，根据事物的不同性质、作用和形态，采用"取类比象"的方法，将事物或现象分为五大类，分别归属于木、火、土、金、水五行之中，并根据五行之间的相互关系及其规律，说明各类事物或现象的联系和变化。在医学方面则借以阐明人体脏腑组织之间在生理和病理上的复杂关系，以及人体与外在环境之间的密切关系。

中医学把人与自然的这种关系称之为"天人相应"，五行学说则把人体脏腑形体和自然界相类似的有关事物分别归属于五行系统，从而说明人体五脏系统和自然界同类事物之间存在着相互通应、相互影响的关系。系统与系统之间存在着相互促进和相互制约的关系，说明脏腑间客观存在着某些生理联系，用以解释某些病理现象，并指导疾病的诊断和治疗。这些内容在《内经》中都有详细的论述。

如《素问·阴阳应象大论》说："东方生风，风生木，木生酸，酸生肝，肝生筋，筋生心，肝主目。其在天为玄，在人为道，在地为化；化生五味，道生智，玄生神。神在天为风，在地为木，在体为筋，在脏为肝，在色为苍，在音为角，在声为呼，在变动为握，在窍为目，在味为酸，在志为怒。怒伤肝，悲胜怒；风伤筋，燥胜风；酸伤筋，辛胜酸。南方生热，热生火，火生苦，苦生心，心生血，血生脾，心主舌。其在天为热，在地为火，在体为脉，在脏为心，在色为赤，在音为徵，在声为笑，在变动为忧，在窍为舌，在味为苦，在志为喜。喜伤心，恐胜喜；热伤气，寒胜热；苦伤气，咸胜苦。中央生湿，湿生土，土生甘，甘生脾，脾生肉，肉生肺，脾主口。其在天为湿，在地为土，在体为肉，在脏为脾，在色为黄，在音为宫，在声为歌，在变动为哕，在窍为口，在味为甘，在志为思。思伤脾，怒胜思；湿伤肉，风胜湿；甘伤肉，酸胜甘。西方生燥，燥生金，金生辛，辛生肺，肺生皮毛，皮毛生肾，肺主鼻。其在天为燥，在地为金，在体为皮毛，在脏为肺，在色为白，在音为商，在声为哭，在变动为咳，在窍为鼻，在味为辛，在志为忧。忧伤肺，喜胜忧；热伤皮毛，寒胜热；辛伤皮毛，苦胜辛。北方生寒，寒生水，水生咸，咸生肾，肾生骨髓，髓生肝，肾主耳。其在天为寒，在地为水，在体为骨，在脏为肾，在色为黑，在音为羽，在声为呻，在变动为栗，在窍为耳，在味为咸，在志为恐。恐伤肾，思胜恐；寒伤血，燥胜寒；咸伤血，甘胜咸。"

这一段原文就是运用五行学说的理论，采取"取类比象"的方法，将人体的脏腑组织与自然界有关的事物和现象进行有机联系，阐述了以五脏为中心的人与自然相应的五个功能活动系统，并以五行的生克规律阐明了这五大功能系统之间相互资生、相互制约的关系，从而揭示了"四时五脏阴阳"的理论体系，体现了人是一个有机的整体以及人与自然密切相关的整体观念。本段原文论述的就是五行学说在医学领域的具体应用，也是五行论病理观在中医心理学中的具体应用。

《灵枢·阴阳二十五人》根据阴阳五行说的基本理论，用"同中求异"的方法，从五音太少、阴阳属性、禀赋、肤色、体型、体态及对自然界变化的适应能力等方面，归纳、总结出木、火、土、金、水五种不同的体质类型，再与五色、五音相配属，又划分出二十五类，即"先立五行金木水火土，别其五色，异其五行之人，而二十五人具矣"。这种人格分类法，是古代医家在形神合一整体观指导下并基于临床直观诊疗经验及在中医阴阳五行理论指导下发展起来的。虽然心理现象具有复杂性、个体差异性等，仅据阴阳、五行分类难免在认识上有一定局限性，但古人把人格的不同与容易产生的疾病联系起来并指导临床治疗，是非常可贵的，对于现代诊疗心理疾患仍然具有深刻的指导意义。

第四节　心理疾病的发病特点与病机

在心理疾病的发病过程中，主要由个体的不良人格特征起主导作用，具体途径有以下几个方面。

1. 决定一个人的行为类型、生活方式和生活习惯。某个人格特征易发展成某类型的行为模式，而这些行为因素又易促使某类疾病的发生。如太阳之人，其生理特点是多阳多阴，个性特征为好高骛远、好言大事、无能而虚说、志发于四野、举措不顾是非、刚愎自用，行为表现为傲慢自大、挺腹抑腰、举动似不可一世，可能易发心悸、胸痹心痛等病证。

2. 影响一个人对社会、心理、生物刺激的认知与评价，从而产生不同的情绪反应和生理变化。

3. 影响一个人对外界环境刺激、挑战、竞争的应对方式、适应能力及其效果。

4. 影响一个人同他人的人际关系，从而决定社会对其支持的量和质。

不良人格在心理疾病发生上既可作为重要条件引起某种疾病的发生、发展，如太阳之人的行为与心痛证；又可在各种心理疾病发生过程中起非特异作用或作为一般的共性因素产生影响，如认识评价、应对方式、社会支持等在所有的心理疾病发生过程中均有一定的发病学意义。不良人格是某些疾病的易感因素，其之所以能增加机体对某些疾病的易感性，主要是性格因素可扩大和缩小心理应激，可以说不良人格是心理疾病发病的重要内部环境。

个性特征之所以能对心理疾病的发病起作用，是因为个体的应激反应方式和内心体验受个性的影响。某种特殊个性不仅对外界刺激过于敏感，而且在受刺激后，通过脏腑、气血、经络的功能活动强化躯体反应或直接导致躯体反应，从而产生一定的躯体症状。

一、心理疾病的发病特点

（一）七情内伤

七情致病不同于六淫、疠气等外感致病因素，外感病因侵袭机体，多从体表肌肤和口鼻而入，发病之初多见表证，而七情致病的特点是直接影响相应的内脏，使脏腑功能失常、气血失调，以致伤精耗血，或聚痰成瘀，最终神志失常而发生心理疾病。

1. 直接伤及内脏

由于五脏与情志活动有相对应的密切关系，故不同的情志刺激会损伤相应的脏腑。正如《素问·阴阳应象大论》所说"怒伤肝""喜伤心""思伤脾""忧伤肺""恐伤肾"。《灵枢·邪客》指出："心者，五脏六腑之大主也，精神之所舍也。"即是说，人体是一个以五脏为中心的有机整体，而心是这个整体生命活动的主宰，既主宰人的生理活动，也主宰人的心理活动。所以各种情志刺激都与心密切关联。七情过激损及心，然后通过影响波及其他脏腑而发病。故心在七情致病中起着主导作用。情志活动以脏腑气血为物质基础：心主血脉、藏神，在志为喜，是生命活动之主宰；肝藏血，主疏泄，调畅情志，在志为怒；脾为后天之本，主运化而为气血生化之源，在志为思；肺主气，在志为忧（悲）；肾藏精，在志为恐。心是生命和情志活动的主宰，主要指的是心血和心神，心血是心神活动的物质基础。心神主导脏腑功能活动，而情志以脏腑功能活动为基础，故心神可通过影响脏腑生理功能来实现对情志刺激因素的调节。例如，怒可影响肝，消耗肝血。如果怒的刺激不大，便通过脾胃"散精于肝"以化生肝血，并可通过肺的肃降功能使上逆之气平息；但若刺激量较大，使肝的功能过用，则还需要肾水涵养肝木，以此缓和怒的刺激。这一脏腑之间相互协调的过程主要依赖心神的作用，即心神可以根据整体功能的需要对各部分脏腑功能加以调整，一旦情志过激，超过心神的整体调节范围，则内在脏腑功能紊乱，尤其是心主神志的功能紊乱而诱发情志疾病。

2. 影响脏腑气机

七情对内脏的直接损伤主要是通过影响脏腑气机，导致气血紊乱而致病。正如《素问·举痛论》所说："怒则气上，喜则气缓，悲则气消，恐则气下，寒则气收……惊则气乱……思则气结。"

情志所伤引发心理疾病的病因，既有外因，也有内因。不同的情志失调可单独致病，也常常相兼为患，在发病过程中很难截然分开。所以，七情致病有其复杂的相兼性，常见两种或两种以上的情志纠结在一起发病，但这种相兼性是有主次的，多以某种情志为主导而兼其他情志。如惊恐是惊与恐两种情志的复合，郁怒是忧与怒两种情志的复合。同时，由于人是一个有机的整体，情志致病的主次有时也会转换，如思则气结指思虑过度，伤神损脾导致气机郁结，使脾之运化无力而结滞，长此以往，脾土反侮肝木，又会影响肝之疏泄功能，而使肝气上逆，血随气逆并走于上，临床可见肝郁证为主要表象，而实则病变在脾。这七种负性情绪，可谓心理疾病的情志之因。因为负性情绪的刺激必然引起个体的心理应激，这种应激有的突然而剧烈，有的持久而平缓，但对个体造成的伤害是肯定的。人在一定时间内对所有事物和活动都会染上情绪色彩，如遇高兴的事会使个体在一定时间内对其他事物都持有乐观态度，待人笑逐颜开，见什么都感兴趣；相反，当工作受挫时，感到一切都不痛快，看什么都不顺眼。正如古人所说："忧者见之则忧，喜者见之则喜。"这是正常的情志范围，不属病因中讨论的负性情绪，只有负性情绪过于强烈、频繁或持续时间过长，超过了个体内在的调节能力，出现生理病理变化，才会导致心理疾病的产生。

3. 影响病情转归

在许多疾病的演变过程中，若患者受七情刺激而引起较剧烈的情绪波动，往往会使病情加重，或急剧恶化。如素有肝阳上亢的患者，遇事恼怒，肝阳暴张，亢极化风，便会突然出现眩晕欲仆，甚至昏厥不省人事、半身不遂、口舌歪斜之中风病；胸痹心痛病患者，可因暴喜或暴怒而引起怔忡、心暴痛欲绝、大汗淋漓、四肢厥冷、面色青紫等心阳暴脱之危重证候。疾病也可导致情志异常，如《灵枢·本神》指出：“肝气虚则恐，实则怒……心气虚则悲，实则笑不休……”这就是由于脏腑气血之虚实而表现为怒、喜、恐、悲等情志症状。疾病，特别是严重威胁人类生命的疾病，如癌症，其本身就是一类负性的刺激因素，可引起个体剧烈的心理反应，使之处于强烈持久的恐惧、忧郁、焦虑、颓废等消极情感状态，并产生失落感、不安全感等。这种心理状态又进一步干扰个体的内环境平衡，削弱个体的防御机制，以致在心和身之间形成一种恶性循环，从而影响疾病的发展和预后。

（二）社会因素及其他因素致病

心理疾病除了体质因素、情志因素、不良人格致病以外，中医病因学还认为，人是一个有机整体，人与外界环境有着统一不可分割性，各种社会因素，如文化背景、环境、社会地位、经济状况、社会变迁、迁居、四时气候、职业、宗教信仰、民族、风俗习惯等，都是心理应激的主要应激源。这些生活事件发生后，常需要个体改变生活风格、认知评价和行为方式去应对和适应。如果适应良好，可促进心身健康。若适应不良，则可引起恶性心理应激，导致心疾病。《素问·移精变气论》说：“往古人居禽兽之间，动作以避寒，阴居以避暑，内无眷慕之累，外无伸宦之形，此恬憺之世，邪不能深入也……当今之世不然，忧患缘其内，苦形伤其外，又失四时之从，逆寒暑之宜，贼风数至，虚邪朝夕，内至五脏骨髓，外伤空窍肌肤，所以小病必甚，大病必死。”又如清代王燕昌《王氏医存·郁结不同》云：“人唯随心事少拂意事多，故病常兼肝郁。”即是说社会因素对人的心理、生理及病理都有很大的影响。《素问·阴阳应象大论》指出：春，“在志为怒”；夏，“在志为喜”；长夏，“在志为思”；秋，“在志为忧”；冬，“在志为恐”。《素问·气交变大论》释之：春季阳长阴消，易致阳气升发太过，肝气亢极而怒；秋天阴长阳消，肃杀之气易使肺气耗伤，意志消沉而多忧善悲。说明自然界四时阴阳消长的不同变化，影响体内脏腑气血，从而出现不同的情绪变化。人若不能适应四时气候的变化，就会产生疾病。所以，《内经》谆谆告诫：凡为医，当“上知天文，下知地理，中知人事”。天文、地理等概指自然环境中种种影响个体情绪的因素及其变化；人事，则泛指社会人际之事，其涉及范围甚为广泛，大至整个社会的政治、经济、文化及风俗习惯等，次则涉及个人的政治、经济地位、经历和处境遭遇等，小则与人情事宜、文化修养、勇怯动静等个体因素有关。

其他如饮食、劳倦失常及人体内代谢产物亦是导致情志变化的因素。若体内代谢失常，形成瘀血、痰饮，阻滞气机，也会出现情志异常而引发心理疾病。

二、心理疾病的病机

每一种疾病都有各自不同的病理机制，但从总体来说，不外乎气机紊乱、脏腑失调、气血失常、伤精耗血、聚痰成瘀、神志失常等方面。其中气机紊乱是中医心理疾病的核心病机。因为情志因素作用于脏腑，首先影响脏腑气机，使体内气机升降出入失常，不能行使正常功能。但初期的气机变化是可逆的，只要排除情志刺激，气机可恢复常态。若情志刺激过度，使气机变化过于强烈，便可破坏脏腑之间的协调平衡，从而损伤气血，出现阴阳气血虚损诸证。若影响心理活动，则可出现感知、思维、情志等方面的异常。气机紊乱可进一步导致痰、湿、火、血诸郁，由此更加重脏腑气血阴阳的损伤。

（一）气机紊乱

气机指人体气的运动变化，也是对人体脏腑功能活动基本形式的概括。由于气的运动而使体内外物质在新陈代谢过程中"升降""出入"，并保持正常的协调关系。《素问·六微旨大论》指出："升降出入，无器不有。"如心肺位居于上焦，居上者，其气宜降。肝肾位居于下焦，居下者，其气宜升。脾胃位居于中焦，是全身气机升降的枢纽。正因为脏腑各自在体内所居的位置不同，故生理功能也与其所处位置相应：肺居于上故其气主肃降，肝居下其气主升发，肝肺配合则升降相宜，气机和调。心属火而居上，故心火下降以济肾水，而肾属水而居下，故肾水上承以养心火，此为水火既济，心肾相交。脾气主升清，胃气主降浊，脾胃相合，则升清降浊，共同完成饮食水谷的消化、吸收与输布。所以，只有气机运动正常，人体生理活动才能正常进行。情志刺激引起气机失调，主要表现在六个方面，此即《素问·举痛论》所指出的"怒则气上，喜则气缓，悲则气消，恐则气下……惊则气乱……思则气结"。这是一般规律，而临床上常见的气机失调变化较复杂，轻则为单一情志引起某一种气机失常，重则出现几种情志交互作用的多种形式的气机紊乱。

1. 怒则气上

怒即气愤、恼火之意，是一种勃发向上的情绪反应。临床多表现为怒目相视，暴跳如雷，声嘶力竭；或含恨忍辱，气无所泄。前者称"暴怒"，怒而即发；后者称"郁怒"，怒而不发。怒动于心则肝应之，故怒伤肝。其主要病理变化为肝气郁结逆乱。怒使气逆上行，血随气升则出现面部血脉充盈、面红发热、气满胸中、两手握拳、呼吸急促、周身烦热。因发怒可抑制正常的思维活动，以致出现急躁激动、神思烦乱。若肝气郁结横逆，则可见胁肋胀痛、胸脘满闷、纳呆、恶心呃逆，甚则肝气上逆可发为嗳气、呕吐、胸胁满闷，或肝厥昏愦、不省人事、牙关紧闭。气逆化火则见眩晕口苦、惊悸抽搐；若气郁痰凝，梗阻咽中，则发为梅核气；若肝郁日久可变证丛生，如气滞血瘀诸证。又如肝郁化火，内伤阴血诸证。暴怒多见于气血旺盛之人，如太阳型性格之人。关于暴怒引发的疾病，《素问·生气通天论》描述为"大怒则形气绝，而血菀于上，使人薄厥"，而暴怒对人体的损伤是"暴怒伤阴"（《素问·阴阳应象大论》）。

2. 喜则气缓

喜为欢乐、高兴之意，是心情愉悦的表现。喜为心志，喜则意和志达，营卫舒畅。喜，通常是一种有积极作用的情志，可使人增强信心，提高工作效率，在生理上可使气血运行平和，有助于心气推动血脉运行。若因平素奢望厚欲终于实现，或积久委屈苦难一朝获释，或卒逢意外快事及喜庆团圆等，以致大喜，便可因喜之过度而耗散心气，以致心神失守而出现精神失常，如时喜时泣、悲乐无常。所以，《素问·阴阳应象大论》说："暴喜伤阳。"此处之"阳"即指心阳、心气和心神。若心神逆乱还可见喜极而狂，初起之时，嬉笑不休，心怡神荡，夜卧不宁。如《灵枢·本神》说："喜乐者，神惮散而不藏。"即是说，过喜会使神气耗散，精气消耗太多，心气泄缓，血气涣散，不能上奉于心，而神不守舍。如《儒林外史》中范进中举后的表现即是如此。在心之精气和血气涣散之后，过喜会进一步损伤心气、心阳，出现自汗、失眠、惊悸不安、面色苍白、语音低微等心肾不交的症状。

3. 忧则气郁

忧即忧郁、发愁之意，是情感抑郁的表现，包括两层意思：一是预感或经过某种不顺心的事情；二是指沉浸在担忧、忧郁的不良心境中持久不解。临床多表现为郁郁寡欢、闷闷不乐、瞠神默默等。肺在志为忧，肺为相傅之官，主全身之气的升降出入运动，主治节。忧则肺气治理调节功能失常而郁结，时间久则肺气耗散，所以忧伤肺。如《三因极一病证方论·七气叙论》指出："遇事而忧……忧伤肺，其气聚。"忧郁的临床表现为郁闷不欢、表情忧伤、默默不语、唉声叹气、睡眠不安等。由于在五行生克规律中，肺为脾之子，所以，肺气郁则多伤及脾，使脾主运化功能不健而出现痴呆不语、神志不清、喉中痰鸣、肢体抽搐等积液成痰、痰蒙心窍、痰阻经络等症状，此为"子病及母"。正如张景岳所云："忧为肺之志，而亦伤脾者，母子之气通也。"

4. 思则气结

思是指集中精力和注意力，运用智慧考虑问题。《灵枢·本神》说："因志而存变谓之思。"思是用意反复考虑的结果。思虑过度则会对心身健康造成负面影响。例如，因朝思暮想的个人欲望得不到满足而心情不畅，内心隐秘不得宣泄而致激烈的内心冲突，错误的认知，不切实际的空想，一厢情愿的单相思，毫无根据的多疑、猜想、嫉妒等，都属过度的思虑。脾主思，故过度思虑首先伤脾，影响脾的运化功能，所以《素问·举痛论》说："思则气结。"《三因极一病证方论》指出："思伤脾者，气留不行，积聚在中脘，不得饮食，腹胀满，四肢怠惰，故经曰：思则气结。"临床表现为食欲不振、脘腹胀满、大便溏泄等。由于在五行生克规律中，心为脾之母，思则气结，子盗母气，伤及心神，还会出现惊悸、怔忡、健忘、失眠、面色不华、少言懒动等心脾两虚之证。

5. 悲则气消

悲为伤心、难过之意。临床多见心境凄凉，无可奈何，垂头丧气，叹息不已，愁眉不展，面色惨淡，有时泪涌而泣，说话多声低而缓慢。悲属金，主要伤及心肺两脏，如《素问·举痛论》说："悲则心系急，肺布叶举，而上焦不通，荣卫不散，热气在中，故气消矣。"《灵枢·本神》则说："心气虚则悲。"《素问·痿论》解释说："悲哀大甚，则胞络绝，胞络绝则阳气内动，发则心下崩，数溲血也。"即是说，悲哀太过就会损伤心胞络进而伤及心，使阳气在内扰动而常常尿血。悲哀先伤肺后伤心，此为"肺金侮心火"。另外，悲与忧思关系密切，悲者大多伴有忧思，所以悲时也可出现脾的运化功能减弱，临床常见悲伤过度，初则精神不振、凝思懒言、淡漠消沉、不思饮食、胃脘满闷，继则伤及脾肺之气，出现自汗怯寒、喘乏少气、饮食不化、肠鸣腹泻等，此为"子病及母"。若素体阴虚又悲伤过度者，可伤及肺阴，出现口燥咽干、干咳少痰、声音嘶哑、潮热盗汗等。

6. 恐则气下

恐是害怕之意，一般有两方面的含义：一是对未来的惧怕；二是指突受外界刺激后产生的某种害怕心理。恐是在异常情况下的应激情绪。《灵枢·邪气脏腑病形》说："心下澹澹，恐人将捕之。"恐为肾之志而属水，肾气不足则恐。如《灵枢·经脉》说："肾，足少阴之脉，气不足则善恐。"肾藏志，心藏神，血不足则志歉，志歉则恐，恐则神怯。故《素问·调经论》说："血……不足则恐。"《素问·四时刺逆从论》说："血气内却，令人善恐。"脏腑气血不足导致恐惧的发生，恐惧又能使气机功能紊乱。所以《素问·举痛论》说"恐则气下""恐则精却"，即由于恐惧过度，可以消耗肾精，致使精气下陷而不能上升，则体内气机升降失常，肾主二便、主生殖的功能失调，临床可见二便失调或失禁，男子可出现阳痿、遗精、滑泄，女子可出现月经量多或闭经或带下诸症。在精神情志方面还可出现癫痫、癫狂、痉厥等疾患。

7. 惊则气乱

惊即惊吓之意，与恐相似。惊为自不知，从外而至；恐为自知，从内而生。正如《儒门事亲·内伤形·惊一百三》所言："惊者为自不知……恐者自知也。"指明惊与心神受到外界突然的、意外的、较强烈的刺激有关。如卒遇非常之事、目睹异常之物、耳闻异常之声、乍临非常之境，均可突然受惊，受惊之后，心无所倚，神无所归，虑无所定而气乱。惊是暂时的情绪波动，如气机平定则惊亦可平，但若未及时平定则亦可成恐，故惊恐多并提。心胆气虚是惊恐致病的前提。若心胆之气强盛，则虽突遇险恶，亦能保持镇静而不致惊骇。若心胆气虚，则遇惊而气机逆乱，甚则内伤心胆。《素问·灵兰秘典论》指出："胆者，中正之官，决断出焉。"决断多表现为自制力和自知力，心胆气虚严重时，人的自制力和自知力均存在障碍，再加卒惊气乱，便极易出现心惊神摇，或发为卒然昏厥，僵仆倒地，或夜卧则惊。若怀孕期间受到惊骇，气上逆而不下，精气积聚而不散，便可致胎堕早产。小儿脏腑娇嫩，神气尚弱，最易受惊，惊则肝胆气夺，胆怯心惊，甚则发生惊搐。

（二）脏腑失调

不同性质的心理致病因素都可直接损伤脏腑，导致脏腑生理功能失常。如《素问·阴阳应象大论》中："怒伤肝""喜伤心""思伤脾""忧伤肺""恐伤肾"，即指出了不同的情志刺激对于脏腑有不同的伤害。不良人格是一种人格发展的内在不协调。具有不良人格的人往往难以正确评价自己的行为反应方式，难以正确处理复杂的人际关系，对环境刺激做出恰如其分的反应，有时做出的是病理性的反应，而这种病理性反应亦是脏腑功能失调的表现。不良行为和生活习惯也易伤及脏腑，如酗酒、吸烟、嗜食肥甘厚味、喜怒无常等均可导致心、肝、脾胃和肺的功能受伤，从而出现心悸、胃溃疡、癌症等。若人体内代谢失常，形成血瘀、痰湿或结石，阻滞气机，最后都会使脏腑功能失调，从而产生心理疾患。

（三）　伤精耗血

精血是构成人体生命活动的最基本、最重要的物质，是心理活动的主要物质基础。体质的先天禀赋不足、异常的情志活动、不良的人格及社会因素导致欲求未遂，可通过多种途径耗伤精血。《素问·疏五过论》指出："暴乐暴苦，始乐后苦，皆伤精气，精气竭绝，形体毁沮。""尝贵后贱，虽不中邪，病从内生，名曰脱营。尝富后贫，名曰失精。""脱营""失精"都属于精血耗伤之病。

精血亏损致病常见症状多为眩晕、耳鸣、腰酸、腿软、心悸、怔忡、失眠、健忘，男子阳痿、遗精、早泄，女子月经不调等。

（四）　痰饮、瘀血与情志疾病的关系

痰饮、瘀血是脏腑功能失调的病理产物，这种病理产物又可直接或间接作用于机体的某些组织器官而变生其他各种各样的疾病，尤其是精神心理疾病。

1. 痰饮

痰饮分有形和无形两类。有形者多指肺与呼吸道咳唾的黏稠痰涎。无形者是指在痰饮病理作用下出现的眩晕、呕恶、心悸、气短以及癫狂神昏等症，这类病证可经祛痰化饮治疗而取效。

痰饮生成与津液输布障碍有关，津液输布要靠肺气宣发、脾气运化、肝气疏泄、肾气蒸化等，五脏共同协调统一才能完成。一旦体内气机升降出入不利，脏腑功能失调，津液的输布就不能正常进行，此时便可聚湿而生痰、停水而为饮。《灵枢·百病始生》有忧怒可致"津液涩渗，著而不去"的论述，即是指津液凝聚为痰。明·张介宾有"七情内伤，郁而生痰"之说。而痰与饮又有阴阳之别：黏稠者为痰而属阳，清稀者为饮而属阴。痰之为病，每与他邪相合。如痰与风相兼，可形成"风痰"；与寒相兼，可为"寒痰"；与食积相兼，可为"食痰"；痰湿交合者，称为"湿痰"；热煎痰凝者，称"热痰"。

不同的痰邪作用于不同的脏腑器官，便可产生不同的病理反应。痰迷心窍者，多表现为神识痴呆，精神抑郁，举止失度，喃喃独语，或昏仆在地，不省人事，喉中痰鸣，舌苔白腻，脉滑。痰火扰心者，多表现为心烦口渴，不寐多梦，面赤气粗，便秘尿赤，甚或胡言乱语，哭笑无常，狂越妄动，打人骂人，舌红苔黄腻，脉弦滑洪数。肝郁痰结者，多表现为情志抑郁，易怒，善太息，胸胁满闷，乳房胀痛，妇女月经不调，咽中如有物梗塞，吐之不出，咽之不下；若郁痰化火，则见面红目赤，口苦咽干，烦躁易怒，

失眠多梦，舌红苔黄燥，脉弦数。胆郁痰扰者，多表现为胁肋胀痛，口苦呕恶，烦躁不寐，惊悸不宁，胸闷耳鸣，善太息，苔黄腻，脉弦滑。

饮邪为病，症状也较为复杂。饮在肠胃谓之痰饮，其症多见咳嗽心悸、不欲饮水、腹中辘辘有声、呕吐清水等。饮在胸胁谓之悬饮，其症多见咳唾胸痛、心下痞硬、发热汗出。饮在四肢肌肉谓之支饮，每以咳喘倚息、短气不能平卧等多见。若饮邪伤肺，则魄离散而不收，可见善悲欲哭、狂妄不精。饮邪伤脾，则意淆乱而不聪，可见思维障碍、神呆体僵。饮邪伤肾则志失而不敛，可见怵惕不定、忽忽善忘。由此可见，饮邪为病，既有躯体症状，又有精神症状。

2. 瘀血

瘀血是一种有形之邪，在体内形成之后，虽然目不可见、手不可及，但可通过人体的外部征象反映出来。

气为血的动力，血为气的载体。许多因素都可影响气血的正常运行。若情志不畅，郁怒伤肝，出现气机郁滞，可致血行不畅，严重者成为瘀血。清·程文囿《医述》说："凡瘀血之证……或因忧思过度，而致营血郁滞不行；或因怒伤血逆，上不得越，下不归经，而留积于胸膈之间者，此皆瘀血之因也。"暴怒伤肝，肝气横逆，可迫血上行，血随气逆，闭塞清窍，则为血厥；气血上壅，目络阻塞则为暴盲。若瘀血阻于经脉，精气不能内荣于神明，神失所养，还可见神昏谵语、健忘、失眠、惊悸、烦躁，甚则癫狂。如清·王清任《医林改错·癫狂梦醒汤》所说："癫狂一症，乃气血凝滞，脑气与脏腑气不接。"

第五节 中医心理疾病的诊断方法

中医心理疾病的诊断方法，也是以望、闻、问、切四诊为主。但在全面诊察的基础上，又特别侧重于心理情志症状的收集分析，并且主要落实在心理情志病证的辨识上。运用中医四诊并侧重收集心理情志症状等病情资料，进行心理情志病证辨识的方法，即称为中医心理诊断方法。

一、四诊分论

（一）望诊

望诊是医生运用视觉对患者表现出来的心理现象变化进行有目的的观察，以了解其心理品质及水平的方法。一般将望诊分为望全身和望局部，具体内容有望神、望面色、望举止形态等。

1. 望神

神的含义有广义与狭义之分，故望神也有两种含义：一是指望包括心理功能在内的生理功能状态；二是指望狭义之神，即患者的精神状态，或是对患者心理现象的变化进行观察。临床上，望神一般是指观察患者得神、失神、假神等精神状态，从神的健全与否可窥测内在脏腑生理情况，进而预测疾病的轻重、预后等。《素问·移精变气论》说："得神者昌，失神者亡。"得神，即有神、神盈。失神，即神亏、少神或无神。有神、神气充盈则人体脏腑功能强健，而神亏或无神则说明人体脏腑功能活力不足、衰弱或停息。

望神有多种途径，其中望眼神最为重要。因为"目者，五脏六腑之精也，营卫魂魄之所常营也，神气之所生也……目者，心之使也。心者，神之舍也"（《灵枢·大惑论》）。即是说，人的眼睛既是脏腑精气所形成，也是营、卫、气、血、精、神、魂、魄经常通行和寓藏之所在。其精明视物的功能，主要出于神气的供养。眼睛的视觉活动主要受心支配，这是因为心主藏神的缘故。清·杨西山《弄丸心法·卷三·杂论》指出："人之二目，神之门户，目光凝聚，其神清明；目光闪灼，神将外散；目无光彩，神已离舍；神去必死，不可救药。"强调了望目在望神中的重要意义。临床上，眼神的变化主要表现在目色的清浊、目光的明暗、瞳孔大小的调节和眼球运动的灵活与呆滞等方面。通过对这些方面的观察，可以大致了解患者的心理活动，如欣喜时双眼神采奕奕，忧愁时双眼暗淡无光，愤怒时两目如火、凶威逼人，惊恐时两目发呆、直视等。

得神是指眼神精彩内含，炯炯有神，目光明亮，反应灵敏，神志清楚，语言清晰，体态自如，动作灵活，表情丰富自然，呼吸调匀，面色明润等。这是精气充足的表现，虽病而正气未伤，病轻而预后良好。

失神，其表现为目暗睛迷，目光呆滞，反应迟钝；或神志昏迷，语无伦次，语言不清，表情呆板，精神萎靡，呼吸急促或微弱而喘，形羸色败，面色晦暗等。这是精气亏损的表现，病至此已属重笃，预后不良。

神气不足是轻度失神，介于有神和无神之间，一般多见于虚证，故较之无神更为多见。

神志失常也是失神的一种表现，但与精气衰竭的失神有本质不同，一般见于属精神疾病范畴的烦躁不安、脏躁、癫、狂、痫等。

假神，如久病、重病之人本已失神，但突然精神转佳、目光转亮、言语清亮、面赤如妆等，这是垂危患者表现的假象，预示生命将终。

对于神的诊察，望诊虽然重要，但也要综合其他诊断方法，如闻诊的言语、声音、气息等，四诊合参，才能正确地判断患者神气的盛衰、存亡。

2. 望面色

望面色主要指观察患者面部的颜色和光泽。神志发生变化，面部色泽也随之而变，如喜悦时面色红润，怒则面青或紫，羞愧则面红甚则出潮润，惊恐则面色乍黑乍白，甚则出冷汗，忧思则面色萎黄等。面部色泽的改变有些较短暂，而有些则较长久。清·汪宏《望诊遵经·变色望法相参》云："怒则肝气逆，故悖悖然目张毛起而面苍；愧则心气怯，故赧赧然颜渐汗出而面赤；思则气结于脾，故睑定而色黄以涩；喜则气发于外，故颐解而色红且散；悲则气消于内，故五脏皆摇，色泽减而声嘶以杀；忧则气并于中，故两眉双锁，色沉滞而气郁以塞；恐惧者，精神荡惮而不收，故色脱而面白；惊怖者，血气分离而乖乱，故气促而面青。"

3. 望举止形态

望举止形态是指观察患者形体举止姿势及动与静等。举止形态与患者的疾病、内在脏腑气血阴阳密切相关，在一定程度上也可反映患者心理活动状况。从患者的行、卧、坐、立等举止形态中，可以了解其心态及间接了解其阴阳盛衰、气血亏余、病变的虚实顺逆。

望举止形态一般以阴阳动静（抑制与兴奋）立纲，这是依据《内经》"阳主动，阴主静"的原则。通常喜动者多偏阳，个性特征多见于兴奋，多喜多怒，偏于外向等。而喜静者多偏阴，其个性特点有善于抑制，心理活动深沉持久，偏内向，常有多思多疑，或喜怒不形于色等。对于诊断疾病，喜动者多属阳证，喜静者多属阴证。清·汪宏《望诊遵经·形容望法大纲》提出望"形容"八法，即望动静、强弱、俯仰、屈伸，将人的动静姿态大致概括为这八方面。其中动、强、仰、伸属阳，为病在表，多热多实；静、弱、俯、屈属阴，为病在里，多寒多虚。一般中医诊病也多以此为原则。如患者多行少坐、多立少卧，或卧而面外，仰面伸足，身强自能转侧者，多为阳证、热证、实证。若喜坐卧而恶行立，或卧而面内，屈膝蜷缩，喜加衣被，身弱不能转侧者，多为阴证、寒证、虚证。若卧不得坐，坐而昏眩者，多为气血俱虚；若睡卧不安，坐立不定，扬手掷足者，多为烦躁之证；若逾垣上屋，手足躁扰，四处奔走者，多为火热亢盛；若行动小心翼翼，闻声则惕然而惊，多为惊悸之病。

患者的所欲与所不欲也可以通过举止形态表现出来。了解患者的欲恶，对判断疾病的阴阳寒热等极有价值，清·汪宏《望诊遵经·意态望法提纲》说："望诊之法……然有时虽见于身体之外，实着于意志之间，又当存心省察，以诊其病焉。析而言之，有因人之好恶者……何谓因人之好恶？五十一难曰：病有欲得温者，有欲得寒者，有欲见人者，有欲不见人者，而各不同，病在何脏腑也。然病欲得寒而欲见人者，病在腑也；病欲得温而不欲见人者，病在脏也。何以言之？腑者阳也，阳病欲得寒，又欲见人；脏者阴也，阴病欲得温，又欲闭户独处，恶闻人声，故别知脏腑之病也……推之于喜明属阳者，元气实；喜暗属阴者，元气虚；以及喜热饮寒饮，恶热饮寒饮，可广其好恶之意也。"

（二）闻诊

闻诊是指医生通过听觉了解患者发出的声音，以诊察疾病。在中医心理诊断中辨语音是诊察心理状态的重要方面，主要包括听患者语音，气息的高低、强弱、缓急等。

1. 语音辨情志、疾病

患者的语音能够反映其情志活动，如高兴时语声欣悦而散、悲哀时声音凄惨而断续、烦躁时发声多急促而忿厉、暴怒时高声喊叫、恐惧时尖声呼号或声低语颤、长期心情抑郁则语音低沉而无力。清·吴谦等《医宗金鉴·四诊心法要诀》说："喜心所感，忻散之声。怒心所感，忿厉之声。哀心所感，悲嘶之声。乐心所感，舒缓之声。敬心所感，正肃之声。爱心所感，温和之声。"

闻语声之强弱可了解疾病的性质、病情的轻重。东汉·张仲景《金匮要略·脏腑经络先后病脉证》说："病人语声寂然喜惊呼者，骨节间病；语声喑喑然不彻者，心膈间病；语声啾啾然细而长者，头中病。"指出了不同的疾病表现出的语声各有所异。清·吴谦等《医宗金鉴·四诊心法要诀》说："好言者热，懒言者寒。言壮为实，言轻为虚。言微难复，夺气可知。谵妄无伦，神明已失。"这是以声音判断疾病的寒热、虚实、生死预后。《中藏经》说："阳候多语，热也；阴候无声，寒也。发言壮厉，实也；发言轻微，虚也。若言声微小不能出喉，欲言不能复言者，此夺气也。谵言妄语，不别亲疏，神明失也，皆主死候。"

2. 几种异常语言现象的鉴别诊断

（1）狂言与癫语　均是患者神志错乱、意识思维障碍所表现出的语言障碍现象。

1）狂言即胡言乱语，似精神疾病的夸大妄想之类，同时表现为情绪极度兴奋、骂詈歌笑无常、躁扰妄动、烦躁不安等。主要见于狂证，属阳、热、实证，多因痰火扰心，或肝胆郁火引起。

2）癫语表现为语无伦次，自言自语或默默不语，哭笑无常，精神恍惚，不欲见人。主要见于癫证，患者精神抑郁不振，属阴证，多因痰蒙心窍或心脾两虚所致。

（2）独语与错语

1）独语是指患者自言自语，首尾不续，见人便止，伴有精神萎靡不振，倦怠，健忘，动作迟缓，反应迟钝，面色无华，舌淡脉细等。多由于气血不足，心失所养，或因痰浊内盛，上蒙心窍，神明被扰所致。

2）错语是指患者语言颠倒错乱，或言后自知说错，但不能自主，又称"语言颠倒""语言错乱"。多由肝郁气滞，痰浊内阻，心脾两虚所致。

（3）谵语与郑声

1）谵语多表现为语声较高，胡言乱语，神志昏迷，多伴身热烦躁，多属实证、热证。多因邪气亢盛，扰动心神所致。

2）郑声多表现为语言重复，低微无力，时断时续，语不成句或言语前后不相接续。多因正气大伤，心神失养所致，多见于病情危重或疾病晚期。

（三）　问诊

问诊是医生通过询问患者或陪诊者，了解患者心理活动的方法。在四诊中，中医尤其重视问诊，包括患者的个性心理特征、习惯嗜好、社会生活环境的适应情况、与疾病有关的某些心理活动，有时望、闻、切诊难以获得的，而问诊却可弥补其不足。

1. 心理问诊的主要内容

（1）问主诉　通过询问，确定患者主要的心理异常表现，如无端发怒、生闷气、紧张、忧虑、恐惧、失眠多梦等，以及由心理异常引起的躯体症状、主要心理症状表现的程度、持续的时间等情况。

（2）问现病史　询问心理症状等产生的环境与时间，是否有明显的起病原因或诱因，是否因社会生活环境因素的刺激而产生，或是由自身其他疾病的影响而产生，心理症状的性质、持续时间及程度等。

要按时间顺序询问，从起病到就诊时病情发展变化的主要情况，患者心理症状或躯体症状有无性质、程度的明显变化，其变化有无规律性等。还要询问诊治过程的情况，即从起病到就诊前做过的诊断与接受治疗的情况。

（3）问现症状　尽量全面地询问患者就诊时的心理体验，以及同时伴有的其他症状，这样可以全面掌握患者的情况。

（4）问一般情况、既往史、家族史　一般情况包括患者姓名、性别、年龄、民族、职业、籍贯、文化程度、经济状况、社会地位、家庭成员情况、家庭气氛、人际关系、居住环境、工作环境、生活史、生育史、教养、恋爱、婚姻、生活习惯、性格、兴趣爱好等，务求广泛详尽，这对心理诊断极有意义。

既往史及家族史是指既往曾患过何种疾病，是否曾出现过与就诊时同样或类似的心理现象，曾经怎样治疗，家族成员有否类似的情况等。

2. 心理问诊技巧

初次接诊，医生应使患者产生信任感，能否建立起这种关系，除与医生医术、经验有关外，还与医生的接诊技巧有关。临床上有经验的医生多是先翻看病历，然后询问：经上次治疗，感觉如何？这样开始的诊断疾病过程，会给患者造成一种暗示：我的病情医生是掌握的，从而产生了信任感。未掌握这种技巧的医生，不是先看病历，而是开口便问：你感到哪里不舒服？若患者是新病初诊尚且无妨，但若患者是旧病复诊，则会感到失望而产生不信任，则妨碍进一步诊察。若是初访的咨询患者，应认真听取其谈话，往往在患者欲言又止的问题正是其心理障碍所在，如能抓住这样的蛛丝马迹，给予有效的初步治疗，便会很快吸引住患者，使之产生对医生的信任感。

问诊中，如果医生流露出轻视或随便斥责患者，易造成患者的就医心理压力，甚至形成封闭心理，以致医生搞不清真实情况。临床上有时会遇到患者并非思维松散，而是因为文化水平低或其他原因，回答医生询问时缺乏条理，往往把一些与病无关而是生活中的琐碎小事赘述给医生。医生因为时间紧迫，有可能加以诱导，这样做便有可能漏掉有价值的诊疗信息。因为心理诊断与单纯的躯体病痛诊断有所不同，有价值的信息往往大量存在于患者对其社会生活情况的赘述中。

心理问诊应注意患者的性格特点，做到因人施问，即根据不同个性的患者采用不同的问诊技巧。凡因心理疾病就诊者，多有隐曲之事、难言之情。性情爽快者，稍加疏导便可说出，甚者滔滔不绝，说话走题，此时需医生及时扭转话题，但不要打断谈话。性情孤僻者，宜从容慢谈，医生应耐心细致，温和友好，从其好恶，经多次接触，取得患者的信任与合作。态度蛮横者，尤其是受家人迫使而非情愿来诊者，问诊中有可能闷声不语，这时医生可用激将法使之开口说话。自尊心较强者，来诊或回答询问时，往往不切题，需要医生不仅要以恭敬之态满足对方自尊的需要，还要能听出弦外之音。有隐曲而不愿说出者，需医生单独与之交谈，先示以诚心，保守秘密，再行询问，或不急于追问，待多次接触后，取得患者信任，再据其情志所喜所恶，顺势了解真情。患者的个性是多种多样的，故问诊时不可一概而论，而应因人施问。

此外，医生设问要巧，有些患者出于自尊，防卫心理较强，多不言实情，此时医生不要直言相问，而应迂回开导，声东击西，但要注意不能暴露真实意图，以免适得其反，使患者生厌。同时，医生要善于识别真伪，以避虚就实。

（四）切诊

切诊包括切脉与按诊。

切诊又称切脉，是医生利用手指皮肤触觉对患者腕部脉搏进行触、摸、按压的一种诊察疾病的方法。

1. 情志与脉象的关系

外在环境及各种心理因素成为致病性刺激因素时，可引起情志活动变化，不同的气质类型有不同的情志活动特点。情志变动时会产生一系列的生理变化，脉象的变化就是其中较为明显的表现之一。中医经长期临床观察发现，情绪与脉搏之间有规律性的联系，如高兴、兴奋时脉数，忧思则脉迟，郁怒则脉弦，羞怯则脉浮，心神不定则脉迟数不定……中医古典医著中很早就有这方面的记载。金·成无己《注解伤寒论》指出："人恐怖者，其脉何状？师曰：脉形如循丝累累然，其面色脱色也……人愧者，其脉何类？师曰：脉浮而面色乍白乍赤；恐怖则气随神乱，脉形如丝而细小无力。"西汉名医淳于意有医案二则：其一是为"齐王中子诸婴儿小子"诊悲郁之症，"脉来数疾，去难而不一"，即脉来快而去难（有涩象），而且脉律不整齐，为气机不畅，"病主在心……此悲心所生也，病得之忧也"。其二是为济北王侍韩女"单相思"诊病，"所以知韩女之病者，诊其脉时，切之，肾脉也，啬而不属。啬而不属者，其来难、坚，故曰月不下。肝脉弦，出左口，故曰欲男子不可得也"。患者肾脉涩、往来难，一止再复来，有停滞，不连贯，肝脉弦直，超出左寸口，肝气失其疏泄所致，是积虑于心而生病。宋·陈无择在《三因极一病证方论·卷之一·总论脉式》中说："切脉动静者，以脉之潮会，必归于寸口。三部诊之，左关前一分为人迎，以候六淫，为外所因；右关前一分为气口，以候七情，为内所因……喜则散，怒则激，忧涩思结，悲紧恐沉惊动，皆内所因。"另外，在《三因极一病证方论·卷之一·五用乖违病脉》一节中还记载"凝思则滑，神耗则散，皆伤心也""惊惑眩乱，脉多失序""癫狂神乱，关上洪疾"。《三因极一病证方论·卷之一·脉偶名状》曰："伏者，沉隐不出……凝思滞神。"《三因极一病证方论·卷之一·九道病脉》云："细为气血俱虚……为忧伤过度……动为痛、为惊、为挛、为泄、为恐。"相关内容在该书中记载甚多。总结历代医家关于脉象论述，可以看出，情志与脉象的关系体现在两个方面：一是脉象与情志活动相符合，即脉象的变化与情志活动顺应，如恐时脉形如循丝、羞愧时脉浮、凝思时脉伏、惊恐时脉动、怒时脉弦、忧伤过度时脉细迟等；二是脉象与情志活动不相符合，如：性急脉应躁，但脉反缓；性慢脉应缓，但脉反而躁；多喜脉应滑数，但脉反而涩……又如忧郁脉反而滑、过思脉却洪、惊恐脉沉缓等皆属此类。

不同气质类型的人，由于其情志特点不同，脉象也会有所差异。如太阳之人多怒，所以脉多洪大有力；少阳之人易激动，脉也相应多见弦滑而数；阴阳平和之人，性情平和，脉常缓和；少阴之人性格内向，若多忧郁者，则脉多沉而弦涩；太阴之人性格内向，孤僻冷漠，脉多见沉而迟涩。

2. 情志脉象的机理

情志变化可以影响脉象的变化，这是因为情志由五脏所主，而脉的跳动也是脏腑功能的反映。

首先，脉象的形成与心主血脉的功能有关。脉为血之府，心的有规律的收缩、舒张运动，推动血液在脉管内运行，脉管随之产生有节律的运动，从而形成脉搏。脉搏的形成，除了心的主导作用外，还有赖于其他脏腑器官的协调配合。如肺朝百脉，即循行于全身的血脉均汇聚于肺，且肺主气，通过肺气的输布，血液才能布散全身。明·张介宾《类经·藏象类》指出："经脉流动，必由于气，气主于肺，故为百脉之朝会。"脾可统血，即统摄血液循行于脉内而不溢出脉外，且脾胃为气血生化之源；肝藏血，主疏泄，调节循环血量；肾藏精，精化气，是人体阳气之本，各脏腑组织功能活动的原动力，且精可以化生血，是生成血液的物质基础之一。脉象的形成与一定的血液量、推动血液循行的动力等诸多因素有关。应用现代科研手段对脉搏的研究也提示，脉象是一项灵敏的生理变化指标，可提供许多生理功能变化的信息。例如，上海中医药大学将脉图作为一项指标，观察 1980 年日全食对心血管患者的影响，对照日全食及其后两天同时刻的脉图，日全食时火旺者（有情绪兴奋性表现）脉形弦大，脉图的面积增大，降中峡抬高，而过后（当天晚上）脉象变沉，脉率变慢，脉图面积变小。日全食是一种少见的现象，它的出现使某些人（此处指心血管患者中的火旺者）感到兴奋，自然会伴有兴奋性情志变化，当日全食消失时兴奋性情绪则平息下来，这些变化都从脉搏中灵敏地反映出来了。

脉象反映情志引起脏腑功能变化的关系时，有两种情况出现：一是脉象与情志变化一致，如喜则脉散、怒则脉激、忧则脉涩、思则脉结、惊则脉动等。这是某种情志引起其相应内脏变化，从而有相应脉象出现。二是脉象与情志变化不一致，这反映了脏腑之间的相克（乘）关系。如喜本应见散脉，但实际出现的是沉散脉象，脉见沉象为肾水过盛，故此时脉象反映出肾水乘心火的情况，即肾水过盛，心火被抑。宋·陈无择《三因极一病证方论·卷之一·五脏传变病脉》中说："因怒则魂门弛张，木气奋激，肺金乘之，必弦涩；因喜则神廷融泄，火气赫羲，肾水乘之，必沉散；因思则意舍不宁，土气凝结，肝木乘之，脉必弦弱；因恐则志室不遂，水气旋却，脾土乘之，脉必沉缓。"这里所说的过喜脉沉散、过思洪短、恐则脉沉缓，指出了脉象与情志活动的不一致，并且解释了这种现象的内在脏腑活动机理。

明·李梴《医学入门·气口人迎脉诀》说："喜则伤心脉必虚，甚则……心脉反沉。思伤脾脉结中居，甚则……脾脉反弦；因忧伤肺脉必涩，甚则……肺脉反洪。怒气伤肝脉定濡，甚则……肝脉反涩。恐伤于肾脉沉是，甚则……肾脉反濡……"这也是对脉象与情志活动相一致与不相一致两种情况的论述。

3. 情志脉象的诊断意义

情志为病多有情绪、情感、思维、行为等方面的障碍，这类患者往往不能很好地回答医生的询问；故脉诊显得尤其重要。脉象不仅可以反映情志变化，还可以反映情志引起的内在脏腑功能的变化。

情志变化有正常状态与致病状态之不同，并在脉象上有所反映。如《素问·大奇论》指出："肝脉骛暴，有所惊骇，脉不至若喑，不治自已……并小弦欲惊。"即是说，肝脉脉象搏动急疾而乱，肝之气机必定紊乱，此乃突然遭受惊吓所致，若一时按不到脉搏，并且失音，是因惊吓一时气逆而致脉气不通，不需治疗，待其气通即可恢复。文中"脉不至"是指"惊者其脉止而复来"。若脉沉且并见小而弦者，便可能发生惊病。

以上所述，是根据脉象推测病情及发病趋势。根据脉象还可以推测发病的原因。东汉·张仲景《金匮要略·惊悸吐衄下血胸满瘀血病脉证治》对惊悸脉象的描述："寸口脉动而弱，动则为惊，弱则为悸。"后世医籍也有详解，如清·吴谦等《医宗金鉴·卷二十·惊悸吐衄下血胸满瘀血病脉证并治第十二》云："惊自外至者也，惊则气乱，故脉动而不宁；悸因中虚，故脉弱而无力。"由此分析：寸口脉"动"，是因外惊引起；而寸口脉"弱"，是因中虚悸而引起。因此，惊悸的原因是外有惊扰，内有所虚，内外相合所致。

历代医家根据自己的临床经验，总结出一些独特的情志脉象，并据此辨证施治。清·高鼓峰《医家心法·诊法》指出："怫郁之脉，大抵多弦涩凝滞，其来也必不能缓，其去也必不肯迟，先有一种似数非数躁动之象，细体认之，是无焰之火也，是无韵之音也，是往来不圆滑也，此为郁脉，法当疏之发之。"高氏在此对因情志怫郁（忧郁）而出现的脉象进行了详细的描述，并给出了治疗法则。临床上情志疾病复杂，各种情志疾病的脉象也种类各异，但历代医家留下的这些临证经验，值得借鉴。

4. 诊脉方法及注意事项

诊脉时一般让患者取坐位，手掌平放与心脏近于同一水平，直腕仰掌，并在腕关节处垫上脉枕，医生用左手按诊患者的右手桡动脉搏动处，用右手按诊患者的左手桡动脉搏动处，中指按在掌后高骨内侧关脉位置，以指腹接触脉体。脉体通过位、数、形、势四方面来体察。

位，指脉象位置的浮、沉，以及位于寸、关、尺何部位。

数，是指脉的至数（次数），即速率，如迟脉、数脉。

形，指脉的形状，如脉象的长短、宽窄、刚柔等。

势，指脉的强弱气势，如虚脉气势弱、实脉气势强。

清·周学海《重订诊家直诀》指出："夫脉有四科，位数形势而已。位者，浮沉尺寸也；数者，迟数促结也；形者，长短、广狭、厚薄、粗细、刚柔，犹算学家之有线面体也；势者，敛舒、伸缩、进退、起伏之有盛衰也。势因形显，敛舒成形于广狭，伸缩成形于长短，进退成形于前后，起伏成形于高下，而盛衰则贯于诸势之中以为之刚柔也。此所谓脉之四科也。"

脉诊用于心理诊断还应注意：①脉象与面色、形态、言语等方面结合起来，进行综合分析。②影响脉象的因素很多，即使正常情况，脉象也会随着体内外各种因素如四时气候、地理环境、性别、年龄、体质、劳逸、饮食等情况而变化。所以把脉象作为情志变化的生理指标时，应考虑其他影响因素。③脉象与情志变化不一致的情况。④如果情志刺激是一时性的，相应脉象的呈现也较短暂。例如，怒则伤肝而脉急、惊则气乱而脉动等，都是这种情况，当情志恢复平静后，脉即恢复正常。具有不同气质特点的人，其情志特征是稳定的，故脉象也有较稳定的特点。如果情志刺激过久或过重，对内在脏腑功能的影响超出正常调节范围，那么呈现的脉象不是暂时的而是持续的。

5. 按诊

按诊是切诊的内容之一，即用手直接触摸、按压患者某些局部，以了解异常变化的方法。在某些情志状态下，按诊可以了解皮肤温度的变化，如惊恐、暴怒而气血逆乱时，伴随着情志状态会出现手指冰冷。情志郁结，烦躁易怒时可有手心发热。皮肤电生理的变化是现代研究情绪状态的生理指标之一，故按诊的科学性是不言而喻的。

不同气质类型的人，平时肌肤凉热感觉也有不同，肌肤偏凉多见于偏阴气质者，而肌肤偏热则多见于阳性气质者。

按诊包括按虚里，虚里位于左乳下心尖搏动处。《内经》提示，此处为诸脉所宗，是宗气所在之处。当人在较强的情绪状态下，如惊恐、大怒等，虚里脉动即高可应手；但静息下来时，虚里脉动即平复如常。

二、四诊合参

在心理诊断中，四诊虽各有特点、各有偏重，但实际工作中，必须遵守中医诊断历来强调的"四诊合参"，坚持这一原则才能对患者的心理品质及其水平做出大致正确的评估。此外，就四诊方法而言，问诊是医生直接听取患者的主观感受，这一途径收获的信息较大程度受到患者主观因素的影响。望、闻、切则是医生凭借自己的视、听、触觉获取信息，较大程度受医生自己主观因素的影响，如医生的气质、掌握的中医理论的多寡、经验的定势、环境、暗示等。所以，必须将望、闻、问、切四诊所获取的信息资料结合起来，才能全面、客观地判断情志疾病的病情。

近年来中医界学者进行了许多四诊客观化研究，如果临床时心理医生能对其中成熟的经验加以利用，在坚持四诊合参的基础上，再吸收一些现代心理学的方法，一定能够尽量实现心理诊断的客观化。

复习思考题

1. 试述中医心理疾病的病因病机。
2. 什么是不良人格？
3. 七情与心理疾病有何关系？
4. 中医心理诊断的内涵和意义是什么？
5. 问诊在中医心理疾病诊治中有何作用？
6. 望诊主要是望什么？
7. 切脉应该注意些什么问题？
8. 为什么要四诊合参？

第九章　常见中医心理疾病 ▷▷▷▷

【教学目标】

1. 掌握常见中医心理疾病的病因病机及心理治疗方法。
2. 熟悉常见中医心理疾病的定义。
3. 了解各类中医治疗方法。

第一节　郁证

郁证是由于情志不畅、气机郁滞所致的一类病证。以情志抑郁、胸部满闷、胁肋胀痛、心神不宁、喜怒易哭或咽中如有异物梗塞等症为主要临床表现。郁证可见于多种疾病的发病过程中，凡是由情志因素诱发或具有情志变化，病机呈现为气机郁滞的一类病证均称为郁证。

《内经》有关"郁"的病机有以下论述：肝在志为怒，心在志为喜，脾在志为思，肺在志为忧，肾在志为恐。认为情志活动与五脏生理功能正常与否息息相关。《素问·举痛论》曰："思则心有所存，神有所归，正气留而不行，故气结矣。"《灵枢·口问》曰："悲哀愁忧则心动，心动则五脏六腑皆摇。"《内经》对情志致病的论述，为郁证的理论奠定了坚实的基础。"郁证"这一病名由明代医家虞抟在《医学正传》中首次提出，并沿用至今。金元至明初，许多医家将郁证作为一个独立的疾病进行讨论，清代叶天士在《临证指南医案》内记载："不知情志之郁，由于隐情曲意不伸，故气之升降开合枢机不利。"《丹溪心法·卷三·六郁五十二》对六郁有专题论述，将郁证的认识上升到新的高度，并且提出了"气血冲和，万病不生，一有怫郁，诸病生焉，故人身诸病，多生于郁"的著名论点，首倡"六郁"学说，对后世治郁影响深远。张景岳认为："凡五气之郁，则诸病皆有，此因病而郁也；至若情志之郁，则总由乎心。"认为"郁由乎心"，指出郁证的主要原因在情志异常。情志失常是临床重要致病因素之一，关于郁证的诊疗方法也形成了一定体系。《灵枢·师传》记载："告之以其败，语之以其善，导之以其所便，开之以其所苦。"强调积极调动主观能动性，调摄情志，重建自我防治为主的心理状态，进而达到治病的目的。朱丹溪开创了郁证理、法、方、药专题研究之先河，既指出了"六郁"论，又创立了越鞠丸、六郁汤等方剂，对后世治疗郁证具有指导意义。丹波元坚在《杂病广要》亦云："郁病虽多，皆因气不周流。法当顺气为先，升提为次。至于降火化痰消积，犹当分多少治之。"指出治疗当先调理气机，气机调畅后气血更易于恢复。

中医认为的郁证，分为狭义和广义两种。狭义郁证是指由情志抑郁、气机不畅所致的病证，如梅核气、百合病、脏躁、心情抑郁、失眠等。广义的郁证是除包括狭义郁证外，还将病郁同存、因病致郁等纳入到郁证的范畴。本文所述仅为情志之郁，即气机郁滞为基本病变的郁证。

西医学中的抑郁症、焦虑症、更年期综合征、神经官能症等疾病在发病过程中，呈现明显郁证临床表现者，均可参照郁证治疗。

一、病因病机

病因主要为本气自郁与外感内伤致郁。本气自郁多由无形之气郁结所致，且多与情志相关；外感内伤致郁多由寒热变化、风湿雨露侵凌、肥甘厚味聚积等影响机体所致。情志所伤是郁证的主要致病原因，除了与情志刺激的强度及时间密不可分外，还与脏腑精气息息相关。郁证的发病存在由气郁到血郁再到神郁的变化规律，又根据"阳气虚则气不行，阴气虚则血不行"提出精虚导致气郁。

郁证本身的病机核心是气机不畅。肝主疏泄，肝气不畅易致气郁；脾为气血生化之源，主升清降浊，脾失健运，不能消糜水谷则成食郁，不能运化水湿则成湿郁，凝而成痰郁，久郁伤脾，可致心脾两虚；肺为气之主，敷布精微，通调水道，功能失调则肺气抑郁；心主神明，忧愁多思易伤阴血，心失所养。

郁证的病机有两个方面：因郁致病与因病致郁。因郁致病是指由情志所伤，进而影响脏腑气血。例如，郁怒伤肝致肝失疏泄引发泄泻及呃逆等，心虚胆怯致神魂不安引发心悸、不寐等。因病致郁是指由脏腑功能失调，进而影响情志。例如，素有头痛胸闷等宿疾，久治不愈，导致情志抑郁、心神不宁，进而引发郁证。

二、治疗原则

1. 理气开郁是治疗郁证的基本原则。

2. 实证除理气开郁之外，还应根据是否有兼证而分别采用相应的治疗方法。

3. 虚证则据脏腑气血阴阳损耗不同而辨证论治，或补益心脾，或养心安神，或滋养肝肾。

4. 郁证病程一般较长，用药宜平和缓治。

5. 临床常见虚实夹杂证候，当分清虚实的偏重而虚实兼顾。

三、辨证论治

情志致郁临床表现各异，多见情志异常，以神志、精神症状为主，或见躯体症状，可累及多脏腑、多系统，且病情易反复。

（一）辨证要点

1. 辨脏腑

郁证主要是肝、心、脾受累，临床诊治当辨明受病脏腑。一般而言，气郁、血郁、火郁与肝最为密切；食郁、湿郁、痰郁与脾密切相关；而虚证主要关系于心。

2. 辨虚实

六郁病变，即气郁、血郁、化火、食积、湿滞、痰结均属实，而心、脾、肝的气血或阴精亏虚所导致的证候则属虚，临床多见虚实错杂的复合证候。

（二）分证论治

1. 肝气郁结

证候：情志抑郁，忧思不解，常喜太息，心神不宁，惴惴不安，胸胁胀痛、痛无定处，腹胀嗳气，食欲不振，大便时干时稀，苔薄，脉弦。

治法：理气疏肝解郁。

主方：柴胡疏肝散。

组成：柴胡、川芎、香附、枳壳、陈皮、芍药、甘草。

方解：方中柴胡为君，用以疏肝解郁；香附疏肝行气止痛，川芎理气活血止痛，两药助君药柴胡疏散肝经郁滞，并增行气活血止痛之效，共为臣药；陈皮、枳壳理气行滞，芍药养血柔肝，缓急止痛，为佐药；甘草调和诸药，为使药。诸药相合，共奏疏肝行气、活血止痛之功。

随症加减：若胁肋痛甚者，酌加郁金、佛手、青皮、乌药等以增强其行气之力；嗳气频频，可加苏梗、姜半夏、枳壳等和胃降逆；若伴见食滞，可加三仙、鸡内金等消食化滞；见有血瘀而致胸痛者，可加当归、牡丹皮、红花等活血化瘀。

2. 气郁化火

证候：急躁易怒，情绪不宁，头痛目赤，胸胁胀痛，口苦咽干，嗳气吞酸，舌质红，苔黄，脉弦数。

治法：疏肝解郁，清热泻火。

主方：丹栀逍遥散。

组成：牡丹皮、山栀子、柴胡、白术、芍药、当归、茯苓、甘草。

方解：牡丹皮泻血中伏火，栀子能泻三焦郁火；柴胡疏肝、芍药柔肝，合用使木得条达；茯苓清热利湿，白术燥湿行气、生姜暖胃祛痰，合用调中解郁；薄荷疏肝泄肺，理血消风，清利头目。

随症加减：若伴见头痛目赤，加菊花、刺蒺藜清肝泄热；若胁肋疼痛、嗳气呕吐，加黄连、吴茱萸、半夏等降逆止呕泄热。

3. 气滞痰郁

证候：精神抑郁，心神不宁，悲忧善哭，胸中窒闷，咽中不适、如有异物感，吐之不出、咽之不下，食欲不振，大便不调，舌体胖大，苔腻，脉弦滑。

治法：理气解郁，化痰散结。

主方：半夏厚朴汤。

组成：半夏、厚朴、茯苓、生姜、苏叶。

方解：方中半夏辛温入肺胃，化痰散结，降逆和胃，为君药；厚朴苦辛性温，下气除满，助半夏散结降逆，为臣药；茯苓甘淡渗湿健脾，以助半夏化痰，生姜辛温散结，和胃止呕，且制半夏之毒，苏叶芳香行气，理肺舒肝，助厚朴行气宽胸、宣通郁结之气，共为佐药。

随症加减：胸脘痞闷、嗳气，加香附、佛手等理气化湿；烦躁者，加黄芩、黄连等清热化痰；食滞重者，加砂仁、山楂、神曲等消食导滞；胸胁胀满者，加木香、枳壳等理气除满；瘀血者，加丹参、桃仁、红花等活血化瘀。

4. 食积内停

证候：精神抑郁，胸部窒闷，痞满腹胀，食欲不振，大便秘结，苔薄，脉弦。

治法：消食化积，理气和胃。

主方：保和丸。

组成：半夏、神曲、山楂、麦芽、莱菔子、陈皮、茯苓、连翘。

方解：方中山楂消油腻肉积；神曲消酒食陈腐之积；莱菔子消面食痰浊之积；陈皮、半夏、茯苓理气和胃，燥湿化痰；连翘散结清热。诸药合用，有消食导滞、理气和胃之功。

随症加减：若气结甚者，加青皮、枳实等理气疏肝；湿重者，则加白术、厚朴等行气燥湿。

5. 血行不畅

证候：精神抑郁，脾气暴躁，头痛健忘，胸胁刺痛，痞满腹胀，食欲不振，舌质紫黯，或伴有瘀点，脉弦涩。

治法：活血化瘀，理气解郁。

主方：血府逐瘀汤。

组成：桃仁、红花、川芎、赤芍、牛膝、生地黄、当归、桔梗、柴胡、枳壳、甘草。

方解：方中气血兼顾，以桃仁、红花、川芎、赤芍、牛膝、当归活血化瘀；柴胡疏肝理气，桔梗、枳壳宣降相伍，开胸行气。生地黄合当归养血益阴，可使瘀去而正不伤，理气而不耗阴；甘草调和诸药。合用成方，既可使胸中瘀血消散，又能使瘀去热清，气畅痛止。

随症加减：伴有气结者，加香附、枳壳等疏肝理气；肢体周身疼痛者，加秦艽、地龙等通络止痛。

6. 心脾两虚

证候：精神恍惚，心悸胆怯，少气懒言，面色无华，食欲不振，舌质淡，舌体瘦薄，苔白，脉细。

治法：益气补血，健脾养心。

主方：归脾汤。

组成：人参、黄芪、白术、炙甘草、当归、龙眼肉、酸枣仁、远志、茯神、木香、大枣、生姜。

方解：方中以人参、黄芪、白术、炙甘草补脾益气生血；当归、龙眼肉补血养心；

酸枣仁、远志、茯神宁心安神；木香辛香而散，理气醒脾，与大量益气健脾药配伍，复中焦运化之功，又能防大量益气补血药滋腻碍胃，使补而不滞、滋而不腻；用姜、枣调和脾胃，以资化源。

随症加减：若失眠严重，加夜交藤、酸枣仁等养血安神；若胸闷纳呆，加半夏、陈皮、青皮健脾和胃。

7. 心肾阴虚

证候：精神抑郁，心神不宁，胆小易惊，心悸眩晕，腰酸腿软，男子遗精，女子月经不调，舌质微红、舌体瘦薄，少苔，脉细数。

治法：滋养心肾。

主方：滋水清肝饮。

组成：熟地黄、当归、白芍、枣仁、山萸肉、茯苓、山药、柴胡、山栀子、牡丹皮、泽泻。

方解：方中以熟地黄滋肾填精，辅以山药补脾固精，山萸肉补肾涩精，泽泻清泻肾火，茯苓淡渗脾湿以助山药之健运，牡丹皮清泻肝火并制山萸肉之温；加柴胡、芍药滋肾水，枣仁养血，栀子清热，当归活血。全方共奏滋养心肾之功效。

随症加减：若心悸严重，加夜交藤、龙眼肉等安神养心；若遗精滑泄，加金樱子、芡实固肾涩精。

四、心理治疗

郁证的施治常以整体治疗配合心理疗法为主要治疗手段，中医心理疗法有以下几个方面。

1. 移情易性

患者常将过多的注意力集中在自身病痛上，过分关注、忧虑，往往成为其疾病针药无效的关键。通过转移患者的注意力，使患者分心于他处或精神有所寄托，以调整气机，促进心理康复。

2. 疏导解惑

郁证患者易情绪低落，易对自身疾病有不正确的评估和认识，并沉浸在痛苦的病理体验中，因此医者应开导解惑，建立正确认识，采取各种有效的手段来调动患者的积极性，多做自己感兴趣的事，增加患者活动量，提高兴奋性，改善情绪状态，帮助患者分析过去，分析人格方面的缺陷，培养良好的道德修养，超凡脱俗、乐观豁达的处事态度，防止情绪低落对身体的影响，节制私欲，调和喜怒的自我调节能力，生活中减少易急躁的事件，戒暴怒以养其性。

3. 情志相胜法

调理情志是治郁的大法。为纠正情志之偏，可运用情志相克理论，使情志和谐而病愈。郁证患者表现的情绪多为思、悲、恐。中医情志相胜法如下："喜胜悲"，喜则气和志达，营卫通利，用愉悦的情绪促使气血和畅；"怒胜思"，境遇不顺时易归咎于自身能力不足，从而自信心下降，悲观失望，思虑不解，安慰无效时，可以怒制思法进行治疗。

4. 认知行为疗法

认知行为疗法鼓励患者自我审查在评价信息、预测结果及处理问题过程中的一般反应，通过改变思维想法以及行为方式的方法来改变不良认知，强调积极生存与康复的重要性，使用合理的思维方式，开放情绪表达，以消除不良情绪和行为。

五、气功治疗

通过锻炼、调息、养心等一系列方法，调节机体气血，修身养性。气功可作为治疗郁证的辅助方法，主要形式如易筋经、太极、八段锦、五禽戏等。

六、针灸治疗

针刺手法原则：虚证宜选补法，热证、实证宜选泻法。

辨证取穴：

1. 肝气郁结：行间、太冲、肝俞、膻中。

2. 气郁化火：劳宫、中冲、大陵。

3. 气滞痰郁：丰隆、天突、水分、间使。

4. 食积内停：内庭、中脘、足三里、阴陵泉、脾俞。

5. 血行不畅：血海、膈俞、期门。

6. 心脾两虚：心俞、脾俞、神门、足三里。

7. 心肾阴虚：三阴交、太溪、照海、肾俞。

辨证取穴配合辨症取穴效果更佳：头昏、健忘可取百会、四神聪；胸闷、心悸可取内关、膻中配合心俞；腹痛、腹胀、食欲不振选中脘、足三里、内庭、脾俞、胃俞能起一定效果；便秘可取天枢、支沟；便意颇繁、肛门下坠时可取百会、会阳、长强；小便频数选取中极、膀胱俞、三阴交；改善睡眠可取百会、神庭、三阴交、太溪。

七、护理

1. 尽量保持室内安静，禁止喧哗。

2. 郁证应劝导患者多外出活动，移情易性，避免思虑过度，以分散不良情绪。

3. 耐心和善与患者相处，使其树立信心，配合治疗。

4. 饮食应少食辛辣、烟酒，少食肥甘厚味，常吃黄花菜、柑橘、柚子等理气解郁之品。

复习思考题

1. 郁证的关键病机是什么？

2. 郁证的心理治疗有哪些？

第二节　百合病

百合病，是一种以神志恍惚、精神不定为主要表现的情志病。

百合病的命名，最早见于汉·张仲景《金匮要略·百合狐惑阴阳毒病脉证并治》："百合病者，百脉一宗，悉致其病也。""百脉"者，泛指人体周身各处之经脉；"一宗"者，谓同出一源也。

隋·巢元方《诸病源候论》中曰："百合病者，谓无经络，百脉一宗，悉致病也。"清·尤怡《金匮心典》中云："百脉一宗者，分之则为百脉，合之则为一宗。悉致其病，则无之非病矣。"清·吴谦在《医宗金鉴·卷十九·百合狐惑阴阳毒病脉证并治第三》中云："百合，百瓣一蒂，如人百脉一宗，命名取治，皆此义也……周身之脉，分而言之曰百，合而言之曰一，故曰百脉一宗。若曰百合之病，总脉病也。"

当然，历代医家亦有不同的看法，如：清·唐大烈《吴医汇讲·百合病赘言》认为百合病是心神涣散证；清·陈德润《医学汇海》中认为其为劳复症；近代陆渊雷《金匮要略今释》认为百合病乃是"伤寒热病后神经衰弱"。

根据临床实际，多数医家认为，百合病之所以如此命名，一是百脉合病而症状百出，二是治疗中以百合为君药。

一、病因病机

（一）病因

百合病的病因在《金匮要略》中并未明确指出。历代医家认为，百合病多发于热病之后，心肺阴液不足；或因情志不遂，日久郁而化热，心肺阴液耗损。如明·赵以德在《金匮玉函经二注》中指出其病因为"情志不遂，或因离绝菀结，或忧惶煎熬"所致。《医宗金鉴》云："伤寒大病之后，余热未解，百脉未和，或平素多思不断，情志不遂，或偶触惊疑，卒临景遇，因而形神俱病，故有如是之现证也。百脉周于身，脉病则身病，故身形如和不和，欲卧不能卧，欲行不能行也。"

1. 热病转归

《金匮要略》曰："其证或未病而预见，或病四五日而出，或病二十日或一月微见者。"明确指出百合病发病多在热病后。清·尤在泾《金匮要略心典·百合狐惑阴阳毒病证治第三》云："其未病而预见者，热气先动也；其病后……见者，遗热不去也。"可见，虽说百合病于热病前后均可见，但以发生热病之后，机体因阴液被耗损或余热未净而致者为多见。故百合病实际上应视为热病过程中的并发症或后遗症。

2. 情志不遂

悲、忧为肺志，是肺生理功能的一种体现。当肺气虚衰或宣降功能失调时，机体对外界不良刺激的耐受和调节能力下降，则易产生悲哀、忧愁的情绪变化或情感反映。

（二） 病机

百合病的病机主要是心肺阴虚有热、神明失主，故养心润肺、益阴清热是其治疗原则。其发病既有心肺阴虚的基础，又有情志刺激的诱因。

二、病位

百合病的病位主要在心、肺。

中医理论认为，心主血、主脉，如《素问·六节藏象论》曰："心者，生之本，神之变也……其充在血脉。"肺主气、主治节，而朝百脉，如《素问·经脉别论》所云："食气入胃，浊气归心，淫精于脉。脉气流经，经气归于肺，肺朝百脉。"其中的肺朝百脉，即百脉朝肺之意。

三、治疗原则

本病多属于正虚邪恋，治当补其不足、清其之热，即"见于阳者，以阴法救之"；若阴虚日久，阴损及阳，而见神疲、畏寒等阴证，则当酌用温养法，即"见于阴者，以阳法救之"。

四、辨证论治

（一） 辨证要点

本病可分为阴虚、阳虚两大证型，临床上以阴虚内热者最为多见。

（二） 分证论治

1. 正治法

心肺阴虚燥热证

证候：意欲食复不能食，欲卧不能卧，欲行不能行，欲饮食，或有美时，或有不用闻食臭时，如寒无寒，如热无热，口苦，小便赤，脉微数。

治法：润肺养心，清热安神。

主方：百合地黄汤。

组成：百合、生地黄。

方解：方中运用百合养阴润肺、清心安神；生地黄清热凉血、养阴生津。要注意的是，方中生地黄性味偏于苦寒，过服恐造成伤阳而导致腹泻，故仲景于方后又云："中病，勿更服。"

2. 变治法

（1） 内热

证候：百合病一月不解，变成渴者。

治法：清热生津补液。

主方：百合洗方。

组成：百合。

方解：本方以百合浸水外洗，"洗其外，所以通其内"，亦能起清热生津、补液润燥之效。洗后食淡味面条，可调养胃气，协助除烦止渴。豆豉味咸，食之反会伤津增渴，故当禁用。

（2）津伤

证候：百合病，渴不瘥者。

治法：养阴生津，引热下行。

主方：栝楼牡蛎散。

组成：栝楼根、牡蛎。

方解：本方栝楼根性味苦寒，能清解肺胃之热，生津止渴。牡蛎性味咸寒，重镇潜阳，引热下行，使邪热不能上炎灼伤津液。二药相伍，则邪热得清，津液得生，而诸症得解。

（3）邪热内盛

证候：发热，小便短涩不利。

治法：滋养肺阴，清利小便。

主方：百合滑石散。

组成：百合、滑石。

方解：本方以百合滋阴润肺、清热除烦，再以滑石清热利尿，使里热自小便而解。二药合用，则百合病之发热者亦自消解。

3. 救误法

百合病多属于虚多邪少之证，故汗、吐、下法等均在临床治疗百合病忌用之列，若治疗上不慎经误治之后，挽救误治的方法则称为救误法。

（1）误汗

证候：百合病发汗后，出现心烦、口燥等症。临床以心烦口渴，小便短少，午后潮热为主要鉴别要点。

治法：养阴补虚，清热润燥。

主方：百合知母汤。

组成：百合、知母。

方解：本方百合性甘平味微苦，色白入肺，味苦入心，能润肺清心，益气安神，消邪气之实，补正气之虚，是为君药；知母苦寒，能养阴清热，除烦止渴，是为佐药。二药配伍，润肺清虚，益气养阴。再者二药甘苦合化，又具清养胃阴之功。

（2）误下

证候：百合病下之后，出现小便短涩不利、呕恶等。临床以呃逆，呕吐，小便短赤而涩为主要鉴别要点。

治法：养阴清热，和胃降逆。

主方：滑石代赭汤。

组成：百合、滑石、代赭石。

方解：本方以百合为君，清润心肺；滑石清热利尿，代赭石和胃降逆，共为臣药。三药配伍，使心肺得以清养，胃气得以和降，则小便清，呕哕除，诸症平复。

（3）误吐

证候：百合病吐之，见虚烦不眠、胃中不和等。临床以虚烦不安，胃脘嘈杂为主要鉴别要点。

治法：清热养阴，宁神和中。

主方：百合鸡子汤。

组成：百合、鸡子黄。

方解：本方以百合益气补肺，清热润燥；鸡子黄滋阴养血，安胃止吐。二药合用，共奏养阴除烦之功，使阴复胃和，而虚烦之症自愈。

五、针灸治疗

取穴：神门、太溪、太渊、列缺、通里、三阴交、少冲、复溜、照海、太冲、肺俞、肾俞、心俞等。

上述腧穴中，肺俞、肾俞、心俞、复溜先用平补平泻手法，再用补法行针 5~10 分钟后出针。其余诸穴则用捻转泻法，每次留针 10~15 分钟，不可太久。

六、护理

百合病的成因与情志内伤因素密不可分，故在护理过程中应特别重视心理调护。

护理中要根据患者的个性特点和心理障碍，有针对性地进行疏导、劝解，帮助患者正确认识疾病，树立正确的人生观。

复习思考题

1. 百合病的关键病机是什么？
2. 百合病的治疗为什么如此分类？

第三节　梅核气

梅核气，是一种因情志不遂，肝气郁滞，气与痰互结于咽喉所致的，以咽中如有梅核阻塞、吐之不出、吞之不下、时发时止为主要表现的病证。临床上很多咽喉类疾病及精神情志类疾病均可见此病证。本病多发于成年人，且女性多于男性。

梅核气在古代又有梅核风、梅核、炙脔等名称。梅核气症状早在《内经》中即有描述，可见喉中如梗。《素问·咳论》曰："心咳之状，咳则心痛，喉中介介如梗状，甚则咽肿喉痹。"至于"炙脔"这一名称则首见于张仲景的《金匮要略·妇人杂病脉证并治》："妇人咽中如有炙脔。"而宋代杨士瀛在《仁斋直指方》则第一次提出了"梅核气"之名，说："七情气郁，结成痰涎，随气积聚，坚大如块，在心腹间，或塞咽喉如梅核粉絮样，咯不出，咽不下，每发欲绝，逆害饮食。"《古今医鉴·卷之九·梅核气》也提到梅核气的表现及发病机理："梅核气者，窒碍于咽喉之间，咯之不出，咽之不下，有如梅核之状是也。始因喜怒太过，积热蕴隆，乃成厉痰郁结。"

一、病因病机

梅核气病因多以痰与气郁为主，病位则多与肝、脾、肺相关，病机则多为痰气互结。《金匮要略》提出："妇人咽中如有炙脔，半夏厚朴汤主之。"以方测证，可推测出此方主要治疗痰气互结于咽喉之证。隋代《诸病源候论·卷三十九》曰："咽中如炙肉脔者，此是胸膈痰结，与气相搏，逆上咽喉之间，结聚，状如炙肉之脔也。"亦说明此病为痰气郁结所致。另外，《证治汇补·卷之五》说："梅核气者，此因湿热内郁，痰气凝结。"认为梅核气是痰气凝结所致的疾病，但同时也提出了湿热内郁这一重要因素。《古今医统大全》同样指出："梅核气者……盖湿热痰气郁结而然。"而《医宗金鉴》指出："咽中帖帖如有炙肉……盖因内伤七情，外伤寒冷所致。"除强调内伤七情是此病致病因素外，还指出了外感风寒这一因素。

由上可知，梅核气虽与痰气郁结为主，但亦可见于湿热内郁，且遇寒后可加重。

二、诊断

1. 患者自觉咽内有异物感，吐之不出，吞之不下，但不妨碍进食。患者情绪不佳时此症状可加重。

2. 咽喉检查基本正常，也可见滤泡。

三、治疗原则

本病多属于痰气郁结，故治疗时应当以疏肝理气化痰为原则，夹湿热者兼透湿热，夹寒者兼散寒。

四、辨证论治

1. 痰气郁结

证候：自觉咽喉有异物感，吐之不下，吞之不出，不影响进食，若患者转移注意力，症状明显减轻甚至消失，舌质淡红，苔白厚，脉多弦带滑。

治法：疏肝解郁，化痰散结。

主方：半夏厚朴汤加减。

组成：法半夏、厚朴、茯苓、紫苏叶、生姜。

方解：方中半夏化痰散结，厚朴行气开郁，同为君药；苏叶可助半夏、厚朴以宽胸畅中，宣通郁气，茯苓助半夏化痰，生姜助半夏和中化痰，且解半夏之毒性，同为臣药。诸药合用，辛以散结，苦以降逆，辛开苦降，化痰降逆，则痰气郁结之证可解。

2. 肝郁气滞

证候：患者自觉咽喉有异物感，吐之不下，吞之不出，同时伴有胁痛，喜叹息，不欲言语，舌质淡红，苔薄白，脉弦。

治法：疏肝理气。

主方：柴胡疏肝散加减。

组成：柴胡、白芍、川芎、枳壳、香附、陈皮、炙甘草。

方解：方中用柴胡疏肝解郁为君药；香附理气疏肝，助柴胡以解肝郁，川芎行气活血而止痛，助柴胡以解肝经之郁滞，二药相合，增其行气止痛之功，为臣药。陈皮、枳壳理气行滞，芍药、甘草养血柔肝，缓急止痛，为佐药。甘草兼调诸药，亦为使药之用。诸药相合，共奏疏肝行气、活血止痛之功。

随症加减：夹风热者，可加薄荷、金银花等；夹湿痰者，可加半夏、厚朴、茯苓、紫苏梗等。

3. 湿热郁阻

证候：自觉咽喉有异物梗塞感，咽之不下，咯之不出，多伴有咽后壁肥厚，有滤泡增生，舌质淡红，苔黄腻，脉多软。

治法：透湿清热。

主方：上焦宣痹汤加减。

组成：郁金、枇杷叶、射干、白通草、香豆豉。

方解：郁金芳香走窜而开郁闭，有利于肺气宣降；香豆豉轻清透发，使肺气得宣；白通草入肺经，直达膀胱，引湿热下行而利小便；枇杷叶、射干清肺降气、和胃化痰。五药合用，上焦湿热之邪得开，咽喉梗阻感自除。

随症加减：兼气郁者加柴胡；咽痒者加蝉蜕；咽喉红肿者可合银翘马勃散等；咽肿暗红者加酒赤芍、鳖甲等。

五、心理疗法

心理疗法对本病的治疗十分重要，解除患者思想顾虑，保持心情舒畅，使其移情易性，常可取得不治自愈之效。在取得患者信赖的情况下，可施行暗示疗法。

复习思考题

1. 梅核气的主要病因病机是什么？
2. 梅核气的主要证型及治疗方法是什么？

第四节　不寐

不寐是以经常不能获得正常睡眠为特征的一类病证，主要表现为睡眠时间、深度不足，轻者入睡困难，或寐而不酣，时寐时醒，或醒后不能再寐，重则彻夜不寐，常影响人们的正常工作、生活、学习和健康。本病多为情志所伤、饮食不节、劳逸失调、久病体虚等因素引起脏腑功能紊乱，气血失和，阴阳失调，阳不入阴而发病。病位主要在心，涉及肝、胆、脾、胃、肾，病性有虚有实。

不寐一词最早见于《诗经》。如《诗·邶风·柏舟》说："耿耿不寐，如有隐忧。"在医学文献中，不寐之名最早见于《难经》。《难经·四十六难》曰："老人卧而不寐，少壮寐而不寤者，何也……老人血气衰……故昼日不能精，夜不得寐也。"《灵枢·大惑论》曰："夫卫气者，昼日常行于阳，夜行于阴，故阳气尽则卧，阴气尽则寤。"《内经》中关于此病名的记载，有不得卧、卧不安、目不瞑等。

唐代医学文献如《备急千金要方》和《外台秘要》等，亦有眠卧不安、寝卧不安、起卧不安、卧不安席等名称。《备急千金要方》说："治心实热，口干烦渴，眠卧不安，茯神煮散方。"《外台秘要》曰："如伤寒，嘿嘿但欲卧，目瞑不得眠，起卧不安……""又疗上气咳嗽，长引气不得卧，或水肿，或遍体气肿，或单面肿……"

宋金元时期仍多以"不得卧"和"不得眠"来称谓不寐一类的疾病，但在此基础上出现了不寐的病名。《儒门事亲·卷之十·小满巳上三之气》说："阳明者，身热、目疼、鼻干、不得卧。"《秘传证治要诀》曰："若因吐下后，心烦气乏，昼夜不得眠，宜酸枣仁汤。"

明清时期医家虽仍以不得卧、不眠来命名，但不寐的病名也得到了较广泛的应用，称此类疾病为不寐的医学著作明显增多，如《辨证录》说："春月伤风，身热下利六七日，咳而呕，心烦不得眠……""人有血虚者，面无色泽，肌肉焦枯，大肠干燥，心多怔忡，健忘不寐，饮食少思，羸瘠不堪……"

一、病因病机

不寐的病因很多，但总与心脾肝肾及阴血不足有关。其病理变化总属阳盛阴衰，阴阳失交。《类证治裁·不寐》云："思虑伤脾，脾血亏损，经年不寐。"认为心肝脾虚与不寐关系密切。《景岳全书·不寐》云："阴精血之不足，阴阳不交而神有不安其室耳。"提出阴血不足而致不寐。《灵枢·口问》说："阳气尽，阴气盛，则目瞑；阴气尽而阳气盛，则寤矣。"

阴阳失衡是不寐发生的重要病机，各种原因导致阴阳不相交感或由于自身之偏盛偏衰，阴阳平衡被破坏，即可引起不寐。①饮食不节：暴饮暴食，脾胃受损，脾虚生湿，久者郁热，酿生痰热，阻滞中焦，痰热上扰，胃气失和，而不得安寐。《素问·逆调论》记载："胃不和则卧不安。"②情志失常：情志不遂，五志过极，心火内炽，扰动心神而不寐。《素问·灵兰秘典论》曰："心者，君主之官也，神明出焉。"③劳逸失调：劳则脾伤，逸则脾困，脾虚气弱，运化不健，气血生化乏源，血不养心，心神不宁而致不寐。《类证治裁·不寐》云："思虑伤脾，脾血亏损，经年不寐。"④体虚失养：年老体虚，久病致虚，体虚不养，心失所养，心虚则神不守舍而致不寐。《证治要诀》云："年高人阳衰不寐。"

本病病机为气血、阴阳失和，阴阳不交，阳不入阴，脏腑功能失调以致心神被扰。①营卫失调，阴阳失和。《诸病源候论·大病后不得眠候》曰："大病之后，脏腑尚虚，荣卫未和。阴气虚，卫气独行于阳，不入于阴，故不得眠。"②肝郁气滞，痰瘀内阻，《医林改错·血府逐瘀汤所治之症目》云："夜不睡，用安神养血药治之不效者，此方若神。"

二、治疗原则

本病治疗当以补虚泻实，调整脏腑阴阳为原则。实证泻其有余，如疏肝泻火、清热化痰、消导和中；虚证补其不足，如益气养血、健脾、补肝、益肾。在此基础上安神定志，如养血安神、镇惊安神、清心安神。

三、辨证论治

（一） 辨证要点

1. 从五脏论治

不寐的病因病机主要表现于肝，波及五脏，统属五脏实体病证，临床提倡"五脏皆有不寐"的整体观，从肝论治、兼顾他脏、辨证加减的证治体系。

2. 从七情论治

怒伤肝，喜伤心，思伤脾，悲忧伤肺，恐惊伤肾，均可导致不寐的发生。七情所伤之不寐尤为重要且各有特点，在治疗时应当辨证论治。

3. 从虚实论治

虚证多属阴血不足，心失所养，临床表现为体瘦，面色少华，神疲懒言，心悸健忘。实证为邪实扰心，临床表现为心烦易怒，口干口苦，便秘溲赤。

（二） 分证论治

1. 心肾不交

证候：虚烦不眠，耳鸣，头晕，五心烦热，腰酸，肢软，舌红，脉细数。

治法：滋阴降火，交通心肾。

方药：交泰丸合六味地黄丸。

方解：黄连苦寒，入少阴心经，降心火，不使其炎上；肉桂辛热，入少阴肾经，暖水脏，不使其润下。寒热并用，如此可得水火既济，水升火降，宁心安神。若以肾阴不足为主，见腰膝酸软，虚烦不寐，舌质红，脉细，方用六味地黄丸。方中熟地黄滋肾填精，辅以山药补脾固精，山萸肉养肝涩精，称为三补；又用泽泻清泻肾火，并防熟地黄之滋腻；茯苓淡渗脾湿，以助山药之健运，牡丹皮清泻肝火，并制山萸肉之温，共为经使药，谓之三泻。六药合用，补而不腻，共达补肾阴、安心神之效。

2. 心脾不足

证候：失眠多梦，心悸健忘，饮食减少，面色萎黄，舌质淡，脉细弱。

治法：补益心脾，养血安神。

方药：归脾汤。

方解：人参、黄芪、白术、甘草甘温之品健脾益气，使气旺而血生；当归、龙眼肉甘温补血养心；茯苓、酸枣仁、远志宁心安神；木香辛香而散，理气醒脾，与大量益气健脾药配伍，使补而不滞、滋而不腻。本方重在健脾补气，意在生血，使脾旺则生化有源。不寐较重者可酌加养心安神药，如夜交藤、合欢花、柏子仁。

3. 心胆气虚

证候：虚烦不寐，寐则多梦，易惊醒，心神不安，恐惧而不能独卧，可兼见心悸，气短，自汗，或呕苦汁，舌质淡胖，脉细弱而缓。

治法：益气镇惊，安神定志。

方药：安神定志丸合酸枣仁汤。

方解：人参大补元气，养心安神；茯神、龙齿定惊安神；茯苓淡渗利湿，健脾益气以化痰；石菖蒲去心窍之痰浊而安神。诸药配伍，以奏益气化痰、安神定志之效。如阴血偏虚则虚烦不寐，失眠心悸，虚烦不安，头目眩晕，口干咽燥，舌质红，脉弦细宜用酸枣仁汤。方中重用酸枣仁养血补肝，宁心安神；茯苓化痰宁心，知母清胆宁心，以助安神除烦之效，佐以川芎调血疏肝，甘草和中缓急。诸药相伍，养肝血以宁心神，清内热除以除虚烦。

4. 阴虚火旺

证候：心悸而烦，夜不入寐，咽干口燥，手足心热，舌红少苔，脉细而数。

治法：育阴降火，清心安神。

方药：黄连阿胶汤。

方解：黄连、黄芩除热以坚阴；生地黄、白芍、阿胶、鸡子黄滋肾阴而养血。其中黄芩佐黄连则清火力大，芍药佐阿胶则益水力强。鸡子黄佐芩连于泻心火中补阴血，乃滋肾阴、养心血而安神，数药合用，故能使心肾相交，水升火降。

5. 肝胆火旺

证候：口苦咽干，烦躁不得寐，或多梦易惊、尿赤，两胁肋胀痛，舌质红，苔黄燥，脉弦数。

治法：疏肝泻火，镇心安神。

治法：龙胆泻肝汤。

方解：龙胆草大苦大寒，既能清利肝胆实火，又能清利肝经湿热；黄芩、栀子苦寒泻火，燥湿清热。泽泻、木通、车前子渗湿泄热，导热下行；实火所伤，损伤阴血，当归、生地黄养血滋阴，邪去而不伤阴血，共为佐药。柴胡舒畅肝经之气，引诸药归肝经；甘草调和诸药，共为佐使药。若肝胆实火，肝火上炎之重症，见彻夜不寐，头痛欲裂，头晕目眩，大便秘结者，可改用当归龙荟丸。

6. 痰热扰心

证候：不寐，烦热易惊，头晕目眩，胸脘痞闷，恶食嗳气，口苦，苔黄腻，脉滑数。

治法：清热化痰，和中安神。

方药：黄连温胆汤。

方解：半夏、竹茹降逆和胃、清热化痰，枳壳、陈皮行气消痰，使痰随气下，气顺痰消；茯苓健脾渗湿，湿去痰不生，加黄连以加强清热涤痰之力。若痰热盛，痰火上扰心神，彻夜不寐，大便秘结者，可改用礞石滚痰丸，以泻火涤痰安神。

7. 胃气不和

证候：不寐、脘闷嗳气，腹部胀满不适，苔厚腻，脉滑。

治法：消食导滞，和胃安神。

方药：保和丸。

方解：方中重用山楂，消一切食积，尤善消肉食油腻之积；神曲消食健脾，善消酒食陈腐之积；莱菔子消食下气，善消谷面痰气之积。三药相合，可消各种食积。半夏、陈皮行气化滞，和胃止呕，消除食阻气机之证；食积内停，易生湿化热，故配茯苓健脾祛湿、和中止泻；连翘清热散结。共为佐药。诸药合用，使食积得化，胃气得和，心神得宁。

四、心理治疗

《素问·上古天真论》说："恬淡虚无，真气从之，精神内守，病安从来。"临床应进行积极的心理情志调整，克服不良情绪，如紧张、兴奋、焦虑、抑郁、惊恐、愤怒等。做到喜怒有节，保持精神愉悦，尽量以放松、顺其自然的心态对待睡眠，将能很好地入睡。

1. 劝说开导法

医者侍患者如知己，以诚相待，使患者能将心中的疑虑讲出，再有针对性地加以疏导，使患者心情舒畅、气血调畅、心身健康。

2. 情志相胜法

用一种情志去纠正相应所胜的另一种情志，可以有效地治疗心身疾病，谓之情志相胜法。其包括思疗、喜疗、悲疗、怒疗、恐疗等。

3. 移情易性法

中医认为，当忧虑、悲哀、抑郁的情绪缠绕心际，难以排解之时，当用移情法。即通过语言、行为、环境影响，转移注意力，使负面情绪得以解除，从不良心态中解脱出来。

4. 定情安神法

患重病或伤残者的心理压力很大，或因工作、学习、家庭等原因，导致患者出现悲观厌世的负面情绪产生，临床上要安定患者的情绪，鼓励患者树立战胜疾病的信心，消除杂念，积极配合治疗。

五、气功治疗

气功导引是以调身、调呼吸的形式，调节心理，精神内守，达到修身养性、祛除疾病目的的方法。《灵枢·官能》中有"缓节柔筋而心和调者，可使导引行气"，主要通过"调心、调息、调身"来达到"精神内守、病安从来"的目的。

1. 临睡静坐法

取平坐或盘坐（以习惯舒适为度）位，闭目养神，呼吸自然，意守丹田（脐下 1.5

或 3 寸处），培养睡意。

2. 闭目呵欠法

取平坐或侧卧体位，双目轻闭，下颌部后缩（后缩至不用力为度），张大口，用鼻深吸气，然后自然呼出，不必用意。数分钟后极易产生呵欠，在打 3~4 个呵欠后即有睡意。

3. 睡前静卧法

各种卧式均可，闭目养神，肌肉放松，意守丹田，排除杂念，培养睡意。

六、针灸治疗

辨证取穴：以"调整脏腑、气血、阴阳"为基础，遵循"补其不足，泻其有余，调整虚实"的原则。得气留针 30 分钟，期间行针 2 次，用提插捻转运气手法。

常用主穴为神门、三阴交、百会、足三里；各证型应用四神聪、内关均较多；也可作为常用主穴。

心肾不交型常用配穴为肾俞、心俞，施以补法。

心脾不足型常用配穴为心俞、脾俞，施以补法。

心胆气虚型常用配穴为胆俞、心俞，施以补法。

阴虚火旺型常用配穴为太溪、肾俞，补泻均施。

肝胆火旺型常用配穴为肝俞、行间，施以泻法。

痰热扰心型常用配穴为丰隆、内庭，施以泻法。

胃气不和型常用配穴为胃俞、气海、中脘，施以泻法。

头痛头晕甚者，加百会、太阳、印堂。

性情急躁易怒者，加肝俞、太冲。

善惊易恐者，加心俞、胆俞。

体虚、腹胀、纳差者，加足三里。

头晕耳鸣、腰酸、遗精者，加肾俞、太溪。

七、护理

1. 不寐患者要注意创造有利于入睡的环境。如睡前半小时洗热水澡、泡脚、喝杯牛奶等。每日睡前用温热水泡脚，后用艾条对涌泉穴施温和灸 10~20 分钟。

2. 白天适度的体育锻炼，有助于晚上入睡；养成良好的睡眠卫生习惯，如保持卧室清洁、安静、远离噪音、避开光线刺激等；避免睡觉前喝茶、饮酒等；自我调节、自我暗示能加快入睡。

3. 要让患者保持乐观、知足常乐的良好心态，对社会竞争、个人得失等有正确的认识，避免因挫折致心理失衡。建立有规律的一日生活制度，保持人的正常睡–醒节律。

复习思考题

1. 不寐的关键病机是什么？

2. 不寐的气功治疗有哪些？

第五节 卑愫

卑愫是指因心胆气血亏损，或由痰湿、瘀血阻滞导致，以抑郁、自卑、恐惧、胆怯为主要临床表现的神志疾病。卑愫，亦称卑怯。卑为自卑愧疚之感，愫即思惧怯懦之貌，故本病的临床表现多以精神状态异常为主。

早在《内经》中就有关于"卑愫"的相关描述，《素问·脉解》曰："恶人与火，闻木音则惕然而惊者，阳气与阴气相薄……所谓恐如人将捕之者……阴阳相薄，故恐也。"卑愫最初见于张仲景的《伤寒杂病论》，认为其为一种情志病。《伤寒论·平脉法》曰："卫气弱，名曰愫；荣气弱，名曰卑；愫卑相搏，名曰损。"指出卑愫为营、卫弱所致。明代戴思恭在《证治要诀·惊悸怔忡》中首次提出"卑愫"之病名并详细描述了其病状特征，云："痞塞不饮食，心中常有所怯，爱处暗，或倚门后，见人则惊避，似失志状，此名为卑愫之证，以血不足故尔。"清代沈金鳌在《杂病源流犀烛·怔忡源流》中也记载："卑愫，心血不足病也。与怔忡病一类，其症胸中痞塞，不能饮食，如痴如醉，心中常有所歉，爱居暗室，或倚门后，见人即惊避无地，每病至数年，不得以癫症治之也。"

一、病因病机

卑愫的病因可为外感所致，亦可因内伤所致。外感之邪侵袭人体，久病不愈，耗气伤血，导致气血不足，运行不畅，致使心失所养，神无所依；七情内伤致使机体情志受扰，久而形成卑愫。

卑愫病机主要是气血不足，可分为虚、实两个方面。因虚所致，多为患者受外感、内伤影响，久病耗散人体气血，或先天禀赋不足，素体气血亏虚，感受外邪或被七情内伤所累，进而导致心气血不足，产生卑愫。因实所致，多为痰湿、瘀血阻滞，影响气机，血行不畅，产生卑愫。

二、病位

卑愫的主要病位在心，与胆、肾关系密切。心藏神，气血不足，导致神无所养，久而形成卑愫；胆主决断，气机郁滞，进而胆怯；肾藏先天之精，乃五脏六腑阴阳之根本，乙癸同源，若肾阳不足，亦使心阳不足，又因肾在志为恐，易导致卑愫。此外，脾失健运，少阳三焦水道失司，导致痰湿内生，痰湿蒙蔽厥阴心包，从而形成卑愫；肝藏血，失其条达，致使血行不畅，瘀血阻滞，亦可形成卑愫。

三、辨证论治

（一）辨证要点

1. 辨脏腑

卑愫的主要病位在心，五脏六腑均可发生，但与胆、肾关系密切。

2. 辨虚实

本病多由虚所致，心本身气血不足，兼有他脏虚损，如心肾阳虚、心脾气虚、心肝血虚等，均可形成卑慄病。因实所致，多为痰湿、瘀血阻遏心窍，致使气机逆乱，神志失常。

（二）分证论治

1. 心脾两虚

证候：心有所歉，羞愧畏缩，见人惊避，多梦易醒，心悸健忘，面色少华，少气懒言，食少便溏，舌淡苔白，脉细弱。

治法：补血养心，安神宁心。

主方：人参养荣汤。

组成：黄芪、熟地黄、当归、白芍、人参、白术、茯苓、甘草、陈皮、五味子、桂心、远志。

方解：本方主要用于补气养血，是四君子汤加陈皮行气之品，四物汤去川芎行血之药，补气补血的功效优于八珍汤。同时，五味子配合参、芪敛汗固表以强外，远志化痰安神以安里，外强里安，利于气血两生。

随症加减：若兼肝郁气结，情志不畅者，加郁金、玫瑰花、合欢皮疏肝解郁；若气血虚弱甚者，加龙眼肉、石菖蒲养血安神。

2. 心胆气虚

证候：触事易惊，终日惕惕，胆怯心悸，虚烦少寐，或寐则易惊，神疲乏力，气短自汗，舌质淡，苔白，脉虚弦。

治法：益气镇惊，安神定志。

主方：安神定志丸。

组成：茯苓、茯神、人参、远志、石菖蒲、龙齿。

方解：朱砂、龙齿重镇安神，远志、石菖蒲入心开窍，除痰定惊，同为主药；茯神养心安神，茯苓、党参健脾益气，协助主药宁心除痰。

随症加减：原方为丸剂，现改汤剂，取其功专效捷之用。若心胆气虚甚者，加黄芪、麦冬、五味子补心益胆；若兼心肝阴血不足者，加酸枣仁、柏子仁、芍药、熟地黄、当归等滋阴养血。

3. 心肾阳虚

证候：惊恐怯人，心神昏昏，自惭形秽，倦怠嗜睡，畏寒肢冷，腰膝酸软，心悸健忘，面色㿠白，舌淡白，苔薄，脉沉细无力。

治法：益气温阳，安神镇惊。

主方：肾气丸。

组成：干地黄、山茱萸、山药、泽泻、牡丹皮、茯苓、附子、桂枝。

方解：方中以干地黄填精补髓滋肾阴为君，以山茱萸养肝收敛、山药补脾固精而为臣；加附子、桂枝之辛热，助命门以温阳化气，配泽泻、茯苓利水渗湿泄浊，牡丹皮清泻肝火，三药于补中寓泻，使邪去则补乃得力，并防滋阴药之腻滞。诸药合用，温而不燥，滋而不腻，助阳之弱以化水，滋阴之虚以生气，使肾阳振奋，气化复常，则诸症自除。

随症加减：若阳虚夹痰阻心窍者，可加远志、石菖蒲、竹茹化痰开窍；若兼心胆气虚者，可加五味子、龙齿、贝母补气镇怯。

4. 痰湿内阻

证候：神昏惊悸，愧疚自卑，孤僻怯人，胸闷怔忡，咽中有异物感，不易咯出，食欲不振，或饮食不香，舌质淡胖，苔滑腻，脉弦滑。

治法：行气燥湿，化痰开窍。

主方：十味温胆汤。

组成：陈皮、法半夏、茯苓、炙甘草、枣仁、五味子、人参、熟地黄、炒枳实、远志、生姜、大枣。

方解：方中以半夏为君，燥湿化痰，降逆和胃；臣以竹茹清化热痰，除烦止呕；佐以枳实，苦辛微寒，破气消痰，使痰随气下，以通痞塞；枳实与半夏相配，则气顺痰消，气滞得畅，胆胃得和；陈皮辛苦而温，燥湿化痰；茯苓健脾渗湿，以杜生痰之源，合枣仁、远志宁心安神。全方共奏理气化痰、清胆和胃、养血安神之效。

随症加减：若痰浊化热者，加胆南星、竹茹、瓜蒌清热化痰；兼心胆气虚者，可加石菖蒲、郁金化痰开窍。

5. 瘀血阻滞

证候：神情恍惚，惊恐怯人，愧疚不已，精神抑郁，少寐健忘，头痛、胁肋刺痛，舌质紫暗或有瘀斑，苔薄白，脉沉或涩。

治法：活血化瘀，行气止痛。

主方：血府逐瘀汤。

组成：桃仁、红花、川芎、赤芍、当归、生地黄、柴胡、枳壳、桔梗、牛膝、甘草。

方解：本方由四逆散、桃红四物汤加桔梗、牛膝组成。其中四物汤补血活血，重在补肝体，四逆散疏肝理气，重在助肝用，桔梗、牛膝升降相因，气血同调。方中四物汤药物用量大于四逆散中药物，故本方主治证以血分为主，重在补肝体，辅以助肝用。

随症加减：本方以化瘀开窍之功见长，故临床应用时，可酌加酸枣仁、茯神、夜交藤以养心安神；兼气郁者，加柴胡、香附、郁金以疏肝理气。

四、心理治疗

卑慄在中医治疗上，既注重整体观念下的辨证施治，又注重患者的心理治疗，两者相互结合，作为中医治疗卑慄的主要手段。

1. 情志相胜法

中医认为，阴平阳秘，精神乃治，五脏六腑，以平为期。情志所困亦遵循其理，若其中一志盛，则势必影响他志，导致阴阳失和。按照五行所胜的规律，进行情志引导是情志类疾患治疗的关键方法之一。例如在卑慄的治疗过程中，除了药物外，注重患者情志的调养亦是本病治疗的关键。恐为肾之志，按照五行相胜的规律，恐为思之所胜，故在本病的治疗过程中，对患者进行引导，让其进行思索、思考，广其见闻，就显得尤为重要。

2. 开导解惑法

卑慄患者因长时间处于恐慌的状态和环境下，往往会产生孤僻、胆怯的性格，甚至对人生产生消极的态度。对患者进行开导、疏导、劝解和调整环境等一般性常规心理治疗亦是本病治疗的关键方法之一。应该注意，中医认为情志病多为长期久病所致，故引导、疏导也非一朝一夕之事，医生尽量做到耐心、细致，切不可有急躁、焦虑的情绪，否则会加重患者恐慌。

3. 系统脱敏法

除了外界的引导、疏导，药物的治疗等方法外，自身调整亦对本病有重要的帮助。可鼓励患者处在恐怖、人多等自身害怕的环境下，让患者本身通过自我调整的方法，克服自身恐惧，进而消除恐惧的心理，从而达到治疗的目的。此方法为治疗本病的最佳方法。应当注意，在治疗过程中，应当遵循循序渐进的原则，切不可让患者一开始就直接处在极其害怕的环境下，否则会导致适得其反的效果。

4. 自我暗示法

本方法同系统脱敏法类似，通过医生的引导，让患者想像自己处在一个恐慌的环境中，通过自我暗示，达到消除恐慌的目的。在治疗过程中需要医生帮其挖掘出引起恐慌的因素，并对其进行分析解释。

五、气功治疗

气功治疗是通过以呼吸、身体活动和意识的调整来改变人体内气血的运行和分布，进而达到阴平阳秘的状态，主要的治疗功法有易筋经、八段锦、太极拳等。长期坚持气功练习，对于本病的治疗有重要意义。

六、针灸治疗

1. 辨证取穴

心脾两虚：心俞、脾俞、足三里、神门、三阴交。

心胆气虚：心俞、胆俞、大陵、气海、神门。

心肾阳虚：心俞、肾俞、命门、关元、太溪。

痰湿内阻：丰隆、中脘、足三里、承山、阴陵泉。

瘀血阻滞：血海、三阴交、合谷、膈俞、期门。

2. 操作方法

针灸治疗应当在安静的环境下，进食后半小时以上进行。患者取仰卧位，全身肌肉放松下，进针前对穴位进行局部消毒。根据患者病情采取相应的针刺手法，若以虚为主则多以补法为主，以实为主则多以泻法为主。

七、护理

1. 保持室内空气清新，阳光通畅，室内空间不宜狭窄。

2. 常与患者沟通，舒缓其自责的情绪，启发其思考，鼓励其与人交流。

3. 注意清淡饮食，保持良好的睡眠。痰湿者切不可多食肥甘厚味之品，因其易蒙蔽心包、清窍；血虚、血瘀者尽量少熬夜，熬夜易耗散人体阴血。

4. 多锻炼，多运动。人体是一个整体，人的情志与机体是相互影响的，健康的身体可以促进情志的改善和恢复。

复习思考题

1. 卑慄的关键病机是什么？

2. 卑慄的心理治疗有哪些？

第六节　脏躁病

脏躁病是指由于情志不遂，脏腑功能失调，心失所养，心神不宁，出现以精神失常、无故悲伤欲哭、频频呵欠、伸懒腰等为主症的一类疾病，除此之外，多数伴见心烦、易怒、失眠、便秘等临床表现。

脏躁为情志类疾病。该病名最早见于《金匮要略·妇人杂病脉证并治》："妇人脏躁，喜悲伤欲哭，象如神灵所作，数欠伸，甘麦大枣汤主之。"其中甘麦大枣汤方组成：甘草三两，小麦一升，大枣十枚。上三味，以水六升，煮取三升，温分三服，亦补脾气。文中对脏燥病的临床表现、主治方药都做了明确的阐述。《内经》中虽无"脏躁"之说，但关于情志致病早有记载。如《灵枢·本神》云："心怵惕思虑则伤神，神伤则恐惧自失……脾忧愁而不解则伤意，意伤则悗乱，四肢不举……肝悲哀动中则伤魂，魂伤则狂妄不精，不精则不正……肺喜乐无极则伤魄，魄伤则狂，狂者意不存人……肾盛怒而不止则伤志，志伤则喜忘其前言，腰脊不可以俯仰屈伸……"可见，五脏皆藏神，任何一脏失调均可引起情志失调，神乱不安。

关于脏躁之"脏"所何在，古代医家众说纷纭。如《医宗金鉴》中说："脏，心脏也，心静则神藏，若为七情所伤，则心不得静，而神躁扰不宁也，故喜悲伤欲哭，是神不能主情也；象如神灵所凭，是心不能明神也。即今之失志癫狂病也。数欠伸，喝欠也，喝欠烦闷，肝之病也，母能令子实，故证及也。"这里不仅解释了脏躁的病位与病机，而且首次把脏躁病纳入精神情志类疾病的范畴。历代医家在论述该病的病因病机时，有的认为是女子胞宫血虚，如《金匮概略编注》云："子宫血虚，受风化热所致。"再如《金匮要略心典》云："脏燥，沈氏所谓子宫血虚，受风化热者是也。"仲景认为是五脏阴血亏虚，脏腑功能失于宣发而郁积于内，如《金匮要略·五脏风寒积聚病脉证并治》云："邪哭使魂魄不安者，血气少也；血气少者属于心，心气虚者，其人则畏，合目欲眠，梦远行而精神离散，魂魄妄行。阴气衰者为癫，阳气衰者为狂。"

一、病因病机

对于脏躁病之病因病机，后世医家多根据自己对脏躁之脏的认识而予以阐释。《金匮玉函经二注》将其解释为"此症因肝虚肺并，伤其魂而然也"。《金匮要略心典》中言："皆所以求肝治之，而宅其魂也。"两者皆认为肝功能失常在脏躁的病因病机中占主导地位。《灵枢·卫气》言："神生于五脏，舍于五脏，主导于心。"认为心之功能失职是疾病发生的一个重要因素。清·沈明宗明确指出，脏为子宫，在《沈注金匮要略》中说："此子宫受邪，上淫肺气之病也。子宫血虚故为脏躁。"陈修园则认为"脏属阴，阴虚而火乘之，则为躁"，并提出"不必拘于何脏"。综上所述，此病多由情志抑郁或思虑过度，损伤心脾，致脏阴虚乏引起。情志病多与肝相关，肝病易于犯脾；又心血不足，脾失其养，也会伤脾。

"脏躁"的主要证候属于精神情志的改变，《内经》云："心者，君主之官。""心气虚则悲，实则笑不休。""神有余则笑，神不足则悲。"所以精神情志的主宰首先归于心，心神失调为本病的主要病机。在临床上其证有虚、实、虚实夹杂之别。虚者多为忧思劳倦，心脾受损或素体虚弱，气血不足，肝肾阴亏；实者常因情志不畅，肝气郁结，肝脾受伤，魂魄不藏。虚则心神失养，脏阴不足，心之阴阳失调；实则气机逆乱，郁火内扰，心神不宁；虚实夹杂之证则多为肝肾阴虚，阳亢于上，水火不济，心肾不交。女子以血为本，在经期、孕期、产后和围绝经期，阴血亏虚更甚，气火偏旺而扰乱心神，故更易患此病证。

二、辨证论治

（一）辨证要点

脏躁辨证，以患者"喜悲伤欲哭，象如神灵所作，数欠伸"为主，结合病史及伴随出现的兼证、脉舌四诊合参，综合分析。如患者情志忧郁，喜哭善悲，欠伸频频，神色不荣，多属虚；情志烦躁，哭笑无常，欠伸时作，神色不衰，多为实。虚证多伴气短懒言，头昏眠少，饮食欠佳等；实证多见心悸不寐，胸闷太息，烦热等。如头昏耳鸣，烦躁难眠，潮热自汗，口干不饮，腰酸膝软，常为下虚上实之虚实夹杂证。对于病情比较复杂、多次复发，或已应用方药治疗而效果不佳者，应根据病情进一步检查排除器质性病变。

（二）分型论治

1. 心神失养

证候：神志忧郁，精神萎靡，悲伤善哭，不能自主，呵欠频作，或兼见心烦心慌，食欲不振，睡眠欠佳，面色不华，舌质红润或偏淡，苔薄白，脉细弱。

治法：甘润滋养，宁心安神。

主方：甘麦大枣汤加减。

2. 肝脾不和

证候：神志不宁，抑郁寡欢，忽喜忽悲，哭笑无常，时作呵欠，可伴有惊悸失眠，或恶梦频作，胸闷太息，脘腹胀满，食少纳差，口苦咽干，烦热，脉多细弦，舌质红苔薄白干或薄黄。

治法：疏肝和脾，甘润缓急。

主方：逍遥散合甘麦大枣汤加减。

3. 肝肾不足

证候：精神恍惚，悲哀或哭笑无常，哈欠频作，失眠多梦，伴有头晕耳鸣，心烦易怒，腰酸膝软，颜面潮红，手足心热，脉细数或细弦数，舌红少津，苔薄黄或薄白或少苔。

治法：滋养肝肾，润燥安神。

主方：百合地黄汤合甘麦大枣加减。

4. 心肾不交

证候：神情烦躁，心绪不宁，悲伤欲哭，时作呵欠，心悸失眠，烘热阵作，自汗盗汗，脉细或细弦数，舌质偏红，苔薄少津。

治法：滋润脏阴，宁心益肾。

主方：酸枣仁汤合甘麦大枣汤加减。

三、心理治疗

脏躁病主要表现为精神情志的改变，其病因多与患者的性格、生活、工作、社会环境相关，而且大多是由精神刺激诱发，故在诊治过程中，医者应该详细了解患者的病史、生活、家庭状况、工作环境、职业性质、发病原因及其性格特征，争取患者家属及其周围人群的积极配合，有计划、有针对性地运用中医心理疗法如情志相胜、语言开导、顺情从欲、移情易性、暗示等方法，尽量减少对患者的精神刺激和心理压力，做好患者的调护工作，增强患者战胜疾病的信心和自身的调适能力，以取得良好的治疗效果。

四、气功治疗

通过调身、调息、调心等一系列方法，排除情绪干扰，调节机体脏腑经络，实现气血的畅达和顺。《内经》将气功治疗作为与按摩、针灸、方药等并列的一种医疗方法，主要形式有八段锦、五禽戏、易筋经、太极等，可以作为治疗郁证的辅助方法。

五、针灸治疗

1. 针灸法

五枢、太冲、照海、三阴交、风门、肾俞、中极、气海，针灸并用。

2. 耳穴疗法

取穴神门、皮质下、内分泌。肝脾不和加肝、三焦等穴，心肾不交或肝肾不足加肾、心、肝等穴。

取中药王不留行籽以胶布固定于所选穴位，嘱患者每日按压一次，一天换一次，两耳交替，10 天为一疗程，间隔一天进行第二疗程。

六、护理

1. 本病之发生与素体脏虚、阴液不足有关，平素宜服滋阴润燥之品，忌服辛苦酸辣之物，以免灼伤阴液，导致阴虚火旺，热扰心神。

2. 生活要有规律，要注意摄生，避免紧张和情绪过激，保证充足的睡眠时间，心情要开朗、愉悦。

3. 本病在药物治疗过程中可配合精神心理疗法。

第十章　中医心理疾病治疗方法 ▷▷▷▷

【教学目标】

1. 掌握中医心理治疗的常见方法。

2. 熟悉音乐治疗、放松治疗和针灸治疗的操作方法。

3. 了解气功治疗和药物治疗的主要内容和特点。

　　心理治疗，是以一定的理论体系为指导，以良好的医患关系为桥梁，应用心理学的方法，影响或改变患者的感受、认识、情绪及行为，调整个体与环境之间的平衡，从而达到治疗目的。它是一个双方互动的正式的过程，每一方通常由一个人构成，但也可能由两个或更多的人组成。其目的是经由精通心理咨询技巧、人格源起、发展、维持与改变理论的治疗者，在专业与法律认可下，使用逻辑上与该理论有关的治疗方法，来改善另一方如思维异常、痛苦或情绪不舒适、行为的不恰当等功能不良时所带来的苦恼。

　　心理治疗起源于欧洲，从精神病学中发展出来。过去人们对异常心理现象的解释大致有三个方向：一是超自然解释；二是自然解释，从物理或身体方面解释异常行为；三是心理学解释。古人对心理障碍的治疗也大致有三个取向：驱魔术对应于魔鬼附体；物理方法对应身体原因，如麦斯麦的通磁术；开导、劝慰则对应心理原因。西方国家大约在 18 世纪以后才开始有真正的心理治疗尝试，这种尝试发端于用催眠术来治疗歇斯底里的实践。18 世纪后期，催眠术在临床上被广泛用于治疗歇斯底里症。通常认为，现代心理治疗的真正创始人是弗洛伊德，弗洛伊德对癔症的研究被看作是精神分析的心理治疗的开端。精神分析治疗是人类历史上第一个正式的心理治疗体系。精神分析从产生到 20 世纪 50 年代，在心理治疗领域一直处于一家独尊的地位。从 20 世纪 40 年代起，一些新的真正不同于精神分析的心理治疗体系开始出现。起初是罗杰斯发展出的一种"非指导的心理治疗"。接着在 20 世纪 50~60 年代，心理治疗的创新进入一个短暂的爆发时期，一些新的治疗体系如行为治疗、沙盘游戏治疗、理性情绪治疗、存在主义治疗、现实治疗、折中主义治疗等纷纷被创造出来。在这些后起的体系中，人本主义体系、认知行为体系和家庭治疗体系是公认较为重要的体系。综上，我们可以了解到在国外，有关心理治疗的理论和技术十分丰富。

　　中医学理论体系源远流长，同国外心理治疗理论相比，中医心理治疗的理论十分丰富且形式多样。但是与国外不同的是，中医心理治疗的理论在古代由于缺乏专人的整理和挖掘，同时也没有专门的书籍和文献记载，因此大多数这方面的理论和方法多以个案的形式出现于众多的中医文献中。例如，《素问·宝命全形论》当中说："一曰治神，二曰知养身，三曰知毒药为真，四曰制砭石小大，五曰知腑脏血气之诊。五法俱立，各有所先。今末世之刺也，虚者实之，满者泄之，此皆众工所共知也。若夫法天则地，随应而动，和之者若响，随之者若影，道无鬼神，独来独往。"可以看出，在古代就把"治神"放到了首位。《内经》中的"怒胜思""恐胜喜"等"以情胜情"疗法也凸显了中国传统中医学文化中独特的心理治疗理论。

在心理学知识日益普及化和人们对身心健康越来越关注的今天，要求本土化的心理治疗理论和技术的呼声越来越高。中医心理治疗以中医学理论为指导，汲取现代临床心理学和精神病学的知识，在探索具有中国特色的心理疗法方面发挥了重要的作用。它也是让世界心理学界重新认识中国心理学，尤其是目前备受世界关注的中医文化走出中国、迈向世界最好的见证。

第一节　意疗

已经有数千年历史的中医在进行望闻问切诊治过程中非常重视心理疏导的作用，并总结出了一些心理疏导疗。中医学历来重视心理调整在人体疾病治疗中的作用，称为意疗。意疗也称心疗，指不使用药物、针灸、手术等治疗手段，而借助于语言、行为以及特意安排的场景来影响患者的心理活动，以唤起治疗疾病的积极因素，促进或调整机体的功能活动，从而达到治疗或康复的目的。意疗的基本原理是"心病还需心药医"。意疗主要运用在中医形神疾病的治疗方面，可以简单地理解为由于情志刺激而引起的疾病。

意疗的常见治疗方法包括情志相胜、说理开导、移精变气、顺情从欲、宁神静志、占梦术和摄心术。

一、情志相胜

（一）概述

情志相胜疗法，又称为以情胜情法、活套疗法、五志相胜疗法、情态相胜疗法等。情志相胜疗法始创于《内经》。"情志"是对七情五志的简称，相当于现代心理学中的情绪情感。古代的七情学说有几种，中医所说的"七情"指喜、怒、忧、思、悲、恐、惊七种情绪。七情是人体对外界刺激的主观体验，是脏腑功能的具体表现。在五行学说的影响下，《内经》将七情归纳为喜、怒、忧、思、恐"五志"。"五行"学说的相克就是指金克木、木克土、土克水、水克火、火克金；五脏之相克即指肝（木）、心（火）、脾（土）、肺（金）、肾（水）的相克，也就是肺克肝、肝克脾、脾克肾、肾克心、心克肺。情志相胜疗法，就是根据五行相克的理论，利用一种或多种情绪去调节、控制、克服另外一种或多种不良情绪的心理疗法。《内经》将喜归心而属火，忧（悲）归肺而属金，恶归肝而属木，思归脾而属土，恐归肾而属水。《内经》指出：金克木，怒伤肝，悲胜怒；木克土，思伤脾，怒胜思；土克水，恐伤肾，思胜恐；水克火，喜伤心，恐胜喜；火克金，悲伤肺，喜胜悲。七情太过不仅是引起疾病的主要因素之一，也是治疗许多疾病的有效方法。

金代名医张子和在《儒门事亲·卷之三·九气感疾更相为治衍》中对情志相胜疗法进行了系统的总结，他生动地描述道：悲可以治怒，以怆恻苦楚之言感之。喜可以治悲，以谑浪亵狎之言娱之。恐可以治喜，以迫遽死亡之言怖之。怒可以治思，以侮辱欺罔之言触之。思可以治恐，以虑彼志此之言夺之。张子和在理论上对情志相胜疗法进行了总结，在临床上非常重视心理因素在疾病的诊断与治疗中的作用，擅长使用情志相胜疗法治病。同时，他也是中国古代应用心理疗法最多、最有成效的医家。

情志相胜疗法一般以精神因素在疾病发生发展中占用主要地位而身形病变不突出者为宜。同时要注意刺激的程度，即用作治疗的情志刺激，要超过、压倒致病的情志刺激，但又不能太过。它是有意识地采用一种情志去战胜原来的心理障碍。心理学家认为，情志活动可以影响人体的阴阳气血，超常持久的情绪刺激可以引起疾病的发生。中医心理疗法就是运用情志之偏，去纠正阴阳气血之偏，使机体恢复平衡而协调的状态，从而使疾病痊愈，达到治疗的目的。

（二）具体治疗技术

1. 怒胜思疗法

思维与情绪的关系非常密切，故古代医家把"思"列为七情之一。思伤脾，思虑过度可令人神疲、懒言、失眠、健忘、心悸、不思饮食、腹胀等。木克土，故可以利用愤怒情绪来克制过度思虑。《儒门事亲·卷之七·内伤形》曾有这样的记载：有一个有钱人家的妇女，因伤心和担忧过度，两年来经常难以入睡。有个叫张子和的名医通过挥霍她家的财钱，并在其家饮酒多天，没有做出实质性的助疗方法却扬长而去的方法来故意激怒该患者。结果，该妇女气得暴跳如雷，大汗淋漓。有意思的是，当天这名妇女由于很困而睡得很香。名医华佗也善于出其不意地使用情志相胜疗法。《独异志》载，华佗用书信指责痛骂郡守，令其恼怒得"吐黑血升余"。黑血排出体外，疾病也就痊愈了。《续名医类案》载：韩世良治疗一位"思母成疾"的女患者时，让女巫告诉患者，她母亲因女儿之命相克而死，在阴间准备报克命之仇。患者大怒，骂道：我生病是因为思念母亲所致，结果母亲反而要来害我，我为什么还要去思念她呢？痛恨、怒骂亡母之后，女患者"病果愈"。怒胜思疗法适用于忧思不解、气结成疾或情绪异常低落之症。临床上应用喜疗无效时可用该疗法，但需掌握"以怒胜之，以喜解之"的原则。对于平素肝阳偏亢，肝火易升，以及心火旺盛之实证应禁用此法。怒胜思疗法有语言激怒和行为激怒两种，应用时要事先设计，安排周密，并征得亲属同意，还要做好善后工作。

2. 思胜恐疗法

恐伤肾，过度恐惧可令人惶惶不安、提心吊胆、二便失禁、遗精、腰膝酸软等。土克水，故可以采用说理开导等方法，使患者神志清醒，思维正常，理智地分析产生恐惧的原因，逐渐克服恐惧情绪。如《续名医类案》所载卢不远治疗沈君鱼"终日畏死"之法和《儒门事亲》所载张子和对因惊恐致病的卫德新之妻采用的疗法。

3. 恐胜喜疗法

恐胜喜疗法亦称惊恐疗法，是指医生用恐惧之事或语言以控制患者病态情绪的一种治疗方法。喜伤心，过度喜悦、高兴可令人心气涣散、神思恍惚、健忘、嬉笑不休等。如某人因做股票交易突然大发横财，高兴过度而忘乎所以，被送进了精神病院。水克火，故可以利用恐惧情绪来克制过度喜悦的情绪。《续名医类案》载，李其性的父亲因儿子考中进士等喜事而患狂笑病、日夜大笑不止 10 余年。太医让其家人假称其子已死。患者听说儿子死了，悲伤欲绝，结果十多天后，他以前的笑病却慢慢变好了。《洄溪医书》记载，徐大椿曾治疗一位"大喜伤心"的新中状元，用恐吓患者患上不治之症的方法将其治愈。

4. 喜胜忧疗法

喜胜忧疗法指医生以言行、事物等方法，使患者眉开眼笑，从而治疗抑郁悲伤之情的方法。悲伤和忧愁可以伤肺，悲痛、忧愁可令人形容憔悴、悲观失望、沮丧、厌世、咳嗽气喘、生痰生瘀、毛发枯萎等。火克金，故愉快、喜悦的情绪可以驱散忧愁苦闷的情绪。《儒门事亲》载：息城司侯听说父亲死了，"乃大悲哭之"，胸口疼痛。张子和模仿巫医的滑稽动作，又唱又跳，令患者"大笑不忍"而病愈。《医苑典故趣谈》载：清朝一位巡抚抑郁寡欢，家人请来名医为其治病，名医沉思良久，结果说巡抚患了"月经不调"，巡抚认为这个诊断荒唐可笑，一想起名医的诊断就大笑不止，于是心情逐渐好转。

5. 忧胜怒疗法

该疗法是根据中医"怒胜思"的治疗原则，医生设法让患者发怒以治疗或克制另一种病态情绪的中医心理疗法。怒伤肝，愤怒情绪可令人冲动、打人毁物、烦躁、面红耳赤、头晕目眩、吐血、昏厥等。金克木，故悲痛、忧愁情绪可以控制、克服愤怒情绪。《景岳全书》载：两个女人发生口角后，燕姬"叫跳撒赖"，大怒装死。张景岳对装死的燕姬说，要对她进行痛苦且有损容貌的火灸。燕姬感到悲伤，便结束了"气厥若死"的装病行为。

情志相胜疗法以五行之间的生克关系为理论基础，对指导和治疗情志过激而导致的疾病具有重要的临床实践价值，但是它绝非机械地遵循五行相克的规律，因此，在临床个案中对于情志致病的病因要认真区分和鉴别才能避免错诊或误诊。

二、说理开导

（一）概述

说理开导，也称语言开导、劝说开导或开导解惑，是指在治疗中以语言为主要手段，对患者启发诱导，分析疾病原因，解除患者疑虑，使之主动地配合治疗以树立战胜疾病的信心，从而达到恢复健康的目的。说理开导法源于《灵枢·师传》，意思就是说：人们通常都害怕死亡，喜欢健康快乐地活着，但是如果有医生引导并告知他们哪些方法对身体有害，哪些对身体有帮助，并告诉他们如何去应对，这样纵使有不太通情理的人也会听从医生的告慰。

由于"病为本，工为标，标本不得，邪气不服，此之谓也"（《素问·汤液醪醴论》），因此在疾病治疗时应当结合患者的心情与病情变化，采取有针对和目的性的解释、说理、开导，使医患密切配合，从而达到祛邪已病、心身康复的目的。

《医说·心疾健忘》曰："求医若明理，以求与其有病而治以药，孰若抑情而予治情，斯可顺理亦渐明，若能任理而不任情，则所养可谓善养者矣，防患却疾主要在于兹也。"体现了说理开导疗法的精要。

（二） 具体治疗技术

说理开导疗法包括四个方面。

1. 告之以其败，即向患者说明疾病的性质、原因、危害，病情的轻重深浅，引起患者对疾病的关注，使患者对疾病具有认真正确的态度。

2. 语之以其善，即告知患者只要与医务人员配合，治疗及时，措施得当，是可以恢复健康的，由此增强患者战胜疾病的信心。

3. 导之以其所便，即告诉患者调养和治疗的具体措施及饮食宜忌等，以便让患者配合治疗。

4. 开之以其所苦，即要帮助患者解除紧张、恐惧、消极的心理状态。

在中医临床工作中，我们发现许多疾病，尤其是内伤杂病，皆具有不同程度的心理异常或病变，因此除运用舒肝解郁药物之外，配合应用说理开导的方法进行治疗，能提高疗效，患者反映良好，病患消除迅速。总之，说理开导就是要通过说服、解释、鼓励、安慰、保证等方法，动之以情，晓之以理，达到改变患者躯体和精神状况的目的。

三、移精变气

（一） 概述

移精变气，也称移念疗法或移情易性。移情，即采用措施分散患者对疾病的注意力；易性，即采用措施扫除患者内心的杂念，或改变其错误的认知与情绪。古代医家十分重视"移精变气"的治疗方法。《续名医类案》曾提出必须要改变或根除患者以前的性情才能够得到康复，同时，可以选择一些患者喜欢的活动来替代其烦恼，可以促进病情康复或提高自愈的能力。

《灵枢·杂病》曾有这样的记载："哕，以草刺鼻，嚏，嚏而已；无息而疾迎引之，立已；大惊之，亦可已。"用大惊的方法来治疗一般的呃逆不止，这也是一种转移注意力的心理治疗方法。《儒门事亲》记载：山东一姓杨医生治疗一洞泄不已患者，他并未用药，而是根据患者所好，与患者谈天说地，连续七八个小时不停止，患者听得入神，连上厕所都忘了，洞泄也不药而愈。

"移精变气"一词源于《素问·移精变气论》，文中论述了转移患者精神、改变脏腑气机紊乱的状态，从而治疗疾病的方法；讨论了由于人们所处的历史条件、生活环境以及精神活动等方面的不同，疾病的情况也随之而异，治疗的方法也不断发展；指出了诊察色脉的重要意义，所谓"治之要极，无失色脉"，并且强调"得神者昌，失神者亡"，即神的得失是疾病痊愈或死亡的关键。例如，清代秦子忱患了恶疮，整日呻吟，痛苦不堪。看到《红楼梦》后竟然使他忘了病痛。他整日研读，废寝忘食，度月如日，恶疮也渐渐不治而愈，后来还写了一部《秦续红楼梦》。读书与著书一样，随着情绪的表达和转移，能起到调整神态、平衡人体阴阳气血的心理作用。从这个意义上来讲，书是一味养生的妙药，这就是意疗中的移情作用。移精变气，即转移人的精神改变人的性情，解除心理障碍以治疗形神疾病。它一般适用于多疑善虑、情深恋笃、久慕不遂等心理障碍所导致的疾病。《红楼梦》转移了秦子忱的注意力使他忘记了伤痛，也起到移情易性的作用。

移精变气类似于古代祝由方法。祝由，即医者根据疾病的客观表现，分析病情，对患者祝说病之由来，用以改变患者的精神状态，类似于现代的精神疗法。

心身疾病病理过程中，一些导致或影响疾病的境遇或情感因素，常成为患者心身功能相对稳定的刺激灶，它反复作用于心身，使之日趋紊乱。对此，可借助移情易性疗法，有意识地转移患者的病理性注意中心，以消除或减弱其虐性刺激作用，从而达到治疗疾病的目的。

（二）具体治疗技术

1. 精神转移

精神转移即将患者的精神意念活动从疾病的中心和（或）内心思虑的焦点上转移、分散至其他方面去，以缓解或消除由于过分关注躯体某些部位的不适而产生的病态条件反射，以及由于过分注意某事而产生的病态行为。由于患者对自身疾苦的过分关注和强烈的情感纠葛（如亲友亡故、事业挫折、突发灾难、家庭变故等），容易导致情志抑郁而难以自拔，并成为某些疾病的主要诱因或久治难愈的关键因素。如果不能设法分散其注意力，变更其消极的情感指向，虽处之以针药治疗，往往也少效或无效。精神转移的具体方法较多，可根据患者的不同病情、不同心理和不同的环境条件等，采取不同的措施，灵活运用。

精神转移可以通过改变人的行为方式，或改变其原来的自然社会环境来进行。如通过音乐、舞蹈、绘画、赋诗等行为方式可以陶冶情操，排遣忧思，解除焦虑，所以音乐疗法已成为现代心理治疗的一个重要方面。此外，有些人心理障碍的产生与特定的环境有关，比如丧偶、失恋，如患者不能脱离此环境则会触景生情，形成长期的不良心理刺激。这时如果有条件可使患者暂时脱离特殊的环境，转移情性，使身心得到调养。

2. 精神导引

精神导引，也称情志导引，主要通过气功"调气""调心"，如呼吸吐纳或配合一些动作来引导和控制其精神意念活动，达到移精变气的治疗目的。这种方法一般不借助于外界事物来转移患者的注意力，多以"导引"的方法移情易性，故称为"情志导引"。古代养生家有所谓"导引""吐纳""行气"等不同的称谓，其最基本的要领可分为"调心"（意念控制）、"调气"（呼吸锻炼）及"调身"（姿势调整）三个环节，而情志引导则偏重于"意念"和"气息"的基本锻炼。《云笈七签》中"以我之心，使我之气，适我之体，攻我之疾"的论述，揭示了自我意念控制的作用，在意守凝神的基础上激发经气，疏通经络，调畅气血，产生强身祛病的效应。改变精神意念活动的指向和性质，使之由外驰而趋向内守，凝神聚气，并在意念的引导下调畅气机，祛邪复正，达到形神的和谐统一。对某些境遇性因素诱发的各种恶劣情绪和消极情感，可运用以呼吸吐纳方法为主的"六字气诀"等功法宣泄之。

四、顺情从欲

（一）概述

顺情从欲，也称顺情从志或顺意疗法。它顺从患者的意志、情欲，以满足患者的心身需要，使患者从被压抑的情绪下解脱出来。医生在认真倾听病情之后，对患者表示理解，患者通过消除自卑感和无助感，同时毫无保留地把心理的郁结宣泄出来，通过发泄，缓解压力，放松心情，从而获得一定的心理满足感。该疗法主要运用于由情志意愿不遂所引起的心身疾病。它类似于现代心理治疗中的支持疗法。《古今医案按》曾有这样一个案例：一个妇女怀疑其丈夫有外遇，非常痛恨第三者，结果因病而发狂，早晚言语不断，全家人都束手无策。于是，有个大夫想了个办法，暗中派人对女患者说，她所怀疑的第三者已经中暑死了。患者一听她的情敌不在了，疾病很快便痊愈了。患者的愿望得到了满足，病也就自然好了。《荀子》也说："凡人有所一同，饥而欲食，寒而欲暖，劳而欲息，好利而勿害，是人之所生而有也。"说明每个人的基本欲望是生而具有的。物质决定精神，对于正当而必要的生活欲望不能得到满足所导致的神情病变，仅用劝说开导、移情易性是难以解除患者疾苦的。顺情从欲疗法的创立，不仅为中医的治疗学增添了光彩，同时也丰富了中医学的理论宝库。情志既可致病，又可治病，这一独到见解，在医学心理学史上有着特殊的意义，它深化了医学科学关于情志活动对人体影响的认识。正因如此，该疗法向来为中医学家所重视。

如何才能达到顺情从欲的效果？明代李渔认为，医无定格，救得命活，即是良医，医得病愈，便是良药。所以一物与一事均可以意为医。其一，凡人一生，必有偏嗜好一物，癖之所在，性命与通，剧病得此，皆称良药，故本性酷好之物，可以为药。其二，人无贵贱穷通，皆有激切所需之物。如穷人所需者财等，其人急需之物，可以当药。其三，人心私爱，必有所钟。一心钟爱之人，可以当药。如凡有少年子女，情窦已开，未经婚嫁而致疾，疾而不能遂愈者，唯此一物可以药之。其四，欲得未得之物，是人皆有，如文士之于异书、武人之于宝剑等。一生未见之物，可以当药。其五，凡人有生平向往，未经谋面者，如其惠然肯来，以此当药，其为效也更捷。故平时契慕之人，可以当药。其六，平素常乐为之事，可以当药。如李渔一生无他癖，唯好著书，忧借以消，怒借以释，牢骚不平之气借以铲除，他无疾不试，无试不验。其七，人有偏好，即有偏恶。偏好者致之，既可已疾，所以生平痛恶之物与切齿之人，勿而去之，亦可当药。

（二）具体治疗技术

1. 心理反佐法

心理反佐法，指在某些方面顺应当事人意愿，给予适度心理满足，以辅助主导心理治疗的方法。该疗法的提出受中药服用反佐法的启示。中药服用反佐法认为，温热方药中加少量寒凉药，或治寒证则药以冷服法；寒凉方药中加少量温热药，或治热证则药以热服法。此虽与上述所讲不同，但亦属反治法之范畴，多用寒极、热极之时，或有寒热格拒现象时。正如《素问·五常政大论》所说："治热以寒，温而行之；治寒以热，凉而行之。"如是，可以减轻或防止格拒反应，提高疗效。当患者出现心理阻抗时，会出现不合作的态度，为减轻其阻抗，让对方能够接纳自己，可采用此法。这期间要求治疗师能够包容患者并分析其阻抗原因，通过建立良好的咨访关系推动治疗的进展。

2. 倾听法

倾听，是建立良好医患关系的基础。有时候患者不需要任何帮助，只需要一个耐心、同感的倾听者。倾听更是一种心理上的倾听，心理倾听是指医生不仅倾听患者的语言内容，也注意患者语言叙述中语调的抑扬顿挫、声音的高低强弱，以及伴随患者的非语言行为。非语言行为蕴藏的信息往往比语言行为来得丰富、真实。语言行为是患者可以觉察的习惯模式，非语言行为则是患者没有觉察的习惯模式。可以觉察的习惯模式是一种任由患者操控的适应性反应，让人舒服但带有虚假成分；没有觉察的习惯模式无法由患者操控，虽毫无修饰、令人难堪但真实自然，是患者内在的真实声音和真实告白。有些患者心口不一，在谈到对某事的感受时反复强调自己一点儿也不生气，却满脸通红、拳头紧握，一副要打架的姿势；有些患者语言高昂有力，身体却后退萎缩。医生在聆听患者的叙述时，要仔细观察患者的身体动作，才能真正看透患者的内心世界，设身处地，感同身受，让患者感动于医生的理解与陪伴，自愿卸下面具，呈现本来的面目，倾吐心声。

3. 支持法

支持疗法是医生采取劝导、启发、鼓励、支持、同情、说服、消除疑虑、保证等方式，来指导患者分析认识当前所面临的问题，使其发挥自己最大的潜在能力和自身的优势，正确面对各种困难或心理压力，以度过心理危机，从而达到治疗目的的一种心理治疗方法。当一个人心理上受到挫折时，最需要的莫过于他人的安慰、同情与关心。因此这一原则就在于提供所需的心理上的支持，包括同情体贴、鼓励安慰、提供处理问题的方向等，以协助患者度过困境，处理问题，应付心理上的挫折。但需注意的是，医生的支持要适度并要有选择性，就像父母不宜盲目疼爱或袒护自己的孩子一样。通常说来，"支持"不是"包办"，医生要考虑患者所面临的心理挫折的严重性、自身的性格及自我成熟性，应根据处理问题的方式及应付困难的经过而做适当的支持，此外，支持并非仅口中说说，而应在态度上有真切表示，让患者体会到事情并非他想像得那样糟。同时，鼓励患者所叙说的事情要有依据，不能信口开河、乱编一气，否则对方不会相信并接受。

五、宁神静志

（一）概述

宁神静志，就是要求人们通过静坐、静卧或静立以及自我控制调解等方式，排除一切杂念，解除忧愁和心烦的事，让自己变得内心宁静的治疗方法。该法在医疗实践中主要起两种作用：一是强壮正气，防病保健；二是增强抗病能力，祛病除疾。一个人的神志保持安宁，就能少生疾病，健康长寿；即使患病，亦易治疗，恢复健康也比较容易，这是神收藏于内的缘故。反之，躁动不安就易患病，并且得病也不易治愈。故《素问·上古天真论》说："无恚嗔之心……外不劳形于事，内无思想之患，以恬愉为务，以自得为功，形体不敝，精神不散，亦可以百数。"此即精神内守、静志安详的心理疗法在养生延年、防治疾病中的能动作用。宁神静志、调摄精神的使用，还应注意顺应自然界四时气候的变化，如"春三月应保持心情舒畅，勿使抑郁，以顺生法之气……"进一步显示出了"天人相应"的中医心理治疗的重要观点。

（二）具体治疗技术

1. 禅修

禅，从形式上来看，与现代心理治疗要达到的目标是相同的，主要手段也是一样的。它强调自我思维的"静虑"，保持潇洒的一种心态。其宗旨是"明心见性"和"彻悟心源"。禅修，也称坐禅，从某种意义上相当于"认知行为疗法"，即在认知方面"内向自省"，不受外界的干扰，以求得省悟；行为方面即采取"静坐冥思"的方式来调整身心。精神分析学家荣格对其进行了五个技术要点的总结，即调息、不净、慈悲、因缘和念诵。因此，它对于增进人际关系的和谐融洽，形成一心一境的"禅定"个性，清除潜意识、意识上的成见和偏见等有重要作用。

现代社会，生活节奏加快，每个人承受的压力都在无形中增加了许多。但是修习了禅以后，现代化生活的烦恼会减少，对事情的看法也不会颠倒，在理解禅意后，很多矛盾、差别的现象也可以统一起来。生活的压力来自内心的散乱，以及对生活现象的错误认识，修禅可以静心息虑，找回自我，帮助我们辨别邪正，厘清错误，压力也就自然消除。

2. 内观

内观的意思是如实观察，也就是观察事物真正的面目，是透过观察自身来净化身心的一个过程。开始的时候，借着观察自然的呼吸来提升专注力，等到觉知渐渐变得敏锐之后，接着观察身和心不断变化的特性，体验无常、苦及无我的普遍性实相，这种经由直接的经验去了知实相的方式，就是净化的过程。内观也是向内观察自己身心实相的一个方法，以智慧洞见一切烦恼的根源，从中解脱；内观是开展内心智慧及发展爱心的一种过程，使人能以安详的心态去面对生命的起伏。它是治疗身心痛苦的一剂良药，使内心达到完全净化，宁神静志。

3. 十二少，十二多

梁代医家陶弘景在《养性延命录》中指出：静志安神必须提倡十二少、戒除十二多："少思、少念、少欲、少事、少语、少笑、少愁、少乐、少喜、少怒、少好、少恶。行此十二少，养生之都契也。多思则神殆，多念则神散，多欲则损志，多事则形疲，多语则气争，多笑则伤脏，多愁则心摄，多乐则意溢，多喜则忘错惛乱，多怒则百脉不定，多好则专迷不治，多恶则憔煎无欢。此十二多不除，丧生之本也。"尽管这只是人类精神生活领域的一种"乌托邦"式的理想境界，但努力参照，尽力实行，对人们试图告别亚健康、享有健康来说，还是有非常突出的实际意义的。

六、占梦术

（一）概述

占梦，即解梦，也称圆梦，即对梦的分析和解释。它也是古人解释梦象吉凶的一种占卜之术。占梦术是通过解释人梦中的现象来预测和诊断疾病以及治疗疾病的方法。对梦的认识，最早的记载始于甲骨文，字形像人依床而睡，以手指目，说睡梦中有所见，形象地表达了梦的所见。在天神崇拜的原始文化氛围里，古人认为梦是天帝对人的暗示，是显示吉凶的预兆，是天人对话与交流的一种选择方式。占梦术就是为了破译上天的昭示而产生的。占梦术的起源甚早，《诗经》时代已经有了专门负责占梦的官吏。《小雅·正月》一诗中说："召彼故老，讯之占梦。"占梦就是官名。据《周礼·春官·占梦》记载，占梦官的职责是"掌其岁时，观天地之会，辨阴阳之气。以日、月、星、辰占六梦之吉凶"。六梦分别是正梦、噩梦、思梦、寤喜、喜梦、惧梦。占梦术发展到先秦则达到鼎盛时期。

中医学认为，梦与人体各部位的健康状况息息相关。中医讲"阴阳"，讲"气"，认为人体阴阳不调，气盛气衰，都可以致梦。不同器官之气的盛衰情况，可以引起不同的梦。根据不同梦象，可以了解人体的健康状况，了解各种器官的正常与否。从这个意义上说，梦是生命的一种自我暗示。

这种以梦占病的方法，曾经是中医学的组成部分。诚然，我国中医学与阴阳五行学说有亲缘关系，人体占梦术也离不开阴阳五行，比如木、火、土、金、水五行，分别配肝、心、脾、肺、肾五脏，配风、暑、湿、燥、寒五气，配怒、喜、忧、悲、恐五性等。其中木配肝配怒，所以中医认为，木生火，肝火太旺的人容易发怒，反过来说容易发怒的人是因为肝火旺，易伤肝。《灵枢·淫邪发梦》说："肝气盛，则梦怒。"梦中发怒，说明人肝气盛。占梦家就这样通过五行理论把梦象与人体的生理病理现象联系起来了。

如《内经》曾介绍过以梦占病的方法：阴盛，则梦涉大水恐惧；阳盛，则梦大火燔灼；阴阳俱盛，则梦相杀毁伤。上盛则梦飞，下盛则梦堕。梦见大火熊熊，自己被烤得燥热难受，则说明身体阳气太盛，为气燥，可能有或将出现热症、炎症，如脸上发烧、口舌生疮、身上长疖、口渴等。情绪上则亢奋不安，易躁易怒。梦见搏杀打斗、相互毁伤的场面，可能是身体中的阴气阳气都过盛，则做梦的人可能出现相应的病症。

（二）具体治疗技术

1. 阴阳五行类推法

它是根据梦象的阴阳五行属性与人体脏腑相联系，再从脏腑的功能和五行的特点来解释的一种方法。如《素问·脉要精微论》说："阴盛则梦涉大水恐惧，阳盛则梦大火燔灼，阴阳俱盛则梦相杀毁伤。"《素问·方盛衰论》说："肾气虚则使人梦见舟船溺人，得其时则梦伏水中，若有畏恐。"

2. 脏腑辨证纳梦法

它是将各种各样的梦象作为一种症状表现，与其他表现结合在一起进行综合分析，对梦境进行解释的一种方法。如《灵枢·淫邪发梦》："肝气盛，则梦怒。"《灵枢·淫邪发梦》："厥气客于心，则梦见丘山烟火；客于肺，则梦飞扬，见金铁之奇物……"

3. 怪梦归痰（瘀）法

它是将千奇百怪的梦象用痰或瘀血来解释的一种方法。之所以有些梦境是因为痰或瘀所致。

4. 求本还原法

它是将梦境与现实生活的人物、事件、心理活动相联系，对梦境进行解释的一种方法。如徐春甫《杂病广要·不眠》说："所谓昼之所思，夜之所梦。"

5. 辨析翻译法

它认为把梦中的景物、事件是一种象征性的表现，需要进行辨析和翻译，揭示一定的意义。例如，梦饮食是胃的病变，因为胃主受纳腐熟。

通过释梦方法对梦境进行合理的解释，可以消除患者的恐惧和疑虑，克服消极心理，增强信心，调动人体的自疗能力以促进病症痊愈。

七、摄心术

"摄心术"的本质是心理控制，在古时又被称为"摄魂大法"，是一种控制人的心理、行为、意识的技术。摄心术指医生采用含蓄的、间接的、放松的、催眠的方法对患者的心理状态产生影响，诱导患者"无形中"接受医生的治疗性意见，从而达到治疗情志疾病的目的。在治疗中暗示是最主要的技术。古代的心理控制（摄魂大法）常与宗教、占卜、权威以及医学结合在一起，在现代高科技社会，心理控制一般又被称作"催眠术"，自我心理控制时又叫"自我催眠术"。该法应用范围十分广泛，但主要用于心理治疗。

在中国古代，祝由术是古老的摄心术之一。由于当时人们活水平低下，医药缺乏，科技不发达，祝由、气功、暗示等疗法在治疗疾病方面发挥了重要作用。这些方法可以求得平安的心理，激发患者的正气，转移患者的注意力，从而达到治疗的目的。

第二节　音乐治疗

一、中医音乐治疗

（一）中医音乐治疗文献

在《乐记》《汉书·艺文志》《律历志》《太平经》《说苑》《琴赋》《养生论》《论衡》等著作里可以看到有关音乐与健康的关系。第一次在史料中发现专门的音乐治疗文献是来源于《内经》，在本书中阐述了五行与五音的关系，认为"宫动脾，商动肺，角动肝，徵动心，羽动肾"，证明不同音调、音量、节奏、旋律对脏腑的作用不同，从而产生的不同的情志反应。

（二）中医心理学的音乐五行归类

中医音乐疗法的五行归类，就是以宫、商、角、徵、羽（分别对应 do、re、mi、sol、la,）五音表现为基础，以五个调式来分类，力求符合五脏的节律和特性，结合五行对体质人格的分类，促进人体脏腑功能和气血循环的正常协调。①土乐以宫调为基本，风格悠扬沉静，敦厚庄重，给人有如"土"般宽厚结实的感觉。根据五音通五脏的理论，宫音入脾，对中医脾胃功能系统的作用比较明显。②金乐以商调为基本，风格高亢悲壮，铿锵雄伟，肃劲嘹亮，具有"金"之特性。根据五音通五脏的理论，商音入肺，对中医肺功能系统的作用比较明显。③木乐以角调为基本，风格悠扬，生机勃勃，生机盎然的旋律，曲调亲切爽朗，舒畅条达，具有"木"之特性。角音入肝，对中医肝功能系统的作用比较明显。④火乐以徵调为基本，旋律热烈欢快，活泼轻松，构成层次分明、情绪欢畅的感染气氛，具有"火"之特性。徵音入心，对中医心功能系统的作用比较明显。⑤水乐以羽调为基本，凄切哀怨，苍凉柔润，如天垂晶幕，行云流水，具有"水"之特性。羽音入肾，对中医肾功能系统的作用比较明显。

二、音乐治疗技术方法

（一）接受式音乐治疗

美国 Temple 大学著名音乐治疗学家 Kenneth Bruscia 博士如此定义接受式音乐治疗：在接受式的体验中，来访者在聆听音乐的同时，以语言的方式、非语言的方式或者通过其他媒介对音乐产生反应。音乐可以是录制的、现场演奏的或者即兴演奏的，可以是由治疗师或来访者演奏的或创作的，也可以是从市场上购买的各种风格类型的音乐资料（例如古典音乐、摇滚乐、爵士乐、乡村音乐、宗教音乐或新世纪音乐）。聆听体验的焦点可以是在生理层面上、情绪层面上、理性层面上、审美层面上或者精神层面上的反应，而来访者的反应则是根据治疗目标来进行设计的（Bruscia，1998）。接受式音乐治疗有超过 20 种不同的方法。

（二） 再创造式音乐治疗

再创造式音乐治疗主要是以乐器演奏、演唱歌曲等音乐活动为手段的一种音乐治疗方法，一般包括演唱演奏和音乐技能学习。

根据音乐治疗活动的目的不同，分为过程取向和结果取向两类。过程取向是指音乐活动目的是非音乐的，来访者在演唱演奏和技能学习等音乐活动过程中，学习如何正确表达自己的情绪。在团体活动中，学习如何正确与他人相处。一些有社会交往障碍、害怕或回避与他人交往的来访者，在愉快轻松的音乐演奏活动中，开始学会融入集体，增加与他人的交流。结果取向是指音乐活动以音乐为目的，音乐治疗师帮助来访者克服自身生理或心理障碍，学习音乐技能，以获得音乐上的成功。在学习音乐技能的过程中，来访者需要体验不断克服困难、解决问题以及获得成功的喜悦感。随着音乐技能的不断学习，来访者可以增强学习动力和学习耐受力，并且把在音乐技能中养成的良好的学习习惯应用到其他方面。

再创造式音乐治疗广泛用于长期住院的治疗对象、精神病院、特教中心等。

（三） 即兴演奏式音乐治疗

即兴演奏式音乐治疗是音乐治疗三大技术方法之一。根据音乐治疗师不同的评估方法，即兴演奏式音乐治疗分为很多流派。音乐治疗学家 Kenneth Bruscia 博士将即兴演奏式音乐治疗分为 64 项技术，名为"实验性即兴演奏治疗"流派。Tony Wigram 将复杂的即兴演奏音乐治疗技术简化到 12 项。Nordoff-Robbins 创立了"创造性音乐治疗"流派，此流派是以心理学人本主义和存在主义为理论基础，主要适用于残疾儿童、儿童精神病人以及成年住院患者。英国著名音乐治疗学家 Juliet Alvin 在她的音乐治疗教学中融入"自由即兴演奏"方式，形成了以精神分析为基础的即兴演奏式音乐治疗新流派。

团体即兴演奏式音乐治疗的实施步骤：首先，集体成员围成一个圆圈坐下，将乐器置于圆圈中心，让来访者先试演奏每种乐器，让他们了解每种乐器的声音和演奏方法，再让他们挑选乐器。在集体治疗中，通过来访者对乐器的选择及其在整个音乐中所占的位置，可以显示他的人格特征，他在社会及人际关系中的行为特点。第二步，根据治疗目标设定演奏标题。演奏可以是有标题的，也可以是无标题的。集体开始进行即兴发挥的乐器演奏，虽然大家是随心所欲地即兴演奏，但在整个音乐中形成的音响效果却迫使每一位演奏着不断地调整和改变自己演奏的节奏、旋律、速度等。第三步，演奏结束之后，音乐治疗师带领小组成员进行语言讨论。每位成员说出自己演奏的感受和对他人演奏的感受，并去寻找个体在小组演奏中的角色和自我日常生活中人际关系相处模式的联系，通过分析自我音乐来帮助来访者改变人际关系的角色。

个体即兴演奏式音乐治疗的目的是建立治疗师与来访者的治疗关系，治疗师通过来访者的即兴演奏音乐，帮助来访者宣泄情绪，表达自我。音乐可以是有标题的，例如

"我的童年、我和妈妈";也可以是无标题的,等演奏结束之后,由来访者给音乐起一个标题。每次演奏结束之后,治疗师和来访者都需要进行语言讨论,让来访者澄清和确定在音乐中所表达的情感,并对情感进行潜意识的分析。

在 Tony Wigram 的即兴演奏音乐治疗技术共包含 12 项,最基础的是镜像、模仿和复制三个技术。它们是即兴演奏中的共情技术,即音乐治疗师与来访者在音乐上、情绪表达上和身体语言上出现"回声"的效果,让来访者可以从治疗师的身上看到自己的行为。匹配是即兴演奏式音乐治疗最常使用的技术,音乐治疗师与来访者形成速度、力度、曲式结构等其他各种音乐元素上的一致性和匹配性的音乐。当来访者演奏的音乐非常随意或漂浮不定时,音乐治疗师可采用根基、抱持和容纳技术,制造一个稳定、容纳的音乐,为来访者的音乐起到一种类似"锚定"的作用。音乐是一种非言语的交流方式,对话技术在即兴演奏式音乐治疗中占有重要位置。在音乐创造的过程中,来访者通过乐器和音乐治疗时形成"对话",可以有效地宣泄情绪,促进良好治疗关系的形成。

三、音乐治疗的临床应用

(一) 儿童领域的音乐治疗

智障儿童存在着正确的社会能力方面的困难。音乐活动,如演唱、节奏和音乐舞蹈都可以帮助儿童学习社会行为。在集体的音乐活动中,儿童可以学会合作、分享、遵守秩序等行为。音乐活动带来的愉悦感和安全感也可帮助儿童减少不正确的行为。智障儿童也存在运动技能发展迟滞的问题。伴随音乐的活动可以帮助儿童发展精细和粗大肌肉运动。例如儿童可以先跟随简单的节奏摇摆、点头或踩脚,然后发展为学习走、跑、跳等运动。而乐器的学习,例如钢琴和吉他,也能帮助儿童发展精细肌肉运动。智障儿童或存在不同程度的语言交流沟通障碍。音乐活动是一种学习沟通技能的途径,音乐治疗是利用音乐旋律、节奏、速度、音高、力度和歌词等帮助发展儿童的非语言表达性交流能力。而歌曲演唱又能扩大儿童语音的范围、提高音高辨别能力、提高语音的清晰度和语音的质量,特别是重复性的歌词和旋律可以帮助加强儿童对内容的记忆。智障儿童会存在注意力不集中、难以听从指令和目光接触障碍等问题。音乐治疗师可以运用音乐活动增强儿童的注意力集中能力。例如在团体活动中,音乐治疗师要求某一儿童听到鼓声响起时,开始演奏自己的旋律,以提高他的注意力集中能力。音乐治疗师将简单的指令融入歌曲之中,要儿童使用演唱的方式,帮助他们在音乐活动中学习听从指令。音乐治疗师可以通过有趣的音乐活动加入与儿童的目光接触,帮助他们学习正确的目光接触。音乐活动同样也可以教授知识概念。不同颜色的乐器帮助儿童学习颜色,不同旋律的音高帮助儿童学习高低的知识概念。一首好听又熟悉的旋律与学习知识内容的结合,可以帮助儿童记住相应的课本知识。有关动物的歌曲加动物的图片,可以有效地帮助儿童学习并记住动物的知识。

音乐的音区非常广,可以用来做听觉障碍儿童的训练方式。音乐是一种听觉刺激,由于声波是振动的,故也是一种触觉刺激。音乐治疗师使用乐器帮助听觉障碍儿童辨别声波振动，例如让他们通过抚摸钢琴或一些低音乐器来直接感受声波振动，让他们辨别声音的开始和结束，然后训练通过声波振动的速度分辨声音的高低。音乐的音区也能帮助听觉障碍儿童补充残余听力的使用。音乐的节奏和音调可以帮助听力障碍的儿童发展语言的音调和节奏。例如在教授元辅音单字"m"时，可以加入一些描写牛类的歌曲，帮助他们单子音调发音的学习。伴随着乐器节奏演奏的语言训练，可以有效地控制儿童语言的节奏。听觉障碍的儿童容易存在内向、胆怯等性格，往往人际交流方面存在一些困难。音乐活动是个集体的活动，儿童在愉快的音乐活动中可以促进合作性，学会遵守秩序、关注他人、听从指令以及分享等行为，可以有效地促进听觉障碍儿童发展社会交流能力。

儿童孤独症存在情感淡漠、语言发展障碍以及行为障碍三个方面的问题。音乐活动是一种有趣又愉悦的治疗方式，很多儿童孤独症患者对音乐有着很好的感受能力。音乐活动可以成为儿童对周围环境的意识以及人际反应的刺激物，然后音乐治疗师再进一步引发语言交流和目光接触。例如当儿童进入治疗室中，音乐治疗师可以用演奏乐器的方式，以音乐的声音模仿儿童的行为，逐步建立音乐和儿童之间的联系，然后再让儿童即兴演奏音乐表达自己的情感，最后与音乐治疗师形成非语言的交流。音乐治疗师也可教授儿童歌曲，让儿童通过歌曲的学习来进一步学习语言，掌握词汇和语言的节奏音调。

部分儿童存在学习障碍困难，包括空间感觉和方向感觉障碍。音乐治疗师可以采用包含空间感和方向感内容的歌曲，提升儿童的空间感和方向感。如演奏打击乐器如架子鼓之类，对儿童的空间感训练效果就很好。有些学习障碍的儿童存在数量感觉障碍，不能同时将注意力分散到一件以上的事情。音乐治疗师可以让儿童一边演奏乐器一边唱歌，同时训练他们的听、唱、看谱和演奏的协调能力。因为音乐的趣味性，也可以帮助学习障碍的儿童提升注意力时间和自我行为的控制力。

（二） 精神类疾病领域的音乐治疗

精神类疾病主要包括神经症、精神分裂症和情感性精神病。神经症包括神经衰弱、癔症、强迫症、焦虑症、恐惧症等。精神分裂症的临床症状主要是思维障碍、情感障碍、感知障碍、意识行为障碍等。情感性精神病分为抑郁症、躁狂症和双相型躁郁症。由于一首熟悉的歌曲可以引发以前的回忆，因此利用音乐这种情感性的语言可以更加了解患者的情感和思想，帮助他们进行自我人格的内省。通过聆听和演唱歌曲并对歌词进行讨论，帮助患者正确表达自己的情感，促进他们的认知功能。小组成员可以即兴演奏和创作音乐，通过音乐与他人互动，在集体的音乐活动中练习和提高自我行为的控制能力，学习和提高与他人的合作能力、沟通交流能力。由于音乐具有强迫接受的特点，所以音乐活动可以迫使强迫症患者从强迫主观世界摆脱出来，回到现实世界。音乐也可以与舞蹈相结合。音乐治疗师让患者集体随音乐运动，可以有效地帮助恢复运动功能，增强与他人的联系。音乐还可以与美术相结合。音乐是绘画的情感表达的催化剂。来访者可以从聆听音乐绘画中表达自我情感，当团体一起完成一幅绘画时，小组成员之间需要学会协调个体差异性，共同合作。音乐亦可以与放松结合起来。音乐放松训练帮助来访者缓解焦虑、紧张的情绪，部分来访者可以在音乐放松训练之后加入音乐想像，用音乐唤起图像，使人想起美好的事物或场景，缓解来访者的紧张，使其将注意力集中在积极的想法和思想中。

（三）老年性疾病领域的音乐治疗

脑中风是由于一部分脑血液供应突然中断所导致的一类疾病。受损部位的脑细胞得不到必要的血氧供给，就会死亡或受损伤（Wade，1985）。脑中风患者主要表现为认知功能、社会交往能力、生理功能以及社会情感方面的障碍。认知功能方面，患者会表现出无方位感、思维混乱、感觉迟钝等症状。社会交往能力方面，部分患者表现出语言、阅读和写字的障碍，语言障碍主要包括失语症、构音障碍、言语失用症。生理功能方面，最主要的症状是瘫痪，丧失对肢体运动的自主性控制，在力量、持久力、灵活性和协调力方面都有明显障碍。由于脑中风患者将面临由于身体残疾导致的情绪低落、焦虑等负性情绪，需要医护人员和家人给予及时干预。

音乐治疗师对于脑中风患者，主要是从以下几个方面进行针对性治疗。采用聆听音乐帮助他们现实定位，进行感官刺激，减少注意力分散。音乐旋律的记忆或者熟悉音乐所带来的往事回忆，可以帮助患者促进记忆力能力的提升或恢复。通过一些训练听觉的音乐活动，帮助患者通过对音乐音高、音色、时值等方面的识别，来提升感知觉能力。音乐治疗师还可以使用歌曲演唱、歌曲留白填空等方式，帮助失语症和言语失用症的患者进行语言训练。在跟随音乐运动中，音乐治疗师将患者的运动训练加入音乐的各个元素，给予患者听觉指示信号，从而帮助患者更好地进行运动康复训练。通过治疗性乐器演奏，也能帮助患者训练精细肌肉和粗大肌肉的能力。

老年痴呆症是一种多重的认知障碍，症状包括长短时记忆障碍、语言功能障碍、粗大和精细运动控制障碍以及社会功能退化等。音乐治疗师通过音乐聆听帮助老年痴呆患者降低紧张、焦虑的情绪，跟随音乐运动可以帮助他们训练精细粗大运动功能，演唱歌曲可以帮助老年痴呆症患者提高和保持语言功能和记忆力。集体活动可以促进老人们的人际社交能力，增强他们的自信心，减少孤独感。在即兴演奏乐器中，可以增强老年痴呆症患者的感觉综合训练。音乐回忆是对于老年痴呆症患者很好的音乐治疗方式，音乐成为回忆的线路，通过音乐引导来访者回忆过去经历的事件，帮助来访者认识自己生活的意义和价值。

（四）综合医院领域的音乐治疗

在综合医院领域，音乐治疗的主要目标是生理需要和心理需要。生理需要是指在临床上广泛使用音乐疗法，主要用来镇痛、提高治疗过程中的疼痛耐受力和改善肌肉功能。音乐作为集中或分散注意力的刺激物常被用于临床镇痛中。由患者挑选出自己喜欢的音乐，音乐治疗师指导患者将注意力集中于音乐上，从而分散患者对疼痛的关注度（Davis，Gfeller，Thaut，1999）。音乐肌肉放松训练是接受式音乐治疗的重要技术之一，音乐治疗师训练患者在聆听音乐中，放松自己身体，经过长时间多次训练，音乐在中间就成为放松信号。在临床手术过程中，再一次播放这段音乐，患者就很容易放松自己的身体和情绪。音乐可以作为掩饰物，如在牙科治疗中常常使用大音量的声音来掩饰牙科室那些令人紧张和烦躁的机器声音。音乐也可以作为积极的环境刺激。对于患者来说，医院的环境是陌生和不适应的，当自己熟悉的音乐响起时，患者可以重新建立起控制杆和对环境的熟悉感。

心理需要也是综合医院领域一个重要的音乐治疗目标。长期住院的患者由于住院影响了日常生活和正常的作息时间，也打乱了与家人、朋友的相处，通过音乐活动，让患者有机会参与集体音乐游戏，增加他们之间的社会性互动，促进认知发展。由于疾病也会影响患者的肢体运动，伴随着音乐的乐器演奏和音乐运动，可以促进住院患者的身体活动。音乐一直以来都被认为是最能表达深层情感的工具。在临终护理机构，音乐治疗还是一个探索或表达对死亡感受的重要沟通途径，患者可以录制一张自己创作的歌曲，表达自己的情感，也是留给家人的离别礼物。

第三节　气功治疗

气功源于中国，可追溯到周秦时代，是中医学的一部分。气功在治疗方面有一功多能、定时和不定时、有姿势与无姿势、意守点与不定点、顺呼吸和逆呼吸、静与动、补与泻等方法。气功治疗主要是通过气功锻炼来达到治疗某些疾病的目的。根据统计可知，气功治疗可以治疗心血管系统疾病、胃溃疡、神经官能症等慢性疾患和老年性疾病，气功治疗目前越来越受到我国广大人民的重视。

一、气功发展简史

气功在中国有悠久的历史，有关气功的内容在古代通常被称为吐纳、行气、布气、服气、导引、炼丹、修道、坐禅等。中国古典的气功理论是建立在中医的养身健身理论基础上的，自上古时代即在流传。原始的气功一部分称为"舞"，如《吕氏春秋》所说的"筋骨瑟缩不达，故作为舞以宣导之"。春秋战国时期，一部分气功被概括于"导引按跷"之中。中医专著《黄帝内经》记载了"提挈天地，把握阴阳，呼吸精气，独立守神，肌肉若一""积精全神""精神不散"等修炼方法。《老子》中提到"或响或吹"的吐纳功法。《庄子·刻意》也有"吹呴呼吸，吐故纳新，熊经鸟申，为寿而已矣，此道引之士，养形之人，彭祖寿考者之所好也"的记载。湖南长沙马王堆汉墓出土的文物中有帛书《却谷食气篇》和彩色帛画《导引图》。《却谷食气篇》是以介绍呼吸吐纳方法为主的著作。《导引图》堪称最早的气功图谱，其中绘有44幅图像，是古代人们用气功防治疾病的写照。

中国的气功有几千年的历史，可气功这个词的出现并不是很早，它首先见于晋代许逊著的《灵剑子》一书。据考察此书不是许逊亲自所著，因为书中有很多气功术语都是宋代以后才开始用的，所以成书时间不会早于宋代。在南北朝释僧祐的《弘明集》（四部丛刊景明本）中亦有"气功"一词。

晋代以后，宗教在中国兴盛起来。宗教利用气功并将其神秘化，变成追求修炼成神、成仙、成佛了。如果翻开中国气功史，可看到在晋、隋、唐这一时期，有很多用气来命名的著作，如《气诀》《气经》等，书中写的都是练气、用气的内容。《气经》中讲了几十种练气、用气的方法，连发放外气的方法都有，叫"布气"。

气功到汉代有了进一步的发展，功法更具体，理论也较前丰富。以张仲景、华佗为代表的汉代医家，拓宽了气功临床应用的范围。张氏认为，气功具有行气血、利九窍的作用，他在《金匮要略》中指出："适中经络，未流传脏腑，即医治之，四肢才觉重滞，即导引、吐纳、针灸、膏摩，勿令九窍闭塞。"华佗则根据《吕氏春秋》"流水不腐，户枢不蠹"的思想和《淮南子》提到的若干动物动作，结合自己的临床经验，创编了一套动功，名为五禽戏："一曰虎、二曰鹿、三曰熊、四曰猿、五曰鸟。"

魏晋南北朝时期，战事频繁，社会动荡，经济发展受阻。但由于道、佛两教盛行，导引养生也在士大夫中流行，养生思想与气功学术仍有较大进步。如曹魏时期的曹操及他的儿子均是气功爱好者。曹操曾召集过不少擅长气功的方士，如甘始、皇甫隆等16人，向众人传授呼吸吐纳方法。曹操还与皇甫隆讨论过服食导引的方法，以求延年益寿。

隋唐时期的气功呈现几个特点：一是在医疗上被广泛应用，许多医学名著都有关于气功的记载；二是传统内丹术开始兴起；三是气功理论体系更加完善。如三大古典医著《诸病源候论》《备急千金要方》《外台秘要》都是与气功关系密切的中医文献。

两宋金元时期的气功随着中医学的迅速发展，学术气氛活跃，理论上有所突破，临床上有成果。宋金元著名医家对气功有积极的贡献，气功专著及佛经、道藏类书日见增多，使一大批气功资料得以保存。内丹术在原有的基础上进一步发展，形成流派，并开始融合于医家气功之中。

明清时期是气功兴旺发展的时期，气功更加广泛地为医家所掌握，气功著作大量出版，气功功法流行广泛；内丹术更趋完善，功法基本定型。

近代中国气功发展十分缓慢，几乎处于停滞状态。中华人民共和国成立后，气功的发展虽也经历了些波折，但后来逐渐进入规范管理、健康发展时期。如今气功已传播至海外，影响深远。

二、气功与中医的关系

气功是中国传统医药学的一个重要组成部分。我国医学经典著作《黄帝内经》中，对气功锻炼的方法、理论和治疗效果等内容，都有记载。在《素问》的81篇中，就有十几篇直接或间接地谈到有关气功方面的内容。可见，在春秋战国时期，气功已成为一种重要的医疗保健方法。

从中医发展史上看，我国历代医家对气功都很重视。不仅在著作中有对气功的论述，而且许多名医本人也是气功实践家。如汉代名医张仲景在其名著《金匮要略》一书中说："四肢才觉重滞，即导引、吐呐、针灸、膏摩，勿令九窍闭塞。"这里所说的"导引吐纳"就是气功的一种方法。著名的"五禽戏"，相传就是汉代名医华佗所创，流传到今天仍被气功爱好者所喜爱。晋代葛洪所著《抱朴子》、南北朝陶弘景所著《养性延命录》、隋代巢元方所著《诸病源候论》、唐代孙思邈所著《备急千金要方》、王焘所著《外台秘要》、宋代《圣济总录》以及金元四大家的著作中都有气功方面的论述。明代著名医学家李时珍在《奇经八脉考》中指出："内景隧道，唯返观者能照察之。"意思是说，在练某种静功的过程中能够觉察出人体的经络变化。清代著名温病学家叶天士和吴鞠通，也有关于气功的实践和论述。近代名医张锡纯所著《医学衷中参西录》中也有专论气功的章节，并指出学医者应参以静坐。从以上提及的名医和论著与气功的关系可知，气功养生学历史之悠久，又可见气功在中医学中的重要地位。

气功作为中医学的一个分支，主要以中医理论为基础，在创编功法和气功锻炼中也应用阴阳、五行、脏腑、经络、精气神等学说作指导；对气功锻炼产生的效应及气功作用机制等认识，到目前为止，也主要以中医理论来阐述。当然，由于自古以来，气功实践不只为医家独有，儒、道、佛、武等各家在各自不同的实践中，分别对气功形成了自己的认识，也构成了气功理论的一部分。

气功实践的结果也为中医学提供了新的内容。如明代医学家李时珍、张景岳等分别对奇经八脉和丹田命门理论进行系统阐发，很大程度是建立在气功实践基础上的。气功强调对意念的运用，是对中医调神理论和情志学说的补充和发展。掌握气功心身同练的特点，有助于深入理解中医"形神合一""天人合一"的整体观；而气功作用机制的探讨，亦有益于对中医"气化论""精气神"理论和脏腑心理相关性等的深入认识。发掘整理气功与药物配合应用、气功针灸、气功按摩等传统治疗方法也可提高临床疗效，开拓新的治疗途径。

气功的中医心理学原理：人身之中，气与神的关系最为密切。人的五脏六腑、四肢百骸，全赖气的充养。神主于心，寄于脏腑，若脏腑失养则神无所依。而气在人身中的运行生化又要靠神的统御，若神气相离则气机必乱。《胎息经》说："气入身来为之生，神去离形为之死，知神气可以长生，固守虚无以养神气，神行即气行，神住即气住，若欲长生，神气相注。"因此，养生之要在于养气，养气之要在于理神。而理神的内容，主要包括凝神和宁神两个方面。

古人在气功养生实践中创立了多种方法，如调息法、数息法、存想法、默诵法等。其中调息法是最常应用的方法。调息，就是注意调节自己的呼吸，逐渐使之深、慢、细、匀。调息之时，要把神与呼吸、守窍协调地结合在一起，使神息相依，注于守窍。神有所依，相恋日久，自然凝而不驰，此时即为入静（现称气功功能态）。

气功疗法是自我有意识地松弛机体，宁静思想，意守丹田，调整呼吸，以自我调整心理生理活动、防治身心疾病的一种疗法。通过练气功和其他康复方法进行功能锻炼，一方面逐渐恢复体能，另一方面可获得良好的心境。可以说，气功是我国特有的一种古老的行为与心理疗法，通过躯体内部自我调整达到祛病、强身、延年的目的。长期的气功锻炼，可以对人的心理活动产生良好效应。近年我国心理学者对一些传统养生功法的心理效应进行研究发现，练功后能使人的情绪稳定性、心情、自制力、脾气、动作敏捷性、注意力、观察力、意志坚强性、思维灵活性和记忆等心理活动明显改善。国外用人格测定方法研究与气功类似的沉思术，亦发现沉思锻炼对人的心理过程和性格有良性作用。

三、气功疗法与心理疗法的区别

心理疗法一般是指医生用语言、表情、姿势、态度等，对觉醒状态下的患者进行说理、暗示治疗；或用一些特殊的诱导方法，使患者引起一种表面上有些类似于睡眠的催眠状态，再对催眠状态下的患者进行暗示治疗。故患者始终是被动的。而气功疗法的特点是发挥患者的主观能动性，在医生指导下，患者通过自我锻炼从而加强自我控制能力而收效。

四、气功疗法的基本操作要领和步骤

气功疗法作为一种中医疗法，主要是通过采取调控患者意识状态，调意、调身和调息三种方式达到调心的目的以用于精神疾患的治疗。

（一）基本操作要领

1. 调意

调意即调理自己的意念，也就是训练涌现在头脑中的思想和念头。一般把它限制在一个简单的词（如"松"）或数字（如"一"）上，并把它固定在想像中的身体某一部位上，如两眉间的"上丹田"，脐下一寸半的"下丹田"，这称为"意守"，意守的目的是为了入静。做到真正的入静，即排除各种内外干扰，头脑里什么也不想，没有什么念头，身心处于完全放松的状态，是很不容易的。这是一个主动的抑制过程，需要反复锻炼，付出很大的主观意志和努力才能达到这种入静、物我两忘的境界。

2. 调身

调身即调整自己身体的姿势。由于功法不同，要求的姿势也各异。不论何种姿势都要使自己的头颈、躯干、四肢肌肉和关节处在一个相当松弛的状态，并且不让自己意识到，即使练动功时，身体各部分的活动也应得心应手，以达到随心所欲的地步。

3. 调息

调息即调节自己的呼吸，有意识地进行一呼一息的训练，延长吸气或呼气的时间。呼吸可兴奋自主神经系统的活动，并通过它调节内脏的功能。

虽然以上三调各有侧重，但调身、调息都离不开调意的指导，所以调意是主要的。然而在练功中，为了迅速获得效果，常从较易掌握的调身入手，训练自己的姿势或动作。这一训练虽然需要用意念来指导，但随着身体各部分的放松或动作的熟练，意念的指导作用也随之减少。在调身的同时也可以进行调息，也就是以意领气，将自然呼吸逐步转为均匀的、缓慢的腹式呼吸。练习到一定程度后以意领气的作用也逐步减少，此时即可有目的地进行调意，从意守某一部位到万念俱寂，进入深度的入静状态。气功练到意念、姿势（有时是动作）和呼吸三者高度密切协调，自我与外界浑然一体时，就能取得较好的治疗效果。

（二） 基本操作步骤

1. 选功

选功是气功治疗的首要环节。常用的选功方式有两种：一是从已有的功法中选择，一是自行设计功法。前者是从流行的、治疗师所熟悉的功法中选择一两种切合患者病情的功法直接应用；后者则是针对患者的病情，按照组合的规律灵活编排功法。显然，前种方式较为方便，而后种方式有更强的针对性。在实际临床治疗中，两种方式可配合使用。例如，可选一种适合患者的流行功法作为基础，而在三调的具体操作上做些更切合病情的变动，或自行编排一种直接针对病情的功法，但以某种流行的功法为蓝本，以利于患者学练。另外，为遵循练功过程中阴阳平衡、动静结合的原则，在选定了主要功法之后，可再选一种辅助功法，主要功法是动功者，辅助功法选静功，反之则选动功。这样搭配对于提高疗效、防止偏差和增强练功的趣味性都有积极意义。

2. 教功

教功，即教患者学练选定的功法，这是气功治疗的中心环节。教功的方式往往因治疗师的个性而多种多样，但讲授、演示、带练、正误等均是教功过程中必不可少的组成部分。讲述是讲解功法的历史源流、治疗效果和操作要领等内容，以简洁为要，重点讲操作要领。演示是做出示范动作，除治疗师亲自进行外，还可配合图片、模型、幻灯、录像等以增强效果。带练是带领患者练功，只有通过带练，才能营造适当的气氛，使患者到达练功境界。正误是纠正患者练功时的错误，保证患者正确地学会所教授的功法。教功以集体教为好，气氛活跃，又可互相启发，但人数不宜太多，一二十人为宜，过多则难以照顾周全，影响教学效果。带练是教功的关键，治疗期间经常带领患者集体练功是提高疗效、避免偏差和增强练功持续性的必要手段。

3. 查功

查功，是气功治疗按预期方向进行的保证性环节。它包括两个部分，一是查看练功是否规范，二是查看病情的变化状况。查功不仅是督促患者加强练功的有效步骤，而且是检验治疗师所选择的功法是否正确和准确的过程。如果患者认真坚持练功，病情逐渐向康复的方向发展，说明功法的选择是正确的；如果患者练功不错，但病情却未向好的方向发展，那就需要全面考虑原因，其中包括检讨功法的选择是否妥当。查功可以安排患者自查的内容，例如由治疗师设计适当的表格交给患者填写。气功疗法的特点是具有主动性，要注意时时引导和调动患者的主动意识以增进疗效。

五、气功疗法的适用证

气功疗法对于具体精神病症的针对性往往不强，临床上同种功法可以用于治疗多种病症，同种病症的治疗也可以应用不同的功法。由于气功疗法属于整体疗法，旨在从整体上恢复、保持和增强人体功能状态的平衡与协调，其针对性从本质上不在于具体的病症，而在于整体功能状态的盛衰。因此，总体来说，若从病种上划分，各种神经症是气功疗法的治疗对象，而重症精神病则不适宜应用气功疗法。因为神经症患者大都保持着对疾病的自知力，自我意识尚完整，能够实现对于意识状态的自我调控，这是进行以调心、调息、调身的统一操作为内容的气功锻炼所必不可少的前提条件。而重症精神病患者的人格已欠完整，意识状态的自我调控难以实现，失去了应用气功疗法的内在机制。另外，若从病程上划分，各种精神疾病的急性发作期，包括神经症在内，气功疗法未必适用，但在临床缓解期，包括重症精神病，均可应用气功疗法以延缓或防止疾病的再次发作。还应注意，应用气功疗法治疗心神疾病尚属于起步阶段，目前多作为辅助疗法使用，多与药物疗法等其他疗法并用，完全单一使用气功疗法的病例亦有报道，但并不多见。

第四节　中药疗法

心理问题的治疗除了传统的中医疗法之外，还有各种中药疗法也值得推广和借鉴。因为中药在治疗各种心理问题方面目前没有达成统一认识，因此在这里只是搜集一些相关的研究给大家介绍一下，希望有关人员能在这方面做出相应的努力。

一、儿童注意力缺陷多动障碍（ADHD）治疗

刘振寰教授（2017）经验方消惊汤加减治疗肝肾阴虚型注意力缺陷多动障碍（ADHD）患儿。刘教授采用随机对照的试验方法，将60例患儿随机分为中药组及对照组，每组各30例。中药组给予刘振寰教授经验方消惊汤加减口服治疗，对照组给予哌甲酯片口服治疗。2组患儿治疗4周后SNAP-Ⅳ评定量表中注意力不集中、多动-冲动分量表评估分值均较治疗前明显改善（$P<0.01$），且中药组对患儿注意力不集中、多动-冲动分量表评估分值的改善作用均明显优于对照组（$P<0.05$）。

程红等（2006）采用益智抑动汤治疗儿童注意缺陷多动障碍（ADHD）。选取100例ADHD患儿随机分成益智抑动组、利他林组，各50例，并进行12周对照观察。用SNAPIV量表、Conners多动指数（CIH）、数字划消试验、副反应量表（Tess）于治疗前后评定。结果治疗前后两组SNAPIV量表和CIH总分、数字划消试验失误率降低；总有效率为益智抑动组74%，利他林组82%；两组疗效比较，差异无显著性（$P>0.05$）；两组副反应发生频率比较，差异有显著性（$P<0.05$）。证明益智抑动汤治疗儿童ADHD有效，且副作用较小，安全有效。

孔德荣等（2007）探讨杞菊地黄丸治疗注意缺陷多动障碍（ADHD）的疗效和安全性。选取120例ADHD患儿，随机分为中药组和西药组各60例，分别给予杞菊地黄丸及利他林治疗，采用Conners量表、韦氏儿童智力测试和副反应量表（Tess）分别于治疗前，治疗后，治疗后6个月、12个月进行评定。结果发现治疗后两组Conners量表行为、学习、多动因子及多动指数评分均低于治疗前（$P<0.01$）。治疗后12个月随访，中药组上述因子评分仍显著低于治疗前（$P<0.01$），而西药组上述因子评分与治疗前没有显著性差异（$P>0.05$）。韦氏儿童智力测验c因子评分比较，两组治疗后较治疗前均有明显升高（$P<0.01$）。治疗后12个月随访，中药组c因子评分仍显著高于治疗前

（$P<0.01$），西药组则无显著性差异（$P>0.05$）。两组不良反应发生频度比较有非常显著性差异（$P<0.01$）。因此证明杞菊地黄丸与利他林治疗 ADHD 近期疗效相当，远期疗效优于利他林，且不良反应少。

张帆等（2013）评价中药静意方治疗脾虚痰蒙、心肝火旺型注意缺陷多动障碍（ADHD）儿童的疗效和安全性。将 176 例 ADHD 患儿随机分为静意方组 99 例、利他林组 37 例、联合组 40 例，静意方组给予静意方配方颗粒口服，每日 1 剂；利他林组给予利他林片口服，从每日 5~10mg 开始逐渐增量，每日总量<40mg，每周 5 天；联合组予静意方及利他林片，用量及方法同上。各组均 3 个月为 1 个疗程，共 2 个疗程。观察各组治疗前及治疗后 3 个月、6 个月中医证候疗效、注意力评分及 Cornners 父母评定量表评分，并记录不良反应。结果治疗 3 个月后静意方组、利他林组、联合组中医证候疗效分别为 79.80%、51.35%、82.50%，治疗 6 个月后分别为 97.98%、83.78%、100%，静意方组和联合组中医证候疗效明显高于同时间利他林组（$P<0.05$ 或 $P<0.01$）。治疗 3 个月、6 个月后各组注意力评分和 Cornners 父母评定量表各因子评分均较治疗前明显降低（$P<0.01$），并且治疗后 6 个月各评分低于治疗后 3 个月（$P<0.01$）；静意方组和联合组治疗后 6 个月注意力评分和冲动评分与利他林组比较差异有统计学意义（$P<0.01$）。

另外，王艳娟等（2011）用小儿智力糖浆治疗儿童注意缺陷多动障碍，结果也发现儿童在品行、冲动多动、多动指数方面有显著疗效（$P<0.01$），反应控制商、注意商也表现出显著进步（$P<0.01$）。验证了小儿智力糖浆治疗轻中度儿童多动、注意力缺陷症疗效明显。

二、抑郁症治疗

赵晶等（2007）将 60 例抑郁症肾虚肝郁型患者随机分为颐脑解郁组 30 例和氟西汀组 30 例。颐脑解郁组给予颐脑解郁方治疗，氟西汀组给予氟西汀治疗，用药疗程均为 6 周。在治疗 2 周、4 周、6 周时，观察两组患者主要中医证候的改善情况。结果颐脑解郁方对性欲减退、时有太息的疗效在 2 周、4 周、6 周时均优于氟西汀（$P<0.05$ 或 0.01）；对腰酸背痛的疗效在 2 周、4 周时优于氟西汀（$P<0.01$），在 6 周时组间比较无明显差异（$P>0.05$）；对胁肋胀痛的疗效在 2 周时优于氟西汀（$P<0.01$），在 4 周、6 周时组间比较无明显差异（$P>0.05$）；对神思不聚的疗效在 2 周、4 周时组间比较无明显差异（$P>0.05$），在 6 周时优于氟西汀（$P<0.01$）；对忧愁善感、兴趣索然、精神萎靡的疗效与氟西汀相当（$P>0.05$）。总结出颐脑解郁方能有效改善抑郁症肾虚肝郁型患者的主要中医证候。

张慧等（2008）选择抑郁症患者 34 例，进行辨证取穴，采用相应手法调针，选用适当穴位上的针拔入罐内，留针留罐至出水疱，对治疗前后的抑郁症患者进行观察比较。结果该治疗组全部有效。证明针刺拔罐发疱疗法治疗抑郁症是一种有效的治疗方法。

王建军等（2018）总结出抑郁症的三个不同的发病时期和不同阶段的 10 个常见证

候类型，有针对性地纳入被动或主动治疗技术，形成包括中药、针灸及中医特色心理干预在内的分期治疗单元，从而达到全病程的序贯治疗，以促进疾病的临床治愈。在急性期以祛邪为主，快速缓解症状。治疗以被动参与型治疗技术为主，包括中药、针灸及脑电生物反馈治疗。治法为疏肝、宁心，以快速缓解抑郁症急性期症状。巩固期扶正祛邪兼顾，以主动治疗技术增加患者自我管理的主观能动性。在本阶段，面色不华、易疲劳、自汗等虚弱症状成为主要治疗诉求。治法在疏肝、宁心基础上要加强健脾行气养血等，治疗技术应逐渐增加内醒静神法、安神保健操等提高患者自我管理的主观能动性，健脾治疗带来的精力改善可强化患者战胜疾病的信心。恢复期综合调养并强化心理干预促进患者社会功能的全面恢复。本阶段以中国式家庭治疗为主，辅以内醒静神法、中医系统心理疗法等特色治疗，并逐步减少中药、针灸等被动治疗手段，全面恢复患者社会功能。

何俊等（2010）使用梦醒汤干预老年卒中后抑郁症患者，选取82例卒中后抑郁症患者随机分为治疗组和对照组（各41例），对照组接受常规西药治疗，治疗组在常规西药治疗的同时加用中药梦醒汤方。治疗2周、8周后分别观察疗效。结果治疗后治疗组汉密尔顿抑郁量表评分、神经功能缺损评分均明显优于对照组（P<0.01）。证明梦醒汤具有较好的抗抑郁作用，并能有效促进脑卒中后神经功能的康复，值得临床推广。另外，孟红旗（2008）采用甘麦大枣汤、王锡敏（2009）使用加味桃红四物汤张德全（2011）使用神解郁汤、吴萍萍（2015）使用加味丹栀逍遥散治疗脑卒中后抑郁症患者，均证明中药治疗脑卒中后抑郁症有明显的疗效，且可能促进脑卒中神经功能的恢复。中药使用安全，副作用小。

王秋欢（2010）选取48例确诊为产后抑郁的患者口服中药茯神散治疗，并随症加减，60天为1个疗程，1个疗程后观察疗效。结果总有效率为93.75%。

邓丽、徐振国（2014），何荣荣（2017）均使用柴胡加龙骨牡蛎汤加减方治疗产后抑郁，结果均证明柴胡加龙骨牡蛎汤可有效缓解产妇的抑郁情绪，疗效肯定。

童倩等（2011）从抑郁症的临床治疗状况与存在的问题、病理演变特点、病理机制、治疗法则、中医药治疗特色与优势等方面综述了中药治疗抑郁症，指出在中医理论指导下，中药立足于调节整体，辨证施治，具有手段的多样性、理法方药的灵活性，以及安全性和整体调节性等特点。

三、焦虑症治疗

王瑛等（2005）采用平行对照研究方法，治疗组30例患者给予口服乌灵胶囊3粒，3次/日；对照组30例患者给予口服黛力新。于治疗前及治疗后第1周、2周、4周、6周分别以汉密顿焦虑量表（Hamilton Anxiety Scale，HAMA）、汉密顿抑郁量表（Hamilton Depression Scale，HAMD）、治疗时出现的症状量表（Treatment Emergent Symptoms，TESS）及实验室检查评估疗效与安全性。结果治疗组、对照组总有效率分别为73%、77%，二组之间疗效无显著差异。治疗组未见明显不良反应，对照组不良反应发生率为11%，主要为口干、过度镇静和头痛。证明乌灵胶囊是治疗广泛性焦虑症疗效可靠、安全的药物。

张晓等（2015）将 90 例符合 CCMD-3 焦虑症诊断标准的癌症患者随机分为治疗组和对照组各 45 例，对照组口服乌灵胶囊，治疗组在对照组基础上加用酸枣仁汤加味治疗。观察两组患者治疗前后中医证候积分、中医单项主症症状及采用汉密尔顿焦虑量表（HAMA）在治疗前，治疗第 2、4、6 周末进行评分，评定临床疗效及中医证候疗效，同时记录不良反应。结果证明酸枣仁汤加味联合乌灵胶囊口服治疗肿瘤患者轻、中度焦虑症有效，安全性好，能有效改善临床焦虑症状，值得推广应用。

类似的研究还有很多，在此不再一一赘述，有兴趣者可以去查阅相关的研究。从以上列举的研究中可以看出，中药在治疗各种心理疾病方面有其独特的作用和疗效，最不容忽视的一点就是副作用小，长远疗效更佳。同时也要注意到一些问题，就是在治疗同一种心理疾病时，不同的专家采用的可能是不同的方剂，这就为其大面积推广带来了一定的影响。值得欣慰的是，越来越多的中医药专家开始介入到心理疾病的治疗中来，相信中药心理治疗的明天会更加美好。

第五节　针灸疗法

作为中医学传统的治疗方法，针灸疗法和中药疗法一样，都是中医重要而基本的治疗方法。同时，它也是中医治病的重要组成部分。中医学发展早期，针灸疗法是一种主要的治疗手段，在中医学中占有重要地位，同时也是治疗精神心理疾患的重要手段，是中医系统心理疗法必不可少的干预技术。其治疗心理疾病的特点即辨证论治，根据"证"进行治疗，如郁证（抑郁症）、脏躁（更年期综合征）、梅核气（神经症）、癫狂（精神病）等。针灸疗法主要功能是调神。调神功能的发挥除了本身针刺穴位所产生的作用之外，还借助了针刺所带来的心理效应。针灸疗法的特点主要是适应证广、疗效独特、经济安全且操作方便，因此该疗法易于被患者接受，它也为临床医师在日常工作中易于忽视的心理因素方面提供了切实可行的帮助。

一、针灸疗法的中医理论基础

针灸作为一种刺激信号，是通过激发人体自身的调节功能，以达到治疗疾病的目的，它也是中医用以治疗疾病的主要手段和方法之一。针灸疗法的重要技术在于调气和治神。调气也是针灸疗法这一技术的关键所在，正如"凡刺之道，气调而至"，"用针之要，在于知调阴与阳，调阴与阳，精气乃光，合形与气，使神内藏"，说的就是通过针灸可以调节人体的阴阳平衡，使形神相合，最终达到治病的目的。治神或调神则是调气的关键和前提。"医必以神，乃见无形，病必以神，血气乃行，故针以治神为首务。"从中可以看出，治神应包含两方面内容：其一，医者自身必须治神，也就是说针灸时一定要集中精神，专注意念，要神以知，神以用；其二，患者也须以神应之。只有二者密切结合，才能"气至而有效"。

《素问·宝命全形论》指出"凡刺之真，必先治神"，《灵枢·官能》认为"用针之要，无忘其神"，说明治神要始终贯穿于针刺操作的全过程，治神法的应用直接影响针刺的临床疗效，同样也是衡量医生水平高低的标准之一。

二、针灸疗法的心理学理论基础

（一）针灸疗法中的心理暗示作用

治疗过程中，患者的心理因素对治疗效果的好坏有直接的影响。《东医宝鉴》尤其强调心理治疗的重要性，认为："古之神圣之医，能疗人之心，预使不至于有病。今之医者，唯知疗人之疾，而不知疗人之心，是犹舍本逐末，不穷其源而攻其流，欲求疾愈，不亦愚乎？虽一时侥幸而安之，此则世俗之庸医，不足取也。"《内经》也很早就认识到某些疾病疗效欠佳与患者的精神活动存在密切关系。如果患者信任医生且有主动要求接受治疗的意愿，常会起到事半功倍的效果。如果患者怀疑医生，对治疗存有畏惧、猜疑之心，通常很难取得较好的疗效。如《素问·五脏别论》所云："病不许治者，病必不治，治之无功矣。"暗示疗法是指在无对抗态度的条件下采用语言、表情、手势或其他暗号含蓄、间接地对他人的心理和行为产生影响的做法。暗示多采用言语的形式，也可用手势、表情或其他方式进行。如《素问·调经论》说："帝曰：刺微奈何？岐伯曰：按摩勿释，出针视之，曰我将深之，适人必革，精气自伏，邪气散乱，无所休息，气泄腠理，真气乃相得。"意思是说针刺之前，将针拿出来给患者看，并告诉他将要深刺，以使患者精神集中，而实际上刺入的深浅程度，则按具体病情需要而实施。针灸治疗过程是一个完整的心身调节过程，不能简单地理解为一个单纯的物理刺激过程。正确的针灸理论和言语暗示、行为暗示均可对针灸的效应和临床疗效产生影响。在针灸时，将经络传感循行顺序告诉患者，并嘱其感知，其实就是具有言语暗示的心理治疗作用。此外，针灸得气亦是对患者的良性心理暗示。

（二）针灸疗法中对医生和患者的心理素质要求

1. 对医生的心理素质要求

《灵枢·九针十二原》中"粗守形，上守神"指出，要成为一名针灸"上工"，必须理智地驾驭自己的情感，做到积神于心，精神专一，调理自己的精神意念活动，保持精神的高度集中，利用自己正面的情绪状态感染患者。可以看出，古代医家非常注重守神。《灵枢·官能》中"用针之要，无忘其神"是指治神应当贯穿于从接诊到针刺完毕的整个过程之中，并做到将自己的"神"与患者的"神"统一起来，集中于针上。重视治医者之神，就是要求医生自始至终心无旁骛，将精力专注于针下和患者。施治过程中即使医生明了经脉穴道，熟练施治手法，但如果其精神不能专一，志意杂乱无主，其施治亦难以成功。医者要了解患者心理状态变化的影响因素，准确地分析发病原因、判断疾病预后，并有效地将心理暗示干预等运用到针灸治疗中。针灸过程中，医者要密切观察患者的各种反应。《灵枢·九针十二原》强调要注意观察患者神色的变化。同样，《素问·针解》中也提醒医者尤其要注意患者的眼神，"必正其神者，欲瞻病人目制其神，令气易行也"，治疗中注意患者眼神，引导患者使其精神专一，细心体会针下感应，可令经气畅达，有利于疾病向愈。通过对患者形神的观察，可以了解患者对针刺的耐受情况，及时调整针刺手法和强度，有效地防止晕针等针刺意外事件的发生，并可增强患者对医生的信任感，取得最佳的治疗效果。

2. 对患者的心理素质要求

治疗要达到最佳疗效，不仅对医者有要求，对患者来说也有一定的要求，只有双方互相协作配合才可以达到最佳状态。

针灸施治过程中要求患者能够做到神情安定，意守感传，医者需在患者平和稳定的精神状态下进针。《素问·刺禁》中指出以下几种情况不得马上针刺："无刺大醉，令人气乱。无刺大怒，令人气逆。无刺大劳人，无刺新饱人，无刺大饥人，无刺大渴人，无刺大惊人。"在以上这些患者神气未定情况下，马上针刺，会造成"气乱""气逆"等不良后果。《灵枢·终始》也提出："大惊大恐，必定其气，乃刺之。乘车来者，卧而休之，如食顷，乃刺之。出行来者，坐而休之，如行十里顷乃刺之。"认为医者必须要让患者情绪稳定，神气安宁后方可行针治疗。患者的精神状态可以影响治疗效果，在针刺治疗中尤为明显，正如《金针梅花诗钞》所说："病者之精神治，则思虑蠲，气血定，使之信针不疑，信医不惑，则取效必宏，事半功倍也。"针刺治病时医者之神与病者之神应相辅相成，缺一不可。医者在自身守神的基础上引导患者积极配合，《素问·针解》中的"必正其神者，欲瞻病人目制其神，令气易行也"即是以意引气的一种方法，即以医者之神，摄制患者之神，通过暗示的心理影响，引导患者注意施术部位，使经气易于运行，而产生针刺传感反应。名医华佗也十分注重对患者的暗示引导作用，《三国志·华佗传》中记载："下针言，'当引某许，若至，语人'。病者言'已到'，应便拔针，病亦行差。"患者在安神定志的基础上，全身心地投入到治疗过程中，积极配合，可显著提高疗效。此外，医者专注的神情、认真的态度，对患者无疑会产生良好的心理安慰作用，从而增强患者对医生的信任感和战胜病痛的信心，这对针灸疗效的提高也有促进作用。

此外，治神时要求患者"入静"，它可明显提高针刺时的循经感传出现率。入静过程中，患者的心理负荷显著下降，完成被试任务所需要的心理资源量减少，同样，它还可通过改变人体中枢神经系统特别是大脑皮层的功能状态，使循经感传的出现率明显提高，从而进一步提高针刺疗效。

三、针灸疗法中影响治神的主要因素

（一）心理因素

针灸前，患者在接受针灸治疗时的心理状态各不相同。有些患者迫切希望接受治疗，心理上表现为求治动机明确，希望自己能在短时间内康复；而有些患者没有长期与疾病抗争的心理准备，对治疗的效果容易产生怀疑和动摇的态度；还有的患者对针灸治疗存在恐惧心理，害怕疼痛，情绪紧张，对针灸治疗仍抱着半信半疑的态度。这个时候，医生就要表现出充分的信心和耐心，多谈成功的治疗案例，以增强患者的信心，使之更好地配合治疗。对病情严重的患者，要告知预后，制定好疗程，并正确说明各个治疗阶段后可能达到的疗效。如患者病情转归如医生所述，才能增加患者对医生的信任，坚定其治疗信心。同时可以加强新患者与疗效较好的老患者之间的交流，通过现身说法，宣传疾病的治疗效果，增强患者信心。

主动要求接受治疗者常有事半功倍之效。怀疑医生，对治疗存有畏惧、猜疑心理者常难收良效。如《素问·五脏别论》所云："病不许治者，病必不治，治之无功矣。"在不良的精神状态或惧针恐医的心理情况下进行针刺，往往会引起一系列机体功能紊乱，容易发生意外，轻则晕针、滞针，重则病情恶化。《素问·汤液醪醴论》说："病为本，工为标，标本不得，邪气不服。"这就是说各种治疗措施能否发挥作用，取决于患者良好心态的配合。这就要求医生对患者要做到语言亲切，检查细致，耐心解释，使患者消除顾虑，树立战胜疾病的信心，情绪稳定，心神安宁地接受治疗。

进针前，医者应掌握患者的精神症状、心理状态，了解患者对针刺治疗的认知程度，把握言语分寸和沟通技巧及对患者隐私的尊重。及时给予患者相应的良性暗示和心理疏导，以增强患者战胜疾病的信心，使患者从终日沉浸在疾病的烦恼郁闷中解脱出来。《灵枢·师传》提出了开导患者的具体方法："人之情，莫不恶死而乐生，告之以其败，语之以其善，导之以其所便，开之以其所苦，虽有无道之人，恶有不听者乎？"通过分析疾病的危害，使患者重视疾病，认真对待；指导患者如何进行调养及配合治疗；讲解疾病的可愈性，增加战胜病魔的信心；给予患者一定的承诺，以减轻或消除患者的心理压力。通过这种语言说理开导，可改善患者精神状态，使某些疾病获愈，达到促进心身健康的目的。

当进针时，医生应全神贯注于针尖上，一刺而入，将自己的学识、专注和自信融为一体，可使者增加对医生的信任感，从而增强疗效。如若医生针刺之时与旁人谈笑风生，不顾患者的反应，给患者留下不负责任的印象，就会影响患者对治疗的配合，甚则造成针刺意外。同时以针治病，有物凭借，使言语暗示诱导的作用在针刺激的基础上得以强化，比单纯暗示效果佳，因此安慰针加语言暗示在止痛治疗中可取得较好疗效。

针灸疗法容易令人畏惧，对初次接受针刺或精神紧张的患者，医生应以温和、自信的言语进行诱导，叮嘱其全身放松，转移其注意力，松弛骨骼肌肉，缓解紧张不安的情绪，减轻患者的畏惧心理和针刺疼痛程度，使患者神气专一，身心同治。手法上也要注意轻柔，要充分发挥左手的作用，在穴位处按揉，并可随咳嗽进针，以分散其注意力，尽量减少进针的疼痛感，保证针术操作的顺利进行，即"语徐而安静，手巧而心审谛者，可使行针艾，理血气而调诸逆顺"。

施针时，医生将患者的意念活动引入治疗中，会大大提高疗效。可令患者闭目调息，排除杂念，以达心静、体松、神凝的状态，认真体会针下感觉。患者跟随医生的语言诱导暗示，导入良性意念，从而达到良好的功能状态，在暗示之下可更快得到针感，并使针感迅速达到病所，根据意到气到、气领血行的原理，可以加快病变部位的气血运行，加快疾病的痊愈。医生在行针过程中，可以告诉患者针刺后的针感传导方向，嘱患者以意念领针感至病所，在暗示的引导下，患者循经感传的出现率可大大提高。在一些疾病的治疗中可以在针刺的同时指导患者活动相关部位或进行精神活动，如语言功能障碍者以指导其发音为主，脏腑或胸腹疾患患者以胸或腹式呼吸为主，落枕、扭伤患者以活动患处为主，以针刺为媒介，激发、推动机体的自我调整能力，调动机体固有的积极因素。临床上可用灵活的暗示法转移患者的注意力，进针时要分散患者的注意力，进针后又必须回转患者的注意力于所刺部位，以促进疗效。

《素问·五脏别论》中指出，治病时医生要"观其志意，与其病也，拘于鬼神者，不可与言至德。恶于针石者，不可与言至巧。病不许治者，病必不治，治之无功矣"。强调了医生与患者的心理活动及对治疗所持的态度对治病的重要性。针刺之时，医者要有良好的情绪及精神状态，才能感染和调动患者使其产生积极心理状态和情绪活动，配合针刺治疗，双方达到"治神"的状态，才能取得预期疗效。反之，如果医者情绪不好，恼怒或悲伤，则医者本人不但不能集中精神施针，且不能取得患者的信任，从而无法获得较好的临床疗效。

接受针灸治疗的许多患者的疾病与精神心理因素相关，如偏头痛、失眠、心悸、经前期紧张综合征等。错误的认知是此类患者的通病，他们会将一个躯体症状放大并与很多恶性疾病产生联想，比如从胁肋胀痛、胸闷、善太息等联想到肝癌、喉癌、严重心脏病等。对于这样的患者不能简单地用"不是""绝对不是"的方式进行解释，必须让患者知道"不是"的原因和依据，在说明主症的同时，准确地指出患者尚未言及的一些临床体征，并告知这些体征的内在联系以及一同出现的必然性，明确指出这些病症确为良性或功能性疾病，使患者对病情心中有数，消除顾虑。对于一些功能性疾病，临床上可巧妙地运用心理暗示，并适当地用一些保证及鼓励性语言，如"你的病不算什么，这种方法曾治好很多你这样的患者""你只要坚持治疗就会看到效果的"等，帮助患者树立战胜疾病的信心。

出针后，医者须嘱患者注意针后的精神摄调，保持稳定平和的情绪，以免因情绪波动而影响疗效或复发。《素问·刺法论》提出刺毕须"静神七日""慎其大喜""慎勿大怒""勿大醉歌乐""勿大悲伤也"，以发挥针刺的远期效应。说明针刺治疗后应让患者神志安定，保持平静的心境，这对于提高和巩固针刺治疗效果是十分重要的。精神状态可影响针刺的治疗效果，如《素问·汤液醪醴论》所言："针石，道也。精神不进，志意不治，故病不可愈。"

（二）　生理因素

信息增强规律认为针刺是一种对人体的能量输入，本身所含的信息量较少，主要是提供人体组织细胞机械能、热能，但信息度较强。人体的经络气血运行发挥自身整体调节功能的信息（即经络传导信息），是一种生命信息，含有丰富的信息内容，包括复杂的生物电、组织细胞物理化学变化等，其相对于针刺强度说是极其微弱的，很难用效应来觉察它的存在。但是机体组织细胞吸收了针灸刺激的能量信息后，其经络传导信息的强度增强，通过经络感传，气血运行，从而达到抗病治病之目的。从效应状况来说，健康者可以发挥自身调节功能而保持经络传导稳定的状态。在疾病条件下，人体的自身调节功能强度降低（即经络传导功能降低），不足以使经络气血运行通畅，发挥自身整体调节功能的信息是"潜在的"信息。通过吸收针灸刺激能量后，其经络传导功能的信息强度增强，通过产生酸胀痛麻等感应，转化为一种"现实的"信息，使病情向痊愈方向发展，达到治病的目的。生命信息的功能在于能从针灸等刺激中吸取能量来加大自己的强度和有序化效应，这是针灸发挥作用的现代信息论机理。如何才能最大限度地吸收外界针刺所提供的能量信息、发挥针灸的治疗效果，主要与患者的生理、心理、病理因素密切相关。

人体是一个有机整体，其生理功能、病理反应均受到心理因素的影响。如：人发怒时，心率加快、血压升高、胃肠运动减弱、瞳孔扩大、红细胞增多、血糖增高、呼吸加深加快、肌紧张、肌肉运动增强；人紧张时，肾上腺素、肾上腺皮质激素、胰岛素和抗利尿激素等分泌增加。现代心理生物学研究表明，作为神经内分泌系统轴心的下丘脑-垂体-靶腺激素系统是心理因素影响躯体生理病理过程的解剖学基础。此外，心理因素还可以通过影响自主神经系统的功能，影响内脏功能和免疫功能。针灸是通过激发机体固有的生理调节系统功能，产生针灸调节效应，因此针灸效应也必然受心理因素的影响。

1. 调整患者心理状态

有研究表明，进入手术室的情绪紧张患者血浆17-羟皮质类固醇含量升高，在针麻手术中痛反应大，血压、脉搏、皮肤电波动等生理指标也变化很大；皱眉、呻吟、呼叫等情绪反应强烈，则针麻效果较差。相反，情绪安定时，循经感传显著程度可以提高，自主神经系统功能活动也较稳定，因而针灸效应大为提高。所以通过控制情绪，可以更加充分地发挥针灸效应。众所周知，针刺对于各类疼痛性疾病均有较好疗效，临床上有的患者虽明确诉痛，但并不带有烦躁不安等强烈情绪色彩，此类患者的针刺镇痛效果更好。

就针刺治疗而言，它的作用在于激发机体的自我调节能力，调动机体固有的各种积极因素来愈病，因而治疗效果与患者的心理状态密切相关。当人的情绪处于低潮或不稳定时，人的兴奋性随之下降，生理功能、心理承受能力、机体的免疫功能也随之下降，不利于疾病的康复。有研究表明，患者的精神因素与得气与否以及得气的快慢有密切的关系。如测定一个经络敏感人的循经感传，当其精神愉快、心神安静时易出现循经感传现象且较明显，反之则出现较慢且不明显或不出现。经络敏感人的十四经皆有感传出现，但是当其思想有负担时，则不能引出感传，而在思想负担解除后，其感传又会恢复。如受试者正在测试时，突然接到要其速归的来信，即便历经1小时之久的捻针，也未能使原来已出现的循经感传向前推进。

因而针刺时调整患者的心理状态是十分重要的。首先要了解患者的思想状况和心理活动。《灵枢·本神》曰："是故用针者，察观病人之态，以知精神魂魄之存亡得失之意，五者以伤，针不可以治之也。"如果患者情绪低落，针灸疗效肯定不理想。医者应该适时对患者进行心理疏导，消除患者的心理障碍，重建战胜疾病的信心。

2. 医生的自信心

自信是医生必备的心理素质，对针灸医生来说尤为重要。医生的自信又必须在患者那里得到响应转化为对医生的信任，转化为提高疗效的积极推动力。医生的自信要贯穿于诊病、说病、治病的全过程，并通过语言行为表现出来。当然，医生自信心的建立，有赖于精湛的医术和丰富的临床经验。但医生在施术过程中也应遵循严肃认真的科学态度，把精神集中于全部操作过程中。

医生信心十足时容易获得患者的信任，在治疗时患者能积极配合，从而达到"两神合一，气至病所"，获得疗效。如果患者感到医生缺乏信心，就会产生心理上的消极或抵触情绪，不愿意接受治疗，直接影响疗效。例如在临床实习过程中，有时让学生进行针刺，患者往往会显得不大配合，除了喊痛，还说针刺的穴位或方向不对，在复诊时会说疗效不好。由此可见，出现这种情况，除了与学生技术不熟练和临床经验不足外，更重要的是学生不能取得患者的信任所致。建立医患之间的良好关系，使患者信赖医生，主动接受医生的治疗，要求医生要有广博的学识、亲切和蔼的态度、专心于治疗的"静志观病人，无左右视也"之风貌、熟练精湛的技术和治病救人的坚定意志。窦汉卿要求医者做到"目无外视，手如卧虎，心无内慕，如待贵人"。临床上有些医生针灸操作时注意力不集中，"眼观六路，耳听八方"，谈笑风生，不注意针下的变化和患者的感受，在无针感时就进行大幅捻转提插及透穴深刺，往往造成患者运动不便的后遗症，有时甚至是严重的医疗事故，这些都是对医患关系的极大破坏。另外，还需患者对治疗充满信心。很多患者辗转于多个医院，经过长期多方面的治疗而未能获效，虽希望此次就医能解除长期痛苦，但内心深处仍对治疗抱有极大的疑虑。如果患者心神不定，不宜勉强立即治疗，应先从心理上对患者进行疏导，介绍有关治疗方面的知识、与患者相类似的典型病例、有关疗法可能出现的一些反应等。通过说理开导，避免患者心中产生疑虑，增强患者战胜疾病的信心，以促使疗效的发挥。尤其在社会竞争日趋激烈的当今，医患关系日趋紧张的事例时有发生，究其原因很多，但从医生方面而言，多是因为医生只顾治"病"，不注意治"病人"，对病人的家庭、工作和社会环境等情况，关心太少，缺乏耐心细致、热忱周到的大医精诚的风度。WHO在《迎接21世纪的挑战》报告中指出：21世纪的医学，不应该以疾病为主要研究领域，应当以人类的健康为医学的主要研究方向，"人"应该是研究的中心。因此正确有效地处理好医患关系，建立良好的医患信任平台，倡导医患互动，就需要调节好患者的精神心理因素，以推动人类社会的健康和谐发展。

3. 个性特征

患者的个性心理特征突出表现为中医所说的气质类型。在针刺治疗中，个性特征具有预测作用，即据此可预测患者对针刺的反应情况，如"得气"的快慢。同时，个性特征还具有指导医生针刺手法的作用，以及具有预防作用，即根据患者气质类型预测并防止某些不良现象如晕针等的出现。

（1）气质类型与针灸反应　中医认为人的性格、气质特征与其生理素质，即气血、阴阳、脏腑的盛衰有机联系在一起，构成不同的气质类型。不同类型的患者对针刺治疗的反应有所不同，对此，《内经》有不少阐述。《灵枢·行针》中对"重阳之人"的心身特点及针刺反应特点论述最详，指出："重阳之人""熇熇蒿蒿，言语善疾，举足善高，心肺之脏气有余，阳气滑盛而扬。"即这一气质类型的人言语爽朗流利，语速快，走路也显得精神抖擞；"熇熇然，炽盛也"，"蒿，谓气蒸出貌"，用以形容精力充沛，魄力十足的样子，这是心肺之脏气健旺，阳气十分充盛所表现出来的气质特征。此类人对针刺的反应为"其神易动，其气易往也"，"神动而气先行"，即对针刺极易发生反应，"得气"很快，甚至气先针行，也就是不待针刺入，刚一听到或看到针具（神动），便似乎已有"得气"的感觉。"重阳之人"中也有个别情况对针刺反应不那么灵敏（"神不先"），这与此种人阳中颇有阴，即阳气虽盛，而阴气亦盛的生理特点有关，一般这种人有经常抑郁恼怒、好发脾气但易缓解的情绪特点，由于阳中有阴，阳为阴滞，阴阳离合困难，所以其神气不易激动，对针刺反应的速度不是那么快。

（2）气质类型与针灸的选择　针灸疗法需参照多种因素才能决定，其中患者的个性气质类型是重要的参考依据。正如《灵枢·通天》中所说："古人善用针艾者，视人五态乃治之，盛者泻之，虚者补之。"再结合《灵枢·行针》《灵枢·逆顺肥瘦》等篇，可以得出关于针灸疗法的一般规律。

阴阳和调之人针灸时用一般常规刺法即可。如《灵枢·逆顺肥瘦》说："端正敦厚者，其血气和调，刺此者，无失常数也。"《灵枢·通天》则说得更具体些："阴阳和平之人，其阴阳之气和，血脉调……审有余不足，盛则泻之，虚则补之，不盛不虚，以经取之。"此"以经取之"指从其本经取治。"盛则泻之"即邪气盛用泻法，"虚则补之"即正气虚用补法。

多阴少阳之人，约相当于太阳之人与少阳之人，其心身特征除《灵枢·通天》所说外，《灵枢·行针》突出指出了"多阳者多喜"的情志特点。《灵枢·通天》认为均可泻其阳，但因其中少阳之人"实阴而虚阳"，阳的含量少于太阳之人，所以针治不应该仅泻其阳，而应泻其阳的同时充实阴经。泻阳指泻其络脉。

多阴少阳者，太阴之人"其阴血浊，其卫气涩，阴阳不和，缓筋而厚皮"，所以针治此者"不之疾泻，不能移之"，即若不急泻其阴分，病情就不能好转。少阴之人"多阴而少阳"，针灸时"必审而调之"，即详察阴阳盛衰进行调治。

四、针灸疗法中治神的主要方法

针灸疗法中治神是关键，既包括来自医者的因素，也包括患者的因素。在方法上，主要有医者治神的方法和患者治神的方法。

（一）医者治神的方法

1. 取穴准确

经络是气血运行的通道，腧穴是人体脏腑经络气血输注于体表的部位，因此，针灸治疗取效首要条件是选经取穴的准确。腧穴有其特异性，取穴不同，效用不同；取穴不准，则效用亦差。由此可见，选穴准确对疗效之重要。选穴准，疗效好，才得"治神"

之目的。

2. 治则明确

针灸治疗也讲究辨证论治，才能取得好的效果。施治原则对于针灸处方选穴以及操作方法的运用等都具有重要的指导意义。《灵枢·九针十二原》云："凡用针者，虚则实之，满则泻之，菀陈则除之，邪胜则虚之。"《灵枢·经脉》有言："盛则泻之，虚则补之，热则疾之，寒则留之，陷下则灸之，不盛不虚，以经取之。"对此，施针者不可不察。

3. 手法精确

在取穴准确、治则明确的基础上，手法的精确是针灸取效的关键所在。除补泻所用的单式补泻法、复式补泻法等手法外，针刺常用的辅助手法如循、弹、刮、摇、搓、飞、震颤等方法，对用于催气、行气均有其精妙之处。得气之后，为使气至病所，针灸学尚有逼针法、推气法、按截法等行气的手法，以使经气的感应传导到病变部位。

4. 针刺深度

《素问·刺要论》指出："刺有浅深，各至其理……浅深不得，反为大贼。"强调针刺的深浅必须适度。《灵枢·卫气失常》说："夫病变化，浮沉深浅，不可胜穷，各在其处，病间者浅之，甚者深之，间者小之，甚者众之。"针刺的深浅应根据病变部位的深浅来决定。《针灸大成》指出："凡刺浅深，惊针则止。"针刺的深浅应根据针感来决定，也就是以得气为度。一方面指在施针时对针下酸麻胀重感应大、出现快、精神紧张、惧怕针刺的患者，针刺应当浅些，对于感应迟钝或者感应小的患者，针刺应当深些。另外一方面则是指得气即可，故病深而针浅则病不能去，病浅而针深则徒伤肌体正气，如《灵枢·官针》说："疾浅针深，内伤良肉，皮肤为痈；病深针浅，病气不泻，支为大脓；病小针大，气泻太甚，疾必为害；病大针小，不泄泻，亦复为败。"

5. 守神定志

医者和患者在针刺的过程中均要守神，方能获取良效。要求医生仔细观察患者的神态表情，了解其气血的虚实，方可用针。《素问·宝命全形论》更有对医生"如临深渊，手如握虎，神无营于众物"的要求，医生在针灸施术的过程中，要全神贯注，精力集中，细心观察患者的神志，充分体察针下的感应，及时调整手法，以达最佳疗效。同时，患者对针灸疗法的信任度、患者在治疗时精神上的放松程度，对针灸的治疗也起着重要的作用。故医生要做好患者的心理工作，甚至在治疗时与患者轻松聊天也是必要的。患者与医生的良好配合，也是治神的重要方面。

（二）患者治神的方法

1. 患者之治神

针刺取效与否，不仅取决于医生，也与患者的精神状态密切相关。《灵枢·本神》说："是故用针者，察观病人之态，以知精、神、魂、魄之存亡得失之意，五者以伤，针不可以治之也。"实际上，神是脏腑气血功能状态的外在表现，在患者精神放松、神安气定时用针，则气易至而效亦佳；在其精神紧张、心神不宁时用针，则气不至而效不彰。

2. 患者之应神

患者应以神应之。在针刺治病的整个过程中，医生精通医理，处于主导地位，故须属意患者，掌握并调摄患者的神气，以激发其心神，使得气。隋唐医家杨上善曰："欲为针者，先须治神。""用针之道下以疗病，上以养神。"运用一切针刺方法，首先必须以患者的神气盛衰为依据。故《素问·移精变气论》曰："得神者昌，失神者亡。"只有及时治神才会恢复健康，免除"脏无神守，故阴虚也，阴脏气无，遂致死也"的可悲后果。如果患者不信针，或不信任医生，医生就当先安其心神，如《灵枢·师传》之"告之以其败，语之以其善，导之以其所便"，也就是说针刺过程中，医生应充分调动患者的主观能动性，使其神气得复能够应针，否则未治先失其神，以致无法激发其心神，调摄其神气。另外，如果患者的精神已经损伤，神气涣散，说明病情危重，就不能再妄用针刺了。可见针刺治病时医生之神与患者之神应相辅相成，缺一不可。

3. 要求患者情绪稳定

治神要求医生和患者都要心情平静，情绪稳定。《灵枢·邪客》中强调："持针之道，欲端以正，安以静。"情绪是内外刺激的一种客观表现，又是一种主观体验。当人的情绪处于低潮或不稳定时，人的兴奋性随之而下降，生理功能、心理承受能力、机体的免疫功能也随之下降。情绪稳定可以激发、推动机体的自我调整能力，调动机体固有的积极因素，使机体的正气上升、邪气下降，即扶正祛邪，从而达到机体正常的气血平衡、阴阳平衡、动静平衡，实现机体由病理状态向生理状态的转化。该转化过程的实现，有赖于患者情绪的支持。

4. 要求患者"入静"

患者只有神志安定时才能施针，未安而勿刺。临床治疗中强调"入静"之目的，在于能进一步提高针刺疗效。"入静"可使针刺时的循经感传出现率明显提高。在入静过程中，患者的心理负荷明显下降，完成被试任务所需要的心理资源量减少，说明一种低心理负荷、低心理能量消耗的皮层状态很可能是循经感传的重要条件之一。入静通过改变人体中枢神经系统特别是大脑皮质功能状态使循经感传的出现率明显升高。

5. 要求得气

一般来说，神就是正气，它代表机体的抵抗力和免疫力，因此，在针灸临床中，特别强调得气的感觉。得气，亦称"气至""针感"，是指毫针刺入穴位后，医生施以一定手法而使针刺部位获得"经气"感应，针下有沉、紧、涩、滞等感觉，《标幽赋》生动地形容说："轻滑慢而未来，沉紧涩而已至……气之至也，如鱼吞钩饵之沉浮；气未至也，如闲处幽堂之深邃。"《针灸大成·卷四·南丰李氏补泻》则明确指出："如针下沉重紧满者，为气已至……如针下轻浮虚活者，气犹未至，如插豆腐者，莫与进之，必使之候，如神气既至，针自紧涩，可以依法察虚实而施之。"在针灸治疗时，必候经气之所在而刺之，针刺得气是取得疗效的关键，《灵枢·九针十二原》指出："刺之而气不至，无问其数；刺之而气至，乃去之……刺之要，气至而有效。"得气就是针感效应，即患者的针感与医生的手感，这种感觉和表现依赖于医患双方的密切配合，医生要认真体会，细心观察，准确把握，及时捕捉。

复习思考题

1. 意疗技术常见的治疗方法有哪些？试举例说明。
2. 试比较气功疗法与心理疗法的区别。
3. 如何理解针灸疗法中的中医理论基础和心理理论基础？

第十一章　中医心理各论 ▷▷▷

【教学目标】

1. 掌握中医文化心理学、中药心理学、中医养生心理学定义。
2. 熟悉中医文化中的心理学元素、神形统一与康复、七情内伤与康复。
3. 了解中医文化中的心理养生及中医康复心理疗法。

第一节　中医文化心理学

"文化"一词，由来已久，遍布甚广，为了更好地理解"中医文化"，我们先来谈一下"文化"的内涵。从文献记载看，2000多年以前已经出现了"文化"一词："观乎天文，以察时变；观乎人文，以化成天下。"这是最早在《周易·贲》中讨论"文化"。意思是统治者通过观察天象，可以了解时序的变化；通过观察人类社会的各种现象，可以用教育感化的手段来治理天下。汉代刘向《说苑·指武》云："凡武之兴，为不服也；文化不改，然后加诛。"将"文化"当作与国家的军事（武功）相对立的一个概念，就是国家的文教治理手段。中国古代的"文化"概念，主要指精神层面的东西。当代学者程裕祯结合中西方对"文化"的解释，总结了文化结构的四个层次：一为物态文化层，指人的物质生产活动及其产品的总和，是看得见、摸得着的具体实在的事物，如人们的衣、食、住、行等；二为制度文化层，指人们在社会实践中建立的规范自身行为和调节相互关系的准则；三为行为文化层，指人们在长期社会交往中约定俗成的习惯和风俗，是一种社会的、集体的行为，不是个人的随心所欲；四为心态文化层，指人们的社会心理和社会的意识形态，包括价值观念、审美情趣、思维方式以及由此而产生的文学艺术作品。这是文化的核心部分，也是文化的精华部分。这里说的"中医文化心理学"就是取中医文化的核心部分，即中医文化对人们心理层面的影响。

一、中医文化中的心理学元素

中医文化中的形神观、天人观和人责论中都蕴含丰富的心理学思想。以"五神脏"理论为核心，阐发情志致病的发病机理，突出"得神者昌，失神者亡"和"顺志"的观点，并以"标本相得""治未病""养神"为原则治疗心理问题。

《素问·宝命全形论》云："人以天地之气生，四时之法成。"意思是人体要靠天地之气提供的物质条件而获得生存，同时还要适应四时阴阳的变化规律，才能发育成长，从而促进健康。《素问·六节藏象论》云："天食人以五气，地食人以五味。"人类生命源于天地日月，后者主要指太阳和地球，特别是太阳的火和地球的水。万物生长靠太阳，一切生物，归根到底，都要依靠于太阳的光能和热能。中医学又认为"天地气交，万物华实"，这就是说，即使有太阳之阳、地球之阴，但二者不相交转化，任何生命现象也是不可能出现的。对此，《灵枢·本神》高度概括说："天之在我者德也，地之在我者气也，德流气薄而生者也。"这里的德流气薄就是天地气交，只有如此，事物才有生化的可能，人体才能保持阴阳平衡。

《素问·四气调神大论》云："夫四时阴阳者，万物之根本也。""逆春气，则少阳不生，肝气内变。逆夏气，则太阳不长，心气内洞。逆秋气，则太阴不收，肺气焦满。逆冬气，则少阴不藏，肾气独沉。"如果破坏了五脏适应四时阴阳递变的正常规律，不可避免地要导致人体内外环境的平衡失调而发生病变，甚至危及生命。

五脏相通，心为主导，移皆有次，把人体的心、肝、脾、肺、肾五脏与五体、九窍、五声、五志、五液、五味等相联系，组成了整个人体的五个系统，并通过经脉联系起来，五脏各有络属，如小肠、胆、胃、大肠和膀胱，还有心包络和三焦，以上称为十二官。

藏象学说把人体十二官看成是一个以心为核心的古代小朝廷模式。心神像皇帝一样有至高无上的地位，一切生命现象都是围绕它进行活动。十二官各司其职，在心神的统一指挥下分工协作，发挥各自的作用。"心主神明"，心为生命的根本。《素问·灵兰秘典论》指出："故主明则下安……主不明则十二官危。"强调了心为诸脏主宰的观点。心能调节各个脏腑的功能活动，亦能调节机体与外部环境的平衡协调，使人健康长寿。若心的功能失常，人体脏腑之间的"相使"关系遭到破坏，就会出现神志和气血失常，以致全身功能失调而发病，影响人体身体健康。《灵枢·口问》云："心者，五脏六腑之主也……故悲哀愁忧则心动，心动则五脏六腑皆摇。"说明了心神在人的生命活动中的统帅作用和七情过极对心神的直接危害。

二、中医文化中的心理养生

中医学强调"和喜怒"，清代医学家刘默在《证治百问·卷四·痨瘵》中提出："人之性情最喜畅快，形神最宜焕发，如此刻刻有长春之性，时时有生长之情，不唯祛病，可以永年。"他注重"抑情顺理"的自我解脱，认为处事应当"任理而不任情"，可以"善养形神，故防疾患"。

"运体祛病，形健神全"是说形动身静，有助于修养心身。"流水不腐，户枢不蠹"，运动形体，可以和畅气血，流通精气，促进运化，增强体质，从而调畅精神，永葆健康。

《素问·痹论》有云："静则神藏，躁则消亡。"《老老恒言·卷二·燕居》直接指出："养静为摄生首务。""静"要求人们保持心境的安宁、愉快，达到虚怀若谷、无私寡欲的精神境界。养静的关键在于节欲，即要求人们做到对一切声名物欲应有所节制。如果过分地贪求种种声名物欲，在酒色财气上不予节制，放纵恣为，或所欲不遂，嗔怒多多，这些都可以折损寿命。因此，古人提出淡泊名利、禁声色等要求。

《素问·上古天真论》云："恬惔虚无，真气从之，精神内守，病安从来。"强调养静藏神要求心要具有宁静、收敛、以和调为贵的生理特性。如果心火太盛，则为"诸躁狂越"。心静则神安，神安则脏腑气血和调，邪亦难犯，自有益于延龄益寿。

第二节　中药心理学

中药心理学是依据中药药理学基本理论和心理学基本理论为基础，研究中药在临床治疗过程中通过特定类型非药品本身信息的刺激，达到巩固药物治疗效果或增强药物治疗有效性的一门新兴的边缘学科。它研究的是心理作用、心理因素对中药药效的影响，包括中药的心理效应、中药心理效应的协同和偏离、中药药物滥用所产生的心理依赖。

心理对药物影响的研究古已有之。清代《寿世青编》曰："药之所治只有一半，其儿一半则全不系药方，唯在心药也。"所谓"心药"，就是心理治疗。中医自古就有很多独特的养生治病的心理疗法，如练功养神法、条达精神法、四季调神法等，均是利用人在机体内外环境精神意识和情绪反映上进行调整以治疗疾病，在实践中也确实取得了神奇疗效。

随着传统的生物医学模式被生物-心理-社会医学模式取代，人们对心理在药物效应方面关注的程度也越来越重视。已有研究表明，人的心理情绪活动在相当大的程度上决定着人体的新陈代谢过程和全身各器官系统的功能状态。人长期或反复地处于心理消极情绪状态，可使躯体某一器官或某一系统发生功能紊乱。循环系统表现为血压升高或降低、心率加快或减慢、心律失常等；在消化系统表现为厌食或贪食、恶心、呕吐、腹胀等；在呼吸系统表现为胸闷、气短、咳嗽、哮喘等。同一种药物在不同的心理诱导下，可能会出现不同的药理效应。通过中药师的良好心理诱导作用，充分调动患者抗御疾病的内在动力，以获取最佳的药物疗效。因此，中药师在指导患者合理用药的过程中应当配合心理治疗，中药药效的研究不能忽视人体的精神意识，这是人体与动物体的本质区别，应该开展中药心理学的现代研究，真正发挥出中药心理学的学科特色和优势。

第三节　中医养生心理学

中医养生心理学是以中医心理学理论和中国传统文化理论为基础，根据生命发展规律，遵循阴阳五行之变化规律，有意识地采取能够保养身心、预防疾病、增进健康的手段，以颐养生命，增强体质，延年益寿。

中医养生心理学的形成和发展经历了几千年的历史风云，是众多医家、思想家和广大劳动人民在生活实践中不断丰富和发展起来的，近代以前，中医养生心理学经历了两个重要发展阶段。

远古至西汉时期是中医养生心理学的萌芽和奠基时期。先秦诸子百家之书涉及了很多中医心理养生的内容。早在《礼记》中就提出了"喜、怒、哀、惧、爱、恶、欲"七种情绪之说，在阴阳整体观、水火五行论基础上，对七情进行了系统阐述，认为人只要在清醒状态下，就会产生喜、怒、哀、惧、爱、恶、欲这些心理活动，对人的身心健康会产生重要影响。《周易》以阴阳、八卦、六十四卦表达宇宙自然变化的本质和规律，认为人是自然的产物，故应效法宇宙自然规律而生活，告诫人们如何趋吉避凶，以获得生命的延续和美好，这为中医心理养生提供了思想基础。秦相吕不韦《吕氏春秋》提出了去私谨听、慎行等养生心理思想。《老子》关于顺其自然、怡淡寡欲、静养柔气的养生观点，一直成为道家养生的指导思想，后经不断补充、提高，逐渐发展为我国独特的中医心理养生之道。我国古老的医学经典著作《内经》中养生观占有重要的地位，其"顺应自然－身心健康－心理道德完善－适应社会"这样一种全方位的健康养生观富有很浓厚的科学性、理论性和先进性，确立了整体健康观、顺应自然观、重在预防观、摄养情志观、形神兼修观等观点，标志着中国医学发展到理论总结阶段，也是中医养生心理理论的奠基之作。

东汉至隋唐是中医养生心理学的发展时期。东汉张仲景所著《伤寒论》和《金匮要略》中存在着丰富的养生学思想，记述了大量的养生方法，对养生给予十分的重视。他批评那些不重视养生的人说："怪当今居世之士，竟不留神医药，精究方术，上以疗君亲之疾，下以救贫贱之厄，中以保身长全，以养其生。但竞逐荣势，企踵权豪，孜孜汲汲，唯名利是务……举世昏迷，莫能觉悟，不惜其命，若是轻生……"文中明确提到"养生"一词，充分强调了养生的重要性。他强调养生，抨击"轻生"。轻生就是不珍惜生命，肆意损害生命。在《金匮要略》中，仲景提出了"养慎"的观点。所谓养慎，即内养正气，外慎风邪，这正是养生的最基本原则。张仲景还特别强调了饮食对养生的意义："凡饮食滋味，以养于身，食之有妨，反能为害……若得宜则益体，害则成疾，以此致危。"唐代孙思邈《备急千金要方·食治》中有一段仲景的语录："仲景曰，人体平和，唯须好将养。"好将养正是指善于养生。三国时期著名思想家嵇康在其《养生论》中有这样的精辟论述："精神之于形骸，犹国之有君也。神躁于中，而形丧于外，犹君昏于上，而国乱于下也。"意思是说，心理对身体而言，就像是国家有君主一样。心中如果不安，身体就会表现出颓丧、消极的一面，这就好像是君主昏庸，国家就会混乱一样。心理因素可以导致疾病，心理健康可以防病治病。古代中医心理养生学家特别强调养心，注重精神调摄，并提出从四个方面加以调养：一是调养身体，随遇而安，行善积德，涵养精神，安神益志；二是要注意精神心理的修养，心情愉快，坦荡无忧；三是要坚持修身养性，养心治形；四是反对放纵欲望，但也反对消灭欲望，而要求在现实的世俗生活中取得精神的平宁和幸福。

中医养生心理学有着悠久的历史和丰富的内涵，历代养生家在探寻中医养生心理真谛的道路上不断前行，归纳总结了不少行之有效的养生方法，建立起了中医心理养生的原则和方法。中医心理养生有四大基本原则：顺应自然、形神共养、保精护肾、调养脾胃。

1. 顺应自然

顺应自然养生包括顺应四时调摄和昼夜晨昏调养。《内经》主张："上知天文，下知地理，中知人事，可以长久。"社会环境一方面供给人类所需要的物质生活资料，满足人们的生理需要；另一方面又形成和制约着人的心理活动。随着医学模式的变化，社会医学、心身医学均取得了长足进步，日益显示出重视社会因素与心理保健对人类健康长寿的重要性。社会因素可以通过对人的精神状态和身体素质的影响而影响人的健康，所以人必须适应四时昼夜和社会因素的变化而采取相应的摄生措施，才能健康长寿。故《灵枢·本神》曰："智者之养生也，必顺四时而适寒暑，和喜怒而安居处，节阴阳而调刚柔，如是则僻邪不至，长生久视。"

2. 形神共养

形神共养又称形与神俱、形神相因，是中医学的生命观。所谓形神共养，是指不仅要注意形体的保养，而且还要注意精神摄生，使形体强健，精神充沛，身体和精神得到协调发展，才能保持生命健康长寿。中医心理养生学主张动以养形、静以养神，以形劳而不倦为度，用劳动、舞蹈、散步、导引、按摩等，运动形体，调和气血，疏通经络，通利九窍，防病健身。静以养神，动以养形，动静结合，刚柔相济，以动静适宜为度。形神共养，动静互涵，才符合生命运动的客观规律，有益于强身防病。

3. 保精护肾

保精护肾是指利用各种手段和方法来调养肾精，使精气充足，体健神旺，从而达到延年益寿的目的。精是构成人体和促进人体生长发育的基本物质，精、气、神是人身"三宝"，精化气，气生神，神御形。精是气形神的基础，为健康长寿的根本。精禀于先天，养于水谷而藏于五脏，五脏安和，精自得养。五脏之中，肾为先天，主藏精，故保精重在保养肾精。中医养生学强调节欲以保精，使精盈充盛，有利于心身健康。若纵情泄欲，则精液枯竭，真气耗散而未老先衰。节欲并非绝欲，乃房事有节之谓。保养肾精之法甚多，除节欲保精外，尚有运动保健、导引补肾、按摩益肾、食疗补肾和药物调养等。

4. 调养脾胃

脾胃为后天之本、气血生化之源，故脾胃强弱是决定人之寿夭的重要因素，《景岳全书·脾胃》说："土气为万物之源，胃气为养生之主。胃强则强，胃弱则弱，有胃则生，无胃则死，是以养生家当以脾胃为先。"脾胃健旺，水谷精微化源充盛，则精气充足，脏腑功能强盛，神自健旺。脾胃为气机升降之枢纽，脾胃协调，可促进和调节机体新陈代谢，保证生命活动的正常进行。因此，中医养生心理学十分重视调养脾胃，通过饮食调节、药物调节、精神调节、针灸按摩、气功调节、起居劳逸调摄等，以达到健运脾胃、调养后天、延年益寿的目的。

当今社会经济高速发展，物质生活与精神生活十分丰富，人们生活节奏越来越快，心理压力不断增大，心理问题明显暴露出来，波及各种社会人群和各个年龄段。因此，对人们心态的关注、情绪的调节成了备受瞩目的话题。根植于中国传统文化的中医心理养生理论和方法，就是切实可行的心理养生之道，对于提高人们的思想境界、净化人们的心灵、促进内心的平衡和谐发展、提高经受挫折的能力、指导现代社会生活中面临多重压力的人们进行养生保健具有重要的现实意义。

第四节　中医康复心理学

我国康复医学模式的突出特点是比较普遍地运用中医、西医和中西医结合的方法，这种方法既包括现代医疗体育、理疗设施，又包括按摩、针灸、气功、太极拳等内容。中医学，特别是中医心理学理论，在我国康复医疗机构中发挥着重要的作用，对提高康复疗效和丰富心理康复的医学内容有着积极的探索价值。中医强调人的心身统一，所以中医治疗采用望、闻、问、切综合施治。中国传统的康复医学以神形统一、静动结合、食药并重作为患者康复的根本原则。

一、神形统一与康复

根据中医的神形统一观点，康复的内容包括养神（精神集中、排除杂念等精神修养）与练形（适应气候变化、生活规律、注意饮食、节制性欲、锻炼身体、药物辅助等）两方面。《文子·卷下·下德》一书中有"太上养神，其次养形"之说，这是中国古代养生家对养生的最基本观点。"养神"是调节与保护自己的精神、意识、情绪等，从西医学角度讲，可以理解为心理方面的修养与锻炼，以及个人的道德修养和心理健康等内容。如果养神得方、养心有法，机体精力充沛，意志平和，情绪稳定，身轻气适，体质健壮。"神形统一"观强调精神情绪与健康状况是一个整体。精神方面的变化可以影响脏腑的功能，"怒伤肝""喜伤心""思伤脾""忧伤肺""恐伤肾"（《素问·阴阳应象大论》）表明古人十分重视情绪变化对心理的影响。情绪波动太大、起伏不定往往容易促使疾病的出现，中医古典医籍中就曾记载大怒或悲哀过度后出现痰证的现象，临床表现的脑血管意外，就是很好的例子。对于康复患者，古人主张："减思虑，捐喜怒。"唐代医家孙思邈云："怒甚偏伤气，思多太损神。"《素问·上古天真论》说："内无思想之患，以恬愉为务。"这些都强调情绪不能波动太大，以免影响身体健康。对于患者来说，良好的精神状态是机体康复的前提，这也是养生之本。"养形"就是锻炼自己的机体，包括躯干、四肢、肌肉、关节、筋腱、皮毛等，皆为人的有形成分，养形的目的就是使机体更加强壮，增强消化和吸收能力，锤炼人的体魄，从而使体质更加壮实，内脏功能更加完善，这是养生之末。

所谓"能动能静，所以长生"，此为静动结合的养生法则，同时也是众多慢性疾病的康复原则。我国传统的气功疗法，"以意领气"即有意识地调整控制自己的呼吸，从而进一步调整机体的生理功能，恢复身体健康。调心、调息、调身，所谓三调协同也是强调神形统一，这也是康复内容之一。调动患者的主观能动性实为气功疗法的主要特点，患者控制自己的神经活动，使自身达到"恬淡虚无""精神内守"的状态，这种状态十分有利大脑皮质的休息，对大脑有显著的保护性作用。实验证明，高血压患者练功后，其交感神经反应相对减弱，而副交感神经会相对增强。此外，高血压患者练功时，血浆内的多巴胺-β-羟化酶（DBH）活性降低，这也是交感神经兴奋性减弱的表现。古人养生按本末来进行锻炼，固本壮末，本末兼顾，是神形的统一，也说明心理康复与机体康复两者结合，相辅相成。

二、七情内伤与康复

七情内伤即心理原因也会导致疾病的发生。在治疗及康复方面，有许多理论和独特见解比较集中地体现了中医心理学的特色，这些理论和见解也是康复医疗中不可缺少的内容。喜、怒、忧、思、悲、恐、惊七种情志变化，是外界不同的刺激作用于机体而产生的，这些情志变化通常是由外界事件导致的，因此调整好心态十分关键。

中医学认为，情志活动以五脏精气为物质基础，是脏腑气血盛衰的外在表现。五脏中，由于心主血、藏神，对情志起主导和调解作用，所以有心"在志为喜"、肝"在志为怒"、脾"在志为思"、肺"在志为忧"、肾"在志为恐"之说。喜、怒、思、忧、恐，简称"五志"，五志虽分属五脏，又主宰于心。情志活动是脏腑功能活动的反应，反过来又可以影响脏腑的生理活动，使人体生理发生某些改变。《素问·举痛论》说："百病生于气也，怒则气上，喜则气缓，悲则气消，恐则气下……惊则气乱……思则气结。"强烈的精神创伤和情感刺激，若是超出机体自身的调节范围，则会导致疾病的出现。"肝气虚则恐，实则怒"，"心气虚则悲，实则笑不休"（《灵枢·本神》）。西医学也认为紧张、恐惧、焦虑与忧郁可影响个人的免疫机制，这样不利于机体康复。

情绪指人的内心感受，如兴奋、愉快、痛苦、惊慌、愤怒、憎恶、悲哀、恐惧、嫉妒、失望等都属于情绪范畴。高兴、愉快是积极的情绪，而恐惧、悲哀、嫉妒等则是消极的情绪。积极的情绪可以提高机体脑力与体力劳动的效率和耐受力，加快患者机体康复的进度，提高康复的效果。积极的情绪可产生愉快的感觉，如用语言开导和鼓励来诱导患者产生主观能动作用，可以坚定其信心，给予精神上的力量，振奋他们与疾病做斗争的意志，是对病残者而不可缺少的心理康复内容之一。消极情绪可使人失去心理上的平衡，短时间的消极情绪如果不及时调整则可能影响生活，久而久之会造成长期痛苦，严重的话甚至需要长期治疗。反复的情绪失调容易导致疾病的发生，使机体功能紊乱等。有研究发现，反复出现消极情绪是心血管疾病的原因之一，心肌梗死、高血压、脑血栓的发生也与患者的消极情绪有关。

三、中医康复心理疗法

心理康复是从生物-心理-社会角度-环境观察出发，运用系统的心理学理论与方法对患者在损伤、活动和参与等方面的问题进行心理干预和沟通，提高患者的心理健康水平和生活质量，增强其对康复治疗的信心。康复治疗的患者需要认识和接受自己由于身体或心理原因而出现的人格变化，了解这种变化可能会伴随其后的人生历程，可能导致生活危机或其他方面的危机，所以需要心理干预和沟通，使其早期康复。患者最常见的生理功能异常或障碍如情绪反常、肌肉痉挛，也可以通过心理疗法加以控制。由于身体的残疾如移动困难、活动不便或语言障碍而造成的障碍会使个体产生一些心理变化，这需要心理咨询和心理康复。随着社会经济的发展和科学技术的进步，"康复"的内涵也日益丰富，目前权威的定义是指用各种有用的措施以减轻残疾的影响和使残疾人重返社会。康复不仅是指训练残疾人使其适应周围的环境，而且也提倡调整残疾人周围的环境和社会条件以利于他们重返社会。

　　人与自然的统一性，说明人体的生理、病理情况与周围环境及时间变化有着密切的联系。中医学认为，人体以五脏为中心，通过经络系统把五脏六腑、四肢百骸联系成为协调、统一的整体。心为主导，心主神明即有精神、意志、思维活动的功能，同时它有可能会因为过度的情绪波动而患病。所以，在康复治疗中，心理健康占有非常重要的位置。人的精神意志和思维活动可以影响心的功能，进而波及五脏六腑。因此，古代医家早已认识到保持心理健康的重要性。为保持心境的平和及宁静，古人很重视"仁者寿"和"德为本"，认为仁者所行之事多为奉献而非索取，其所作所为多有益于社会、有益于周围的人，因此，其心境可经常处于欣慰和宽松的状态，而不是处于懊恼、愤怒和作奸犯科的恐惧之中。道德水准较高的人，不会因患得患失而扰乱平静安稳的心态，因而人体气血平和，外界因素不会轻易引起疾病。中医重视心理环境对疾病的作用，把心理因素归为"七情"，而把外界环境因素归为"六淫"。中医诊治疾病重视内伤"七情"，也不忽视外感"六淫"或不内不外的作用，强调将两者结合起来研究更有意义。中医诊病时也注意心理社会因素，如《内经》中有"凡欲诊病者，必问饮食居处，暴乐暴苦，始乐后苦，皆伤精气"。唐代孙思邈《千金翼方·卷二十五·诊脉大意第二》中有"人乐而脉实，人苦而脉虚，性急而脉缓，情缓而脉燥，此皆为逆"的记载。

　　中医治病历来注重运用心理治疗，如《内经》中有"精神不进，志意不治，故病不可愈，今精坏神去，荣卫不可复收"等多种心理治疗的方法。如《内经》中"告之以其败，语之以其善，导之以其所便，开之以其所苦"，就属于开导式的心理治疗。中医重视精神摄生，《素问·上古天真论》提出："夫上古圣人之教下也，皆谓之虚邪贼风，避之有时，恬淡虚无，真气从之，精神内守，病安从来。是以志闲而少欲，心安而不惧，形劳而不倦，气从以顺，各从其欲，皆得所愿。""是以嗜欲不能劳其目，淫邪不能惑其心。""所以能年皆度百岁而动作不衰者，以其德全不危也。"在古人防病健身的经典之作中突出了"德全不危"的思想，强调了良好的道德修养对于保持健壮的身体具有十分重要的意义。中医重视预防，强调治未病，如《内经》中有"圣人不治已病治未病，夫病已成而后药之"的记载。心理咨询及治疗若想取得较好的效果，医者必须遵守以下几项原则：①耐心倾听，鼓励疏泄；②积极支持，树立信心；③解释得当，应对审慎；④尊重患者，严守秘密。

第十二章　中医心理治疗医案选 ▷▷▷▷

【教学目标】

1. 掌握中医心理治疗医案归类。
2. 了解历代中医心理治疗医案。

第一节　历代中医心理治疗医案

一、远古至春秋时期（前 475 年以前）

中医心理治疗萌芽于远古至春秋时期。由于受到当时较低生产力水平的影响，人们对医学的认识比较有限，"医"与"巫"往往联系在一起。因而，此时的医学主要是指巫医的心理治疗。苗父、巫彭、巫成皆为该时期的杰出人物。《苗父平众疾》中记载了其借助祝由之术救治他人之事。彭祖的一套养生去疾之法也是行之有效的。在后期出土的许多文物研究证实了这一阶段主要以巫卜形式进行心理治疗。

二、战国至三国时期（前 475—280 年）

以《伤寒杂病论》《内经》两部著名医学著作的出现为标志，中医学的基本体系从战国至三国，历经 700 余年逐渐建立，随之心理治疗的理论也发展起来。

在《内经》中，著者从五个方面对心理治疗进行了论述。

1. 言语开导治疗法

言语作为治疗手段具有可行性，《灵枢·师传》中论述了使用言语开导治疗法的具体内容、操作方法及疗效。

2. 情志相胜治疗法

情志相胜治疗法中，五行相克的理论可以用于解释人的各种情绪之间的制约关系，该疗法在《素问·阴阳应像大论》《素问·五行运行大论》等篇章中曾多次出现。

3. 情志刺激疗法

大惊为情志刺激疗法，因心惊可致气乱，使原有的病理节律被打乱，有效治疗呃逆，该疗法在《素问·奇病论》中有所论述。

4. 祝由治疗

其具体的治疗情形在《素问·移精变气论》的部分章节进行了详尽的论述。

5. 气功吐纳治疗法

气功吐纳治疗法既可宁神养生，又可治病。此疗法在《素问·刺法论》《素问·上古天真论》中都论述了其有效性。

《内经》这部著作非常强调心理对人的影响，也极为重视心理治疗的价值，同时提出了中医心理治疗的具体方法及主要原则，时至今日仍然经久不衰。

此外，《伤寒杂病论》《注解伤寒论》等著作也反映了当时人们很重视心理治疗对身体疾病治疗的意义。《后汉书》也曾记载华佗以激怒的方式治愈郡守。遗憾的是，虽然我国中医心理学理论流传下来的典籍不少，但医案却屈指可数。

三、两晋至五代十国（275—979 年）

两晋至五代十国时期的中医心理学虽然理论丰富，但心理治疗的医案文献比较少见，总体而言，在原有的基础上并没有很大的突破。这一时期有迹可循的主要有三个心理治疗病案。病案一为杯弓蛇影，载于《晋书·乐广传》；病案二，徐嗣伯冷水治疗伏热案，载于志书；病案三，晋代张堪的闭目聚神治疗，载于《普济本事方》。

此外，《明皇杂著》类的杂记中也偶有心理疗法的记载。

四、宋代至元代（960—1368 年）

宋元时期堪称我国中医心理治疗发展的巅峰，不但出现了许多优秀的心理学治疗医家，还流传下来了大量珍贵的医书，为心理学治疗的辉煌时代。在这些医书中，有些是专门论述心理治疗的著作，如著名医家张子和的《儒门事亲》，这一著作展现了张子和深厚的心理治疗理论修养及精湛的实践技术，对后世心理治疗产生了深远的影响。

除张子和外，朱丹溪、罗天益、贾思诚等人也是当时著名的心理治疗医家，他们的著作中出现的心理治疗病案也价值非凡。

这一时期的心理治疗出现明显的师承关系，以金元四大家为代表。如，罗太无师承滋阴派朱丹溪，以药物与心理治疗相结合的方式成功救治了一位因思念家乡，忧思成疾的和尚，一时传为佳话。同时，这一时期还涌现了李立之、周真等大批医家，并保留了他们的心理治疗医案，可谓百花齐放，各有千秋。就文献记载来看，不管是正史还是杂录，也不管是官方医书还是民间著作，都不乏关于心理治疗医案的记载，如《宋书》《稽神录》《圣济总录》《卫生宝鉴》等。

这一时期，心理治疗方法在我国少数民族中也得到了一定的使用，例如，契丹族耶律敌鲁的激怒泄毒疗法。可见，心理治疗在当时已经成为常见的治疗方法而广泛使用，无论是对我国中医发展，还是对西方心理治疗而言，都具有极高的借鉴价值。

五、明代（1368—1644 年）

明代心理治疗在宋元的基础上深入发展，并出现了张景岳、刘守节、王纶、麻东辉、俞用古、李君实、万宁等著名医家，他们的心理治疗方法各异。其中，张景岳在其著作《景岳全书》对诈病治疗的论述对后世影响深远。此外，《续名医类案》中收录了张景岳的成功医案，可见张景岳确为这一时期杰出的心理治疗医家。

六、清代（1644—1911 年）

相较于其他阶段而言，清代的心理治疗方法和理论发展都比较缓慢。这一时期的心理治疗具有以下几个特点。

第一，针药与心理治疗结合使用。

第二，由地方志书可见，民间已广泛使用心理治疗方法，如《新修南充县志》。

第三，出现心理治疗的丛书，如《续名医类案》《古今医案按》《古今图书集成·医部全录·医术名流列传》等。

第四，文艺作品中出现了心理治疗的内容，如《儒林外传》中的经典医案范进中举。

第二节　中医心理治疗医案归类

心理疗法，指的是不用药物、针灸、手术等治疗手段，而借助于语言、行为以及特意安排的场景来影响患者的心理活动，唤起患者防治疾病的积极因素，促进或调整机体的功能活动，从而达到治疗或康复目的的方法，简称心疗，又可称为意疗。顺情从志法、语言疏导法、情志相胜法、移情易性法、占梦法、摄心法（暗示、催眠）等属于心疗。

一、顺情从志法

"顺""从"皆为顺应、遵从之意。顺情从志，即遵从患者心愿，满足其情志需求，从而治愈心理障碍的方法。顺情从志法来源于《素问·阴阳应象大论》与《灵枢·师传》。《素问·阴阳应象大论》曰："从欲快志于虚无之守。"《灵枢·师传》曰："顺者，非独阴阳脉论气之逆顺也，百姓人民皆欲顺其志也。"

顺情从志法的医案众多，医家的经验也尤为丰富，且各有其法，但皆以顺应患者情志为宗旨，即满足其身心需求。下面以《石山医案》为例。

1. 医案背景

《石山医案》是由汪机的弟子陈桶编辑而成的，为明代采用顺情从志法的代表作，其医案后收录于《续名医类案》。

2. 原文

一宦素谨言，一日，会堂属官筵中，有萝卜颇大，客羡之。主曰：尚有大如人者。客皆笑以为无。主则悔恨自咎曰：人不见如此大者，而吾以是语之，宜以吾言为妄且笑也。因而致病，药不应。其子读书达事，思其父素不轻言，因愧赧成病，必实所言，庶可解释，遂遣人至家取萝卜如人大者至官所。复会堂属，强父扶病而陪。陪酒数巡，以车载萝卜至席前，客皆惊讶，其父大喜，厥旦疾愈。

3. 译文

一宦官，名谭植，向来谨言慎行。在一次宴会中，有客人赞许他家的萝卜大，谭植则夸口家里还有跟人一样大的萝卜。客人们皆嘲笑他吹牛，谭植懊悔于自己失言，说：

"别人从来没有见过如人大的萝卜，我这样说，他们一定认为我是在打诳语，并因此嘲笑我。"因为此事，谭植病重，药石无用。他儿子爱读诗书，通达事理，知道父亲是因为懊悔自己失言而抑郁成疾。于是他派人寻来如人大小的萝卜，安排宴会，要求父亲也参加。酒后，用车马载着萝卜到宴会厅，宾客们都大为惊讶，他父亲看见了很是高兴，病痛马上痊愈了。

4. 讨论

上述医案中的患者谭植因夸口遭到他人嘲笑而羞愧成疾，其子明确事情的原委，对症下药，为父亲赢回了颜面，进而使疾病痊愈。很显然，这一案例中，谭植之子是通过行为满足的方式治愈其病，因而，治疗的前提是了解患者心之所系，解其所困。

二、语言疏导法

语言疏导法是一种比较常见的心理治疗法，指的是以语言沟通为媒介，使患者了解自身疾病的状况、治疗疾病可行的方法，引导其尽力参与治疗，驱除心理障碍。该法借助理解、安慰、解释、说服、鼓动、保证等语言方式，对患者晓之以理、动之以情、导之以行，以实现身体的康复。

《内经》是最早记录语言疏导法的著作，后世医家中也广泛使用，成为常见的心理治疗法。语言疏导法以《历代中医心理疗法验案类编》中医案为例。

1. 医案背景

引自《历代中医心理疗法验案类编》。

2. 原文

某公子目忽红肿，痛不可忍，叶天士诊之："目疾不足虑，当自愈。愈后七日内，足心必生痈毒，一发则不可治。"公子闻是言，不觉悲求救。"息心坐，以左手擦右足心三十六遍，以右手擦左足心三十六遍，每日如是七次，候七日后，再来诊治，如法至七日。"七日后，患者目疾愈。"目发痈者，妄也。因公子为富贵中人，事事如意，所惧者，死耳。惟以死动之，则他念俱绝，一心注足，手擦足则心火下行，目疾自愈"。

3. 译文

一位公子双眼红肿，疼痛不已，请求叶天士为其诊治。叶天士告诉他："你的眼疾不用过于忧虑，是可以治愈的，只是眼疾治愈后的七日内，两脚的足心会长出毒疮，且一旦病情发展就很难治疗。"公子听完之后，赶紧求救。叶天士教他，每日早起和睡前都用手搓足心360遍，连续7日之后再来寻他诊断。7日之后，公子的眼疾痊愈了。叶天士告诉他："公子的眼疾为过于忧虑所致。您生于富贵人家，事事顺意，唯一担忧的不过就是死亡。只有告诉您不治疗会导致死亡，您才不会忧虑其他事情，专心搓足心。恰好搓足心可以宁神静心，眼疾自然也就好了。"

4. 讨论

上述医案中的患者生理上的疾病是由心理上的疾病所致，叶天士通过转移患者的注意力，减少忧虑，治愈心理疾病，进而使生理疾病得以痊愈。

语言疏导法与西方提倡的认知疗法可谓殊途同归，皆是借助语言使患者了解疾病的危害，从而更加珍视生命。此外，语言疏导法与认知疗法的操作步骤也存在众多相似之处。

三、情志相胜法

情志相胜法指的是医家借助单一或多种结合的情志刺激方式，治愈由情志所致的身心疾病。在《内经》中详细记载了情志相胜法，并根据五行学说将五行与人体的藏象相配，即喜、忧、怒、思、恐与心、肺、肝、脾、肾逐一对应。《素问·阴阳应象大论》记载"怒伤肝，悲胜怒""喜伤心，恐胜喜""思伤脾，怒胜思""忧伤肺，喜胜忧""恐伤肾，思胜恐"。患者因某一情绪过度而致病，即可采用情志相胜法牵制、转移或者调和情绪。

怒伤肝，悲胜怒。肝的情志表达为怒，怒易伤肝，盛怒易出现高声呼叫、肢体拘急、握持失常等表现，通过"怆恻苦楚之言"，转怒为悲，进而有效抑制盛怒而使病愈。

喜伤心，恐胜喜。心的情志表达为喜，喜甚可致疯癫，可通过"祸起仓卒之言"，转喜为恐，进而有效抑制过喜而使病愈。

思伤脾，怒胜思。脾的情志表达为思，"过思则气结"，易出现食欲不振、胸闷气短等现象，可通过"污辱斯周之言"激怒患者，转思为怒，进而有效抑制过思而使病愈。

忧伤肺，喜胜忧。肺的情志表达为忧，悲忧可致颓废萎靡、咳喘短气、食少而呕等，可通过引导患者欢喜愉悦，转忧为喜，进而有效抑制悲忧而使病愈。

恐伤肾，思胜恐。肾的情志表达为恐，恐惧可致精神涣散、肾气不固等，可通过令患者多思，转恐为思，进而有效抑制惶恐而使病愈。

1. 医案背景

引自《吕氏春秋·志忠》。

2. 原文

齐王疾痏，使人之宋迎文挚。文挚至，视王之疾，谓太子曰："王之疾必可已也。虽然，王之疾已，则必杀挚也。"太子曰："何故？"文挚对曰："非怒王则疾不可治，怒王则挚必死。"太子顿首强请曰："苟已王之疾，臣与臣之母以死争之于王，王必幸臣与臣之母，愿先生勿患也。"文挚曰："诺，请死为王。"与太子期，而将往，不当者三，齐王固已怒矣。文挚至，不解屦登床，履王衣，问王之疾。王怒而不与言。文挚因出辞以重怒王，王叱而起，疾乃遂已。王大怒不说，将生烹文挚，太子与王后急争之而不能得。果以鼎生烹文挚。

3. 译文

齐闵王身患恶疾，故派人前往宋请文挚诊治。文挚察看了齐闵王的病情，对太子说："大王的病一定可以治愈，但是大王痊愈后，必定杀死我。"太子说："为什么呢？"文挚告诉他："大王的病要通过激怒的方式才能治愈，可是一旦激怒大王，我必死无疑。"太子叩头下拜，极力请求说："如若父王的病治愈了，我和母后一定会为您求情的，请您不必担心。"文挚答应了。后太子与文挚约定了三次诊病的时间，文挚都失约，齐闵王已经动怒。不料，文挚来了之后，不脱鞋就爬上了齐闵王的床，脚还踩着齐闵王的衣服询问病情。齐闵王怒而不愿与之交流。文挚进而口出不逊，激怒齐闵王，以致其站起来呵斥他，病也痊愈了。齐王盛怒不减，要把文挚活活地煮死。太子和王后为文挚激烈地与齐闵王争辩，但却未能改变齐闵王的决定，最终用鼎活活煮了文挚。

4. 讨论

文挚是与扁鹊齐名的名医，他医术高超，常以奇招治愈患者。据传，文挚观人之背部，即可知晓人的心窍，精通情志相胜治疗法，擅观阴查阳之术。在上述文挚治愈齐闵王的医案中，文挚采用了激怒的方法，怒属震卦，脾属坤卦，怒震克坤土，使齐闵王导泄了郁结之气，转忧为怒，以致病愈。这一治疗方法在《素问·举痛论》有记载，如"怒则气逆""怒则气上"，即通过激怒的方式治疗忧思过度、精神颓废、胆虚气怯类患者。

四、移情易性法

移情易性法，指的是一种通过转移或改变患者的情思与心志，以治愈由情思与心志引起疾病的心理治疗法，又可称为"移精变气"。

《素问·移精变气论》记载："余闻古之治病，唯其移精变气。"移情易性法主要用于治疗由于过度关注自己身体某些部分或因疾病导致病态行为的患者。这一治疗法以"治神以动其形"为指导思想，并不强迫患者压抑自己的情感，或是改变本身的性情，而是采用积极的调摄方法，帮助患者从消极的情绪中解脱出来，以发展出符合社会环境的心理倾向，符合"形神合一"的中医心理治疗理念。

1. 医案背景

引自《儒门事亲》。

2. 原文

昔闻山东杨先生，治府主洞泄不已，杨初未对病患，与众人谈日月星辰缠度，及风云雷雨之变，自辰至未，而病者听之而忘其圊。杨尝曰：治洞泄不已之人，先问其所好之事。好棋者与之棋，好乐者与之笙笛，勿辍。

3. 翻译

昔日山东有位杨先生，给腹泻的府主治病，杨先生起初没有看病，却和大家先是谈论日月星辰等各种天文现象，后又谈论风云雷雨等气候变化，从早晨到晚上一直没有停止，患者听着听着已经忘却了病痛。杨先生曾说："腹泻不止的人，应该先问清楚他喜欢什么。倘若是喜欢下棋就陪他下棋，倘若是喜欢音乐那就给他吹奏笙笛，一定不要中断就可以。"

4. 讨论

上述医案是经典的移情易性法。杨先生没有采用药物治疗患者，而是转移其注意力，同患者探讨他喜好之事，以达到治病的目的。事实上，患者当时应为肠易激综合征，即一组包括腹痛、腹胀、排便习惯改变和大便性状异常、黏液便等表现的临床综合征，持续存在或反复发作，经检查排除可以引起这些症状的器质性疾病。然而，据研究表明，肠易激综合征患者往往都比较焦虑、抑郁，甚至性情异于常人，也就是说，这一病症可能是由于患者的精神心理障碍导致的。故而，医案中杨先生通过转移患者的注意力，缓解其紧张的情绪，最终治愈了患者。